EDITOR
JOSÉ ANDRÉ CARVALHO

Amputações
de membros inferiores
em busca da plena reabilitação

3ª EDIÇÃO REVISADA E ATUALIZADA

Copyright © Editora Manole Ltda., 2021, por meio de contrato com o editor.

Editora responsável: Eliane Usui
Projeto gráfico: Departamento de Arte da Editora Manole
Diagramação: Formato Editoração
Ilustrações: Formato Editoração
Capa: Plínio Rica
Imagem da capa: Copyright © IPOBRASIL

Dados Internacionais de Catalogação na Publicação (CIP)
(Câmara Brasileira do Livro, SP, Brasil)

Carvalho, José André
Amputações de membros inferiores : em busca da plena reabilitação / José André Carvalho. – 3. ed. – Santana de Parnaíba, SP : Editora Manole, 2021.

Bibliografia
ISBN 978-65-5576-149-8

1. Amputações 2. Membros inferiores – Cirurgia 3. Membros inferiores – Propriedades mecânicas
4. Próteses 5. Reabilitação I. Título.

21-60953 CDD: 617.580592

Índices para catálogo sistemático:
1. Amputações : Membros inferiores : Próteses : Cirurgia   617.580592

Maria Alice Ferreira – Bibliotecária – CRB-8/7964

Todos os direitos reservados.
Nenhuma parte deste livro poderá ser reproduzida,
por qualquer processo, sem a permissão expressa dos editores.
É proibida a reprodução por fotocópia.

A Editora Manole é filiada à ABDR – Associação Brasileira de Direitos Reprográficos.

3ª Edição – 2021

Editora Manole Ltda.
Al. América, 876 – Tamboré
06543-315 – Santana de Parnaíba – SP – Brasil
Tel. (11) 4196-6000
www.manole.com.br | https://atendimento.manole.com.br/

Impresso no Brasil
Printed in Brazil

Sobre o editor

José André Carvalho

- Fisioterapeuta pela Pontifícia Universidade Católica de Campinas (PUC-Campinas) – 1993.
- Especialização em Fisioterapia Neurológica na Universidade do Grande ABC (UNIABC) – 1996.
- Coordenador do Curso de Especialização *Lato Sensu* em Prótese e Órtese da METROCAMP – 2007.
- Doutorado em Ciências da Cirurgia pela Universidade Estadual de Campinas (UNICAMP) – 2012.
- Fundador do Instituto de Prótese e Órtese (2002) e Diretor das Unidades IPOBRASIL em Campinas, São Paulo, Chapecó e Belo Horizonte.
- Professor da Disciplina de Prótese e Órtese na Faculdade de Fisioterapia da UNAERP (1995/1999); PUCC (2001/2002); USF (2002/2009).
- Autor dos livros: *Amputações de membros inferiores: Em busca da plena reabilitação* (1ª e 2ª edições) e *Órteses: Um recurso terapêutico complementar* (1ª e 2ª edições).

Sobre os autores

Alejandro Enzo Cassone

- Mestre e Doutor em Ortopedia e Traumatologia pela Faculdade de Medicina da Universidade de São Paulo (FMUSP).
- *Fellow*/Especialização em Oncologia Ortopédica pelo Centro Tumori do Istituto Ortopedico Rizzoli, Universita di Bologna, Bologna (Itália).
- Presidente da Sociedade Brasileira de Oncologia Ortopédica (2013-2014).
- Chefe do Serviço de Oncologia Ortopédica do Departamento de Ortopedia do Centro de Onco-hematologia Infantil Domingos Boldrini, da Fundação Centro Médico de Campinas, do Departamento de Oncologia Vera Cruz e do Instituto de Ortopedia IWMELLO, Campinas (SP).

André Pedrinelli

- Professor Livre-docente do Departamento de Ortopedia e Traumatologia da FMUSP.
- Chefe do Grupo de Medicina de Esporte do Instituto de Ortopedia e Traumatologia do Hospital das Clínicas da FMUSP (IOT-HC-FMUSP).
- Diretor Médico da Oficina Ortopédica do IOT-HC-FMUSP.

Bruno Livani

- Médico Assistente do Grupo de Ortopedia Pediátrica e do Grupo de Trauma Ortopédico do Hospital das Clínicas da UNICAMP.

Carol Uehbe

- Bacharel em Educação Física, Modalidade Saúde pela Universidade Federal de São Paulo (UNIFESP).
- Mestre em Ciências da Saúde pelo Programa Interdisciplinar em Saúde da UNIFESP.
- Graduanda em Psicologia pela UNIFESP.
- Possui experiência no setor *fitness* e *wellness*, atuando como professora de diferentes modalidades em academias e clubes.

Ciro Winckler

- Doutor em Educação Física pela UNICAMP.
- Professor da UNIFESP.
- Pós-graduado em Ciências do Movimento Humano e Reabilitação.
- 5 Jogos Paralímpicos de Verão.
- Coordenador de Alta *Performance* do Comitê Paralímpico Brasileiro (CPB) – 2017-2020.
- Conselho Gestor da Academia Paralímpica Brasileira (APB) – 2012-2020.

Fábio Hüsemann Menezes

- Professor Associado da Disciplina de Moléstias Vasculares do Departamento de Cirurgia da Faculdade de Ciências Médicas da UNICAMP.
- Mestre, Doutor e Livre-docente em Cirurgia Vascular pela Faculdade de Ciências Médicas da UNICAMP.
- Título de Especialista em Angiologia e Cirurgia Vascular com área de atuação em Angiorradiologia e Cirurgia Endovascular e Ultrassonografia Vascular com Doppler pela AMB/SBACV/CBR.
- Membro Efetivo da Sociedade Brasileira de Angiologia e Cirurgia Vascular (SBACV).
- Membro do Corpo Clínico do Hospital Fundação Centro Médico de Campinas.

José Carlos Barbi Gonçalves

- Formação acadêmica pela Faculdade de Ciências Médicas da PUC-Paraná.
- Residência em Ortopedia e Traumatologia pela UNICAMP.
- Especialização em Ortopedia Oncológica pela Universidade Cornell – NY--USA.
- Mestre em Ciências Médicas pela UNICAMP.
- Doutor em Ciências Médicas pela USP.
- Médico Assistente no Departamento de Ortopedia e Traumatologia do Centro Médico de Campinas.
- Diretor Associado do Instituto da Coluna Campinas.

Lais Mendes Roversi

- Bacharel em Educação Física pela UNIFESP.
- Mestre em Ciências da Saúde pelo Programa Interdisciplinar em Saúde da Universidade Federal de São Paulo.
- Possui experiência com treinamento funcional e musculação, atuando em *studios* e academias como *personal trainer*.

Marcelo Calil Burihan

- Membro Titular da SBACV.
- Membro da Society of Vascular Surgery e da Sociedade Brasileira de Anatomia.
- Professor da Faculdade de Medicina Santa Marcelina; Coordenador do Módulo Cirúrgico.
- Preceptor da Residência Médica de Cirurgia Vascular do Hospital Santa Marcelina.
- Diretor de Publicações da SBACV – 2020/21.
- Presidente da SBACVSP – 2018/2019.

Regina de Faria Bittencourt da Costa

- Doutora em Medicina pela UNIFESP.
- Titular da SBACV e do Colégio Brasileiro de Cirurgiões (CBC).
- Chefe da Cirurgia Vascular do Hospital Heliópolis – SP.

Walter Campos Junior

- Membro titular da SBACV.
- Doutor pela FMUSP.
- Assistente da Disciplina de Cirurgia Vascular do HC-FMUSP.
- Presidente da SBACVSP – 2020/21.

William Dias Belangero

- Professor Titular do Departamento de Ortopedia, Reumatologia e Traumatologia da Faculdade de Ciências Médicas da UNICAMP.
- Chefe do Grupo de Ortopedia Pediátrica do Hospital das Clínicas da UNICAMP.

Yanne Toledo

- Bacharel em Educação Física pela UNIFESP.
- Mestre em Ciências da Saúde pelo Programa Interdisciplinar em Saúde da Universidade Federal de São Paulo.

A Fisioterapia é uma área do conhecimento em constante evolução. Os protocolos de segurança devem ser seguidos, porém novas pesquisas podem merecer análises e revisões, inclusive de regulação, normas técnicas e regras do órgão de classe, como códigos de ética, aplicáveis à matéria. Alterações em tratamentos medicamentosos ou decorrentes de procedimentos tornam se necessárias e adequadas. Os leitores, profissionais que se sirvam desta obra como apoio ao conhecimento, são aconselhados a verificar as informações fornecidas sobre a utilização de equipamentos e/ou a interpretação de seus resultados em respectivos manuais do fabricante. É responsabilidade do profissional, com base na sua experiência e na avaliação clínica do paciente e de suas condições de saúde e de eventuais comorbidades, determinar o melhor tratamento aplicável a cada situação. As linhas de pesquisa ou de argumentação do autor, assim como suas opiniões, não são as da Editora.

Esta obra serve apenas de apoio complementar a estudantes e profissionais, sendo do leitor a responsabilidade pelo uso da obra como instrumento complementar à sua experiência e ao seu conhecimento próprio e individual. Do mesmo modo, foram empregados todos os esforços para garantir a proteção dos direitos de autor envolvidos na obra, inclusive quanto às obras de terceiros e imagens e ilustrações aqui reproduzidas. Caso algum autor se sinta prejudicado, favor entrar em contato com a Editora.

Finalmente, cabe orientar o leitor que a citação de passagens desta obra com o objetivo de debate ou exemplificação ou ainda a reprodução de pequenos trechos desta obra para uso privado, sem intuito comercial e desde que não prejudique a normal exploração da obra, são, por um lado, permitidas pela Lei de Direitos Autorais, art. 46, incisos II e III. Por outro, a mesma Lei de Direitos Autorais, no art. 29, incisos I, VI e VII, proíbe a reprodução parcial ou integral desta obra, sem prévia autorização, para uso coletivo, bem como o compartilhamento indiscriminado de cópias não autorizadas, inclusive em grupos de grande audiência em redes sociais e aplicativos de mensagens instantâneas. Essa prática prejudica a normal exploração da obra pelo seu autor, ameaçando a edição técnica e universitária de livros científicos e didáticos e a produção de novas obras de qualquer autor.

Editora Manole

Dedicatória

Dedico esta obra
à minha amada esposa *Simone,*
aos meus queridos filhos *Pedro, Gabriel e Matheus.*

Sumário

Apresentação XIV

Agradecimentos..XVI

1. História das amputações e das próteses... 1
José André Carvalho

2. Considerações gerais 15
José André Carvalho

3. Etiologias das amputações 21
José André Carvalho

4. Níveis de amputação... 29
José André Carvalho

5. Anomalias congênitas... 55
José André Carvalho

6. Amputações nos pacientes vasculares... 60
Fábio Hüsemann Menezes

7. Amputações em pacientes diabéticos... 86
Marcelo Calil Burihan, Regina de Faria Bittencourt da Costa, Walter Campos Junior

8. Amputações traumáticas do membro inferior 119
André Pedrinelli

9. Amputações neoplásicas 142
José Carlos Barbi Gonçalves, Alejandro Enzo Cassone

10. Amputações dos membros inferiores na criança 163
William Dias Belangero, Bruno Livani

11. Avaliação funcional dos pacientes amputados 180
José André Carvalho

12. Reabilitação nos pacientes amputados de membros inferiores 201
José André Carvalho

13. Protetização imediata e protetização precoce 208
José André Carvalho

14. Reabilitação pré-protetização 213
José André Carvalho

15. Próteses para membros inferiores 250
José André Carvalho

16. Soquete protético: a chave para o sucesso de uma protetização.. 298
José André Carvalho

17. Componentes protéticos 318
José André Carvalho

18. Informações técnicas sobre as protetizações 352
José André Carvalho

19. Marcha e determinantes 372
José André Carvalho

20. Tratamento fisioterapêutico pós-protetização 384
José André Carvalho

21. O uso das próteses de membro inferior nos esportes 410
Ciro Winckler, Carol Uehbe, Lais Mendes Roversi, Yanne Toledo

22. Intercorrências: causas e soluções 429
José André Carvalho

23. Amputações bilaterais 438
José André Carvalho

24. Desvios de marcha e suas causas 449
José André Carvalho

Bibliografia referente aos capítulos escritos por José André Carvalho... 459

Índice remissivo 461

Apresentação

Esta nova edição de *Amputações de membros inferiores: Em busca da plena reabilitação* parecia nunca chegar ao fim, pois eu tinha como compromisso apresentar as últimas novidades, atualizações e experiências adquiridas nestes quase 30 anos de profissão atendendo amputados e seus familiares, realizando moldes em gesso, coordenando fabricações, montagens e acabamentos nas oficinas do IPOBRASIL, participando de sessões de fisioterapia e treinamentos, atuando diretamente nos alinhamentos das próteses, dando dicas e orientações para os pacientes com diferentes idades, cotos e níveis de amputações, enfim, um universo de casos diversificados.

Confesso que não vi o tempo passar durante este longo período. Lembro-me que em 1995, quando comecei a lecionar a disciplina de Próteses e Órteses na Faculdade da Fisioterapia da UNAERP (Universidade de Ribeirão Preto), os alunos começaram a pedir cópia das aulas (naquela época eu ainda utilizava carrossel de *slides*), artigos científicos, indicações de livros para estudar... Acabei elaborando uma apostila, a qual ano a ano foi atualizada, e quando percebi já tinha um material inédito em mãos, o qual em 1999 foi transformado na primeira edição do livro *Amputações de membros inferiores: Em busca da plena reabilitação*. Essa edição de 1999 logo se esgotou e no ano de 2002 a segunda edição foi publicada com novas atualizações e participação de médicos colaboradores, esgotando-se novamente em 2005. Com novos projetos para publicação do primeiro livro de *Órteses*, aulas em cursos de graduação, em simpósios e congressos, coordenação e realização de cursos de Próteses e Órteses, iniciação na pós-graduação (mestrado/doutorado), atendimentos de pacientes no Instituto de Prótese e Órtese e também dedicação à minha esposa e filhos, tomei a decisão de não autorizar a reimpressão da 2ª edição e aguardar o momento certo, pois tinha como objetivo publicar uma nova edição superatualizada, a qual apresento para vocês nesta tão esperada 3ª edição. Como profissional e amante desta nobre profissão, sinto a mesma emoção, alegria e realização sentida há mais de 22 anos, quando tudo começou.

Neste livro inédito, o leitor encontrará informações necessárias com fotos e ilustrações específicas sobre os diferentes níveis de amputações, tipos de cotos, fases da reabilitação, componentes protéticos, técnicas de alinhamento, enfim, tudo o que considero importante e necessário para o aperfeiçoamento de profissionais da saúde que lidam com portadores de amputações e malformações congênitas.

Esta obra não poderia faltar em sua coleção. Ótima leitura!

Dr. José André Carvalho

Agradecimentos

Agradeço a importante participação dos autores desta edição.

Aos pacientes e seus familiares, que sempre depositaram plena confiança nos atendimentos prestados e trabalhos realizados.

A toda a equipe de colaboradores das unidades IPOBRASIL.

1

História das amputações e das próteses

José André Carvalho

INTRODUÇÃO

As amputações de membros são tão antigas quanto a própria humanidade. A evidência mais antiga de amputação é um crânio humano de 45 mil anos com os dentes desgastados e alinhados, que indica a presença de membros superiores amputados, encontrado no Instituto Smithsonian. Outras evidências são as pinturas encontradas em cavernas da Espanha e da França, com aproximadamente 36 mil anos, que mostram mutilações de membros. Outras pinturas também foram descobertas no mesmo período no Novo México, mostrando impressões de práticas de automutilação para acalmar os deuses durante cerimônias religiosas.

A mais antiga referência escrita sobre amputações encontrada é o Rigveda, um antigo poema sagrado indiano, reconhecido como a primeira referência escrita sobre próteses. O poema escrito entre 3500 e 1800 a.C. conta a história de uma guerreira conhecida como rainha Vishpala, que, com um membro inferior amputado por ferimento de guerra, confeccionou uma prótese de ferro e retornou à batalha.

O relato mais antigo data de 2300 a.C., quando arqueólogos russos descobriram um esqueleto de uma mulher com um pé artificial. A prótese era composta por um pé de cabra adaptado ao coto por meio de um encaixe feito com a própria pele dissecada do animal. Essa notícia foi publicada em 26 de janeiro de 1971 em um artigo da agência France Presse. Esta é, provavelmente, uma das primeiras próteses de que se tem notícia.

O historiador grego Heródoto, em 424 a.C., registrou as proezas de Hegistrados, um vidente persa que foi condenado à morte pelos espartanos. Ele escapou dos instrumentos medievais de tortura amputando seu próprio pé. Após a cicatrização, confeccionou um pé em madeira e viajou para Tregea caminhando. Recapturado, foi finalmente decapitado. No século V a.C., Aristófanes escreveu a peça teatral *As aves*, na qual um personagem utilizava prótese em seu membro amputado.

Uma prótese romana da Guerra de Samite, datada de 300 a.C., encontrada em Capau, Itália, no ano de 1858, foi restaurada conforme características da época, em madeira, bronze e couro, porém foi novamente destruída por uma bomba em Londres durante a II Grande Guerra.

No Museu do Louvre, em Paris, é possível encontrar também alguns vasos dos séculos IV a.C. e II a.C. que mostram a presença de próteses. Várias outras esculturas, desenhos em mosaicos e cerâmicas fazem-nos perceber como as amputações e as próteses são antigas (Figura 1).

As próteses para membros superiores também têm registros antigos. O primeiro deles é de 218-201 d.C., quando o general Marcus Sergius perdeu sua mão durante a II Guerra Púnica. Na ocasião, foi confeccionada uma mão de aço.

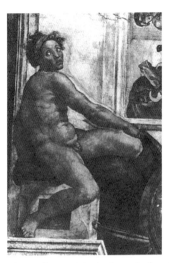

Figura 1 Segmento amputado em figura datada de período a.C.

AMPUTAÇÕES DA PRÉ-HISTÓRIA E ÉPOCA MEDIEVAL

Antigamente, as amputações eram causadas por diversos motivos. Deformidades congênitas eram comuns, especialmente nos países árabes, onde casamentos entre primos de primeiro grau eram incentivados. Amputações traumáticas aconteciam durante as batalhas, nos momentos de captura dos inimigos ou de

1 História das amputações e das próteses 3

punições judiciais. As amputações também eram causadas por doenças como gangrena, tuberculose e lepra.

As cirurgias de amputação eram realizadas com ou sem anestesias, analgésicos e instrumentos próprios. Nas punições judiciais, utilizava-se a técnica da guilhotina, com machado e sem anestesia. Para os curativos cirúrgicos, usavam-se extratos de plantas como ópio, cânhamo, cicuta e álcool. Fumo, mel e vinagre eram utilizados como antissépticos. O uso de óleo quente era uma maneira encontrada para a cauterização durante as amputações. Para as ligaduras, utilizavam-se as fibras de algodão e os fios de cabelo humano. Além disso, materiais de bronze, machados confeccionados de pedra e ossos de animais serviam de instrumentos cirúrgicos.

A mais antiga descrição técnica de amputação é de Hipócrates (460-377 a.C.), considerado o pai da medicina científica. Realizavam-se amputações no nível das articulações com guilhotinas, sempre em tecidos necróticos sem sensibilidade. Para Hipócrates, gangrena era a única indicação para amputações. Quando necessária, a cauterização era feita com óleo ou ferro quente.

A segunda mais antiga descrição é de Celsus (25 a.C.-50 d.C.), também conhecido pela formulação dos sinais inflamatórios como dor, calor, rubor e tumor. Celsus realizou amputações em planos mais proximais, com secções ósseas e em tecidos vivos, utilizando ligadura dos vasos por amarria. Para ele, a indicação para amputações era feita somente em casos em que os membros apresentavam sinais de gangrena.

As amputações eram realizadas com guilhotinas, e a anestesia era provocada por ingestão de bebidas alcoólicas (Figura 2). Tentava-se, na época, cauterizar a região amputada com óleo ou ferro quente. Entretanto, muitas vezes, não havia soluções para estancar essas hemorragias. Por esse motivo, o prognóstico desses pacientes era pior quanto mais proximal fosse o nível das amputações, levando à morte muitas pessoas por choque ou por processos infecciosos.

Durante os Anos Negros, entre os séculos V e XV, período também conhecido como a Era das Trevas, houve pequena evolução científica. O sistema feudal dividiu todas as regiões da Europa em pequenos reinados, isolando-os da política e da ciência. Muitas técnicas cirúrgicas desenvolvidas por gregos e romanos, nessa época, caíram em desuso, em decorrência de pouca divulgação e aplicação. Por isso, as técnicas primitivas de amputação voltaram a ser utilizadas nesses séculos, acarretando um retrocesso na evolução das técnicas cirúrgicas.

Em 1517, Hans Von Gersdoff de Straussburg recomendou o uso de torniquete com bexiga de porco ou vaca e técnicas de cauterização. A maior contribuição a respeito das amputações e das protetizações dessa época foi de Ambroise Pare (1510-1590), um cirurgião do exército francês. Ele reintroduziu o uso das ligaduras, proposto inicialmente por Celsus e Hipócrates. Wilhelm Fabry, um

4 Amputações de membros inferiores

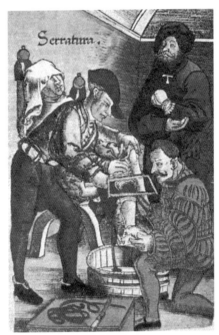

Figura 2 Amputações típicas da Idade Média. Notam-se na figura os fios de amarria, os quais foram reintroduzidos nessa época. Pintura datada de 1517. Nome da obra: *Serratura*.

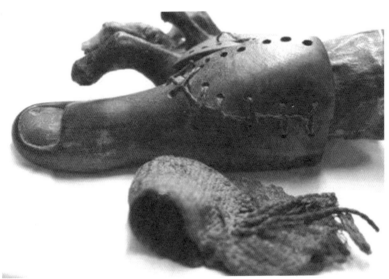

Figura 3 Dedo em madeira e couro conhecido como "The Cairo Toe", datado de 1069 a 664 a.C.

cirurgião alemão, descreveu amputações com nível acima do tecido necrótico e o uso de torniquete em 1593.

Com a descoberta da anestesia por Morton, em 1846, e da antissepsia por Lister, em 1867, as amputações passaram a ser realizadas com mais critérios, o que consequentemente favoreceu as aplicações protéticas subsequentes. Antes disso, as desarticulações eram preferidas por serem mais rápidas, menos traumáticas e dolorosas quando comparadas com as amputações realizadas por meio de transecções ósseas.

Na época medieval, componentes metálicos utilizados para a construção de armaduras começaram a ser utilizados nas confecções de próteses, tornando-as extremamente pesadas. Desse período datam as primeiras articulações exoesqueléticas de joelho e de tornozelo. Ambroise Pare, no século XVI, construiu a primeira prótese endoesquelética com possibilidade de bloqueio para a articulação do joelho, além de desenvolver outros sistemas mecânicos para próteses de membros inferiores e superiores (Figura 4). Na série *Dix livres de la chirurgie*, de 1564, podem ser encontrados seus croquis com descrições técnicas para a confecção de próteses de membros superiores.

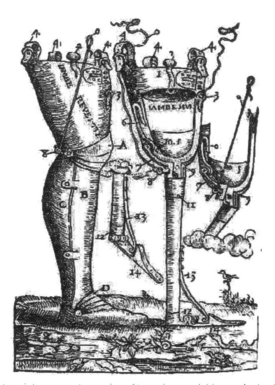

Figura 4   Estrutura interna e externa de prótese desenvolvida por Ambroise Pare.

Seria difícil citar todos os tipos de próteses desenvolvidos e descobertos durante todo o período descrito até os dias atuais. O que se sabe é que, com as Grandes Guerras, o número de pessoas amputadas aumentou bruscamente, acarretando, dessa forma, o desenvolvimento de técnicas cirúrgicas mais avançadas, novos dispositivos mecânicos e de técnicas de protetização.

Durante a I Guerra Mundial, calcularam-se aproximadamente 300 mil amputados em toda a Europa. Esse número assustador forçou a pesquisa e o desenvolvimento na área de reabilitação. Nessa época, as oficinas ainda confeccionavam, de forma artesanal, componentes básicos como pés e articulações de joelho. Nesse período, o objetivo era colocar os soldados mutilados em pé para retornar logo à batalha, embora ainda não houvesse grandes conhecimentos relacionados à anatomia dos encaixes protéticos e construção de próteses funcionais (Figura 5).

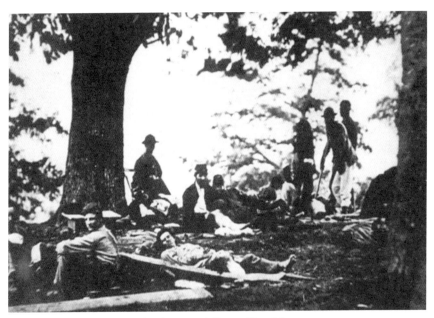

Figura 5 Soldados amputados durante a I Guerra Mundial.

Com a II Guerra Mundial, programas de pesquisa incentivaram novos estudos, dos quais surgiram componentes pré-fabricados com princípios biomecânicos mais funcionais. Essas inovações facilitaram tremendamente o trabalho dos protesistas, os quais passaram a dedicar-se mais aos pacientes amputados, aprimorando, desse modo, a confecção dos encaixes protéticos (Figura 6).

1 História das amputações e das próteses 7

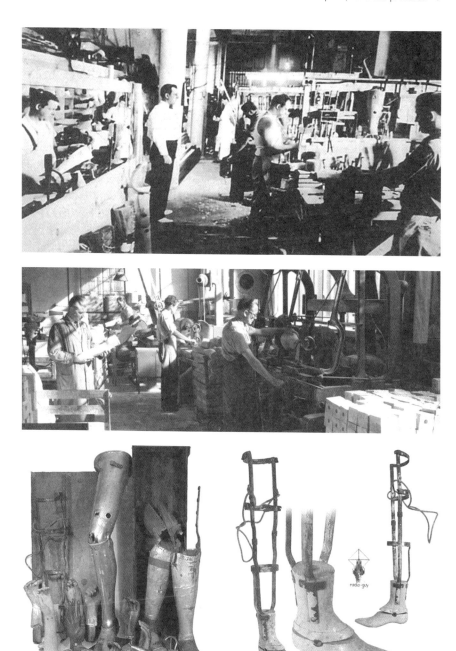

Figura 6 Indústria de componentes protéticos pré-fabricados após a II Guerra Mundial e próteses antigas em madeira e metais.

Desde então, componentes pré-fabricados, como pés, articulações, adaptadores e materiais químicos como fibras, resinas e termoplásticos têm sido desenvolvidos por grandes indústrias ortopédicas, as quais, na disputa pela hegemonia do mercado mundial, continuam dia após dia investindo em pesquisas científicas e inovações, proporcionando, dessa forma, reabilitação com alta tecnologia.

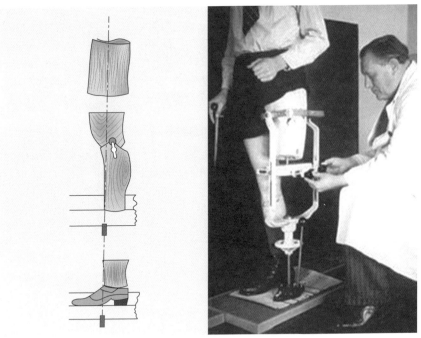

Figura 7 Componentes em madeira para construção de próteses exoesqueléticas.

Na ortopedia técnica já é utilizado o sistema CAD-CAM (*Computer Aided Design-Computer Aided Manufacture*) para confecção de encaixes, no qual medidas do coto do paciente, após uma leitura individual por laser ou infravermelho, são enviadas para o computador. Em um programa específico, o protesista, por meio de uma visão tridimensional do molde a ser produzido, realiza modificações conforme experiência própria. Esses dados são processados e enviados até uma central de fabricação que esculpe o molde definitivo em blocos de gesso ou espuma expandida, restando ao técnico realizar modificações necessárias no molde, confeccionar o encaixe em resina ou termoplástico e fazer a montagem e o alinhamento das próteses. Vale a pena ressaltar que essa técnica descrita é válida para confecção de soquetes de prova, os quais deverão ser ajustados após testes e adaptação dos usuários (Figura 8).

1 História das amputações e das próteses 9

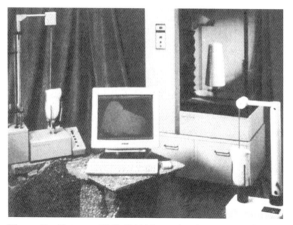
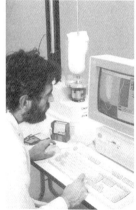

Figura 8 Sistema CAD-CAM introduzido nos anos 80 para confecção de cartuchos protéticos.

Confecções de moldes em gesso realizadas manualmente ou por bombas de sucção a vácuo também têm ótimos resultados, quando feitas por profissionais especializados. Sistemas como o Direct Socket já permitem confecção imediata do cartucho diretamente sobre o coto de amputação (Figuras 9 e 10).

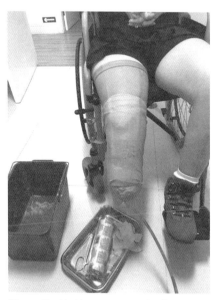
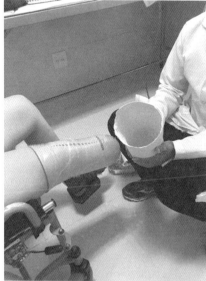

Figura 9 Molde em gesso sob vácuo para amputação transtibial.

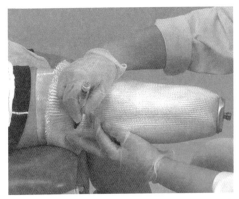 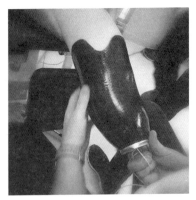

Figura 10   Molde e confecção diretamente sobre coto de amputação.

O uso da impressora 3D também tem se mostrado uma alternativa rápida e menos onerosa para a confecção de próteses, principalmente nos casos de amputações de membros superiores (Figura 11).

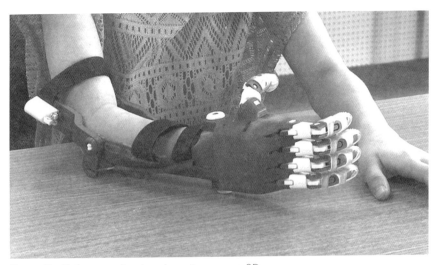

Figura 11   Prótese confeccionada em impressora 3D.

Como não poderia ser diferente, novas técnicas cirúrgicas, novos medicamentos e programas de reabilitação específicos, aliados a um trabalho multidisciplinar, também evoluíram e continuam em desenvolvimento, proporcionando, dessa maneira, uma melhora na qualidade de vida dos amputados ou malformados, os quais, nos dias de hoje, já podem ser encontrados totalmente reintegrados à vida social e profissional. As Figuras 12, 13 e 14 demonstram a rápida evolução dos componentes e das técnicas de protetização nas últimas décadas.

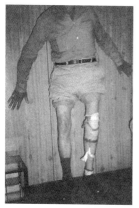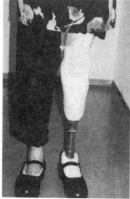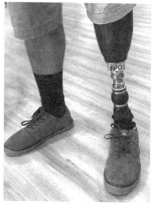

Figura 12 Evolução das próteses para amputações transtibiais nos sistemas endo e exoesqueléticos.

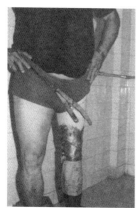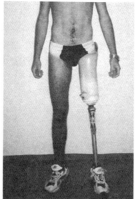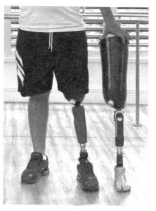

Figura 13 Evolução das próteses para amputações transfemorais (sistemas endo e exoesquelético).

O controle das próteses por ondas cerebrais, também chamado de controle neural, já vem sendo desenvolvido e testado por diferentes centros de pesquisas, realizado por implantes em regiões do córtex motor ou em nervos subcutâneos para controle de prótese de membros superiores e inferiores, como já mostrado por estudos realizados pelos centros de pesquisa do Massachusetts Institute of

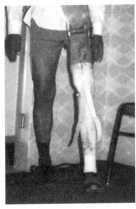 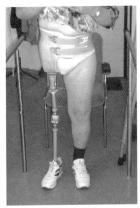 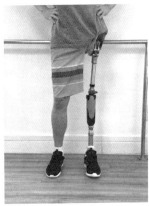

Figura 14 Evolução das próteses para pacientes desarticulados de quadril (sistemas endo e exoesqueléticos).

Technology, Caltech na Califórnia/Estados Unidos e na Universidade de Chalmers, da Suécia, entre outros.

A realidade brasileira acerca das protetizações deve ser discutida e analisada. No nosso país, ainda não há cursos de graduação para formação de protesistas e ortesistas, e a grande maioria dos profissionais em atividade no Brasil são tecnólogos, sem formação por instituições de ensino superior. Para atualização desses profissionais, alguns cursos técnicos são oferecidos em associações, instituições ou empresas privadas. Treinamentos para uso de novos produtos também são oferecidos pelos fabricantes de componentes ortopédicos, como as empresas Ossur e Otto Bock, realizando a certificação para a aplicação de tecnologias específicas.

É comum encontrarmos no Brasil oficinas ortopédicas não preparadas devidamente para a realização do trabalho de protetização e a utilização de materiais e equipamentos de alta tecnologia. Deve-se ter cuidado com os profissionais e os estabelecimentos comerciais que visam simplesmente à comercialização de seus produtos, e não à reabilitação de seus pacientes, que por muitas vezes acabam abandonando o uso de suas próteses e pondo fim à esperança de uma vida com mais dignidade, liberdade e independência.

Sistemas utilizados por órgãos públicos para o fornecimento de próteses e órteses, como os processos licitatórios e os pregões eletrônicos, são cada vez mais comuns e, infelizmente, cada vez menos eficazes, pois utilizam como critério de contratação para fornecimento das próteses apenas o menor preço, ou seja, a qualidade dos serviços e a proposta de trabalho são desconsideradas.

São inaceitáveis a confecção e a entrega de uma prótese definitiva com apenas alguns poucos dias de teste. O processo de protetização deve ser realizado paralelo à reabilitação, o que exige confecção de cartuchos provisórios e treinamento contínuo até uma completa reabilitação dos pacientes, o que pode levar meses de trabalho e dedicação. Já em processos licitatórios, quanto mais rápido a prótese é entregue, mais cedo a empresa vencedora da licitação recebe pelos serviços realizados, o que justifica a não realização de todas as etapas de tratamento e a dificuldade na utilização das próteses pelos beneficiários.

ALGUMAS INOVAÇÕES CIRÚRGICAS E PROTÉTICAS SÃO DESTACADAS A SEGUIR

1815 – Lisfranc, cirurgião francês, descreveu a amputação de mediopé, conhecido pelo seu próprio nome.

1818 – Peter Baliff, um cirurgião dentista de Berlim, projetou uma prótese para amputação abaixo do cotovelo, acionada por meio de correias.

1843 – James Syme inovou com a cirurgia para desarticulação de tornozelo.

1854 – Pirogoff, cirurgião russo, descreveu a amputação conhecida como Pirogoff.

1857 – Rocco Gritti descreveu a desarticulação de joelho com preservação da patela.

1912 – D. W. Dorrance desenvolveu o primeiro gancho protético para amputações do membro superior.

1939 – Técnica de amputação descrita por Boyd, a qual levou seu nome.

1956 – Desenvolvimento do pé SACH – Universidade da Califórnia.

1959 – Desenvolvimento da prótese tipo PTB – Universidade da Califórnia/ Berkeley.

1960 – Desenvolvimento das próteses mioelétricas para amputações de membros superiores pela empresa Otto Bock.

1963 – Marian Weiss, da Polônia, iniciou técnica de protetização imediata.

1964 – Foi desenvolvido na França o encaixe PTS.

1968 – Foi desenvolvido na Alemanha o encaixe tipo KBM.

1968 – Hans Mauch utilizou sistemas hidráulicos nos joelhos protéticos.

1970 – Fundação da International Society for Prosthetics and Orthotics (Ispo).

1971 – Início da utilização de próteses endoesqueléticas com cobertura cosmética.

1980 – Desenvolvimento do pé SAFE (*Stationary ankle, flexible endoskeleton*), considerado o primeiro pé dinâmico.

1984 – Van Philips fundou a empresa Flex Foot e iniciou a produção de pés em fibra de carbono.

1985 – Desenvolvido o encaixe CAT-CAM nos Estados Unidos, por John Sabolich e colaboradores.

1986 – Desenvolvido na Islândia o sistema ICEROSS, para amputações transtibiais.

1989 – Fillauer desenvolveu o sistema 3S (*silicon suction socket*) para próteses abaixo do joelho.

1999 – Marlo Ortiz Vazquez desenvolveu um novo soquete de contenção isquiática conhecido como MAS.

1997 – A empresa Otto Bock desenvolve o joelho hidráulico controlado por microprocessadores, conhecido como C-Leg.

2004 – A empresa Ossur desenvolve o joelho biônico Rheo, controlado por eletromagnetismo.

2005 – Desenvolvimento do primeiro joelho motorizado Power Knee, pela empresa Ossur.

2

Considerações gerais

José André Carvalho

Amputação é uma palavra derivada do latim *ambi*, que significa "ao redor de/em volta de", e *putatio*, "podar/retirar".

Pode-se definir o termo "amputação" como a retirada, geralmente cirúrgica, total ou parcial de um membro. Para muitos, o termo está relacionado com terror, derrota e mutilação, trazendo, de forma implícita, uma analogia com a incapacidade, a perda de funcionalidade e a dependência.

Os médicos responsáveis pela amputação concebiam o ato como o fim de um processo mórbido, nunca desejado e sempre evitado. Infelizmente, durante muitos anos, as amputações foram consideradas cirurgias pouco nobres. Isso fez com que os cirurgiões experientes se afastassem desses procedimentos, os quais consequentemente passavam a ser realizados por médicos em formação, residentes ou iniciantes. Como consequência, cotos mal-acabados externa e internamente acarretavam complicações, má-adaptação às próteses e até mesmo reamputações com exagerada frequência. Além disso, os pacientes amputados sofriam por apresentarem cotos desprovidos de boas condições cirúrgicas, dificultando todo o processo de reabilitação, o qual deveria ser iniciado durante a cirurgia.

O paciente submetido a esse tipo de cirurgia entrava no hospital como um indivíduo; ao ser amputado, tornava-se um mutilado e, a partir de então, passava a ser considerado um inválido para a sociedade. Para esses pacientes, a amputação acabava destruindo todas as perspectivas futuras, incapacitando--os para o resto de suas vidas, afastando-os do convívio social, profissional e até familiar. Esses deveriam ser o objetivo de uma amputação? Atualmente, a amputação é indicada e realizada por cirurgiões experientes e considerada um procedimento eficaz de tratamento. O paciente deve se conscientizar de que a amputação é o início de uma nova fase, sem quaisquer patologias ou deformidades sérias, as quais possivelmente poderiam, se ainda existentes, incapacitar esses indivíduos para sempre. Como exemplo de complicações patológicas ou deformidades, podem ser citadas as sequelas traumáticas que impossibilitam a função do membro acometido, as úlceras plantares infectadas, as osteomielites crônicas, os casos de pseudoartroses, as anomalias congênitas com malformação das extremidades, os sarcomas ósseos e as doenças obstrutivas com segmentos necrosados, entre outras.

O importante é informar aos pacientes que as amputações podem propiciar uma qualidade de vida relativamente melhor, sem dor, sem riscos de complicações e sem o sofrimento antes presente, ou seja, devem realmente ser consideradas uma proposta terapêutica definitiva e eficaz. Muitos pacientes que já passaram por anos de sofrimento, dúvidas e incertezas e acabaram finalmente sendo submetidos à amputação, eliminando processos patológicos ou deformidades incapacitantes, percebem que a amputação pode ser o início de uma nova fase, com muita qualidade de vida e independência. Entretanto, ainda é comum encontrar pessoas com sequelas significativas, as quais impossibilitam qualquer tipo de função com o membro acometido. Essas pessoas precisam ser mais bem informadas, conhecer usuários de próteses e se conscientizar de que a amputação pode proporcionar uma nova etapa, com muita funcionalidade (Figuras 1, 2 e 3).

Com as guerras, o elevado número de acidentes de trabalho e de trânsito, as balas perdidas, as complicações de doenças vasculares, tumorais, congênitas e o aumento da expectativa de vida da população, o número de amputados também aumentou consideravelmente, o que exigiu uma reformulação nos conceitos acerca das amputações.

Atualmente, experientes cirurgiões ortopédicos e vasculares dedicam-se às amputações para eliminar tecidos moles e ósseos irremediavelmente lesados e,

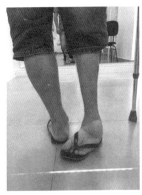 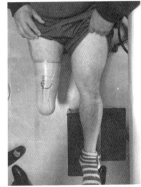

Figura 1 Paciente com deformidade incapacitante e tratamento com amputação transtibial.

2 Considerações gerais 17

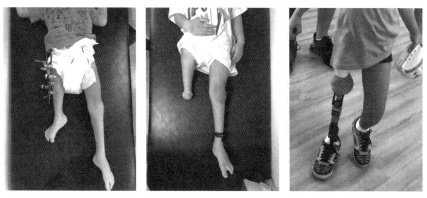

Figura 2 Paciente com fêmur curto congênito e deformidade em pé e após amputação de Syme já protetizado.

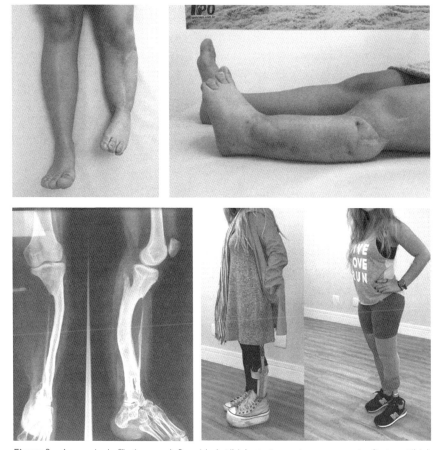

Figura 3 Agenesia de fíbula com deformidade tibial e tratamento com amputação transtibial.

em um segundo momento, reconstruir as partes ósseas, musculares e cutâneas, de modo que proporcionem ao coto capacidade adequada de sustentação e mobilidade, visando a uma reabilitação e uma protetização adequada.

As amputações podem ser eletivas, como em processos patológicos em evolução, sequelas de acidentes ou casos de malformações, mas também podem ser indicadas como procedimento de urgência em situações de traumas significativos, casos de infecção grave e lesões arteriais específicas.

As amputações iniciam-se com um estudo cuidadoso das condições de permeabilidade vascular no nível da amputação e uma inspeção detalhada dos tecidos lesados. Um bom coto de amputação deve ser aquele que apresenta as seguintes características: funcionalidade, coxim firme, sem aderências cicatriciais, sem contraturas articulares e sem neuromas. Quanto à escolha do nível da amputação, um estudo sobre a possibilidade de uma futura protetização e reabilitação deve ser realizado.

Algumas técnicas utilizadas na cirurgia de amputação são:

- Mioplastia: utilizada para fixar as extremidades de músculos antagônicos e também para proteger o coto ósseo distal.
- Miodese: considerada a reinserção dos músculos e dos tendões seccionados à extremidade óssea amputada, geralmente realizada por meio do periósteo, proporcionando à musculatura o poder de contração. Uma boa mioplastia e miodese resultarão em um coxim firme, o que é característica de um bom coto de amputação.
- Hemostasia: realizada com amarrias e cauterização dos vasos sanguíneos, visando conter as hemorragias.
- Neurectomia: realizada com leve tração nervosa e corte brusco do nervo. O coto nervoso deve estar profundo e protegido pelos tecidos musculares, prevenindo neuromas terminais. As lesões por tração, como a neuropraxia e a neurotmese, devem ser evitadas.
- Tecidos ósseos: o bom tratamento ósseo com ressecção das arestas e arredondamento das bordas deve ser realizado para evitar áreas ósseas salientes e crescimento de espículas.
- Suturas: devem ser realizadas em planos para evitar aderências cicatriciais e sem tensões exageradas, o que pode causar pontos de isquemia e deiscências de sutura.
- Posicionamento: o coto de amputação deve ser posicionado corretamente para evitar as retrações e os encurtamentos musculares.

Contudo, o sucesso de um processo de reabilitação não depende somente de uma equipe multiprofissional composta por médicos, enfermeiros, psicólogos,

2 Considerações gerais 19

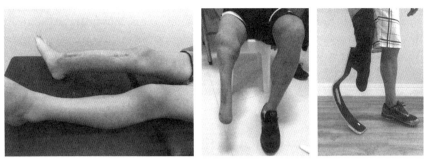

Figura 4 Amputação transtibial em agenesia fibular.

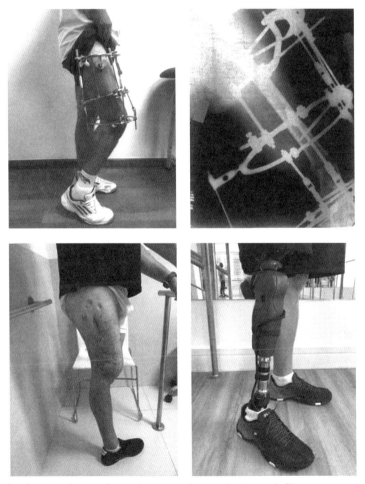

Figura 5 Amputação transfemoral em caso de pseudoartrose de fêmur.

assistentes sociais, terapeutas físicos e protesistas. Depende também da aceitação da amputação pelo próprio paciente, do apoio dos familiares e amigos, da colaboração durante as diferentes fases do tratamento e principalmente da motivação e da dedicação a todo o processo de protetização e reabilitação. É importante ressaltar que a confecção perfeita de uma prótese também é fundamental em todo esse processo de aceitação e reabilitação.

Costumo dizer que o sucesso da reabilitação sempre estará sustentado por um tripé formado por uma boa equipe multiprofissional, um bom paciente e uma boa prótese. Caso qualquer pilar de sustentação apresente falhas, o resultado estará fatalmente comprometido.

3

Etiologias das amputações

José André Carvalho

INTRODUÇÃO

A indicação para a realização de amputações mudou muito nas últimas décadas. Isso se deve ao advento de novos medicamentos, à quimioterapia e à radioterapia, à utilização de fixadores externos, ao uso de câmaras hiperbáricas, às novas técnicas cirúrgicas, revestimentos cutâneos, microcirurgias e reimplantes, entre outros.

As amputações de membros superiores não são predominantemente causadas por patologias vasculares, as quais, por outro lado, são responsáveis pelo maior número de amputações do membro inferior. As causas mais frequentes das amputações de membro superior são traumáticas (75% do total), incluindo acidentes de trabalho, de trânsito, lesões químicas, queimaduras, descargas elétricas e com explosivos. Doenças tumorais e infecciosas também são responsáveis pelas amputações dos membros superiores, mas em menor número

Nas amputações de membros inferiores, é possível encontrar etiologias relacionadas a processos:

- vasculares;
- neuropáticos;
- traumáticos;
- tumorais;
- infecciosos;
- congênitos;
- iatrogênicos.

Nas amputações não traumáticas das extremidades inferiores, mais de 50% ocorrem em pacientes portadores de neuropatia diabética. As amputações de membros inferiores causadas por doenças vasculares periféricas responsáveis pela insuficiência arterial atingem principalmente pacientes de uma faixa etária mais avançada, os quais estão mais suscetíveis a doenças degenerativas como a arteriosclerose. As inovações do mundo moderno aumentaram a longevidade da população, elevando, consequentemente, o número de amputações. Quadros de doenças vasculares inflamatórias, como as arterites, podem acometer artérias de calibre grande, médio e pequeno, causando amputações em pacientes mais jovens.

A claudicação intermitente, a palidez à elevação, a demora do enchimento venoso após a elevação, o rubor na posição pendente e a perda dos pulsos distais são sintomas clássicos de insuficiência arterial. Entre os fatores predisponentes estão hipertensão, altos níveis de colesterol e triglicérides, tabagismo, sedentarismo e herança genética.

Entre as patologias vasculares, podem ser citadas as doenças arteriais, venosas ou linfáticas. As doenças arteriais são as mais comuns, como a arteriosclerose obliterante periférica e a tromboangeíte obliterante. Entre as doenças venosas, a tromboflebite, a trombose venosa profunda e as varizes são as mais frequentes. Já a doença mais frequente dos vasos linfáticos é a erisipela, que geralmente acomete os membros inferiores (Figura 1).

Inúmeras doenças ou processos podem levar à neuropatia periférica, tais como doença sistêmica, como *diabetes mellitus*; distúrbio nutricional, como o alcoolismo; doenças infecciosas, como o Hansen e a pólio; e alterações medulares, como a espinha bífida e o trauma medular.

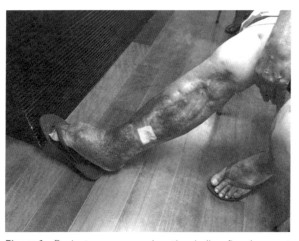 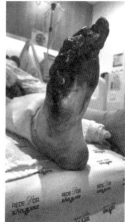

Figura 1 Pacientes com vasculopatia e indicações de amputação.

A neuropatia diabética, com manifestações clínicas como alterações do sistema autônomo, alterações motoras e sensoriais, tem elevado os já altos índices de amputações.

Os pacientes com neuropatia diabética podem apresentar diminuição ou perda da sensibilidade vibratória, térmica, tátil e dolorosa, aumentando os riscos de ulceração nos pés diabéticos, pois perdem justamente um mecanismo importante de autoproteção dos traumas. Vale a pena ressaltar que 80% das amputações dos membros inferiores são precedidas de úlceras plantares.

A alteração motora nos pacientes com polineuropatia geralmente leva a uma fraqueza muscular e por consequência deformidades articulares, alterações dos arcos plantares com desabamento do mediopé, dedos em garra ou em martelo, os quais podem levar ao aumento de pressões locais durante a marcha. Na osteoneuroartropatia de Charcot, também conhecida simplesmente como pé de Charcot, observa-se uma grande alteração estrutural do pé, levando ao colapso longitudinal do arco medial, à formação de um pé em "mata-borrão", aumentando ainda mais os riscos de ulceração, infecções e amputações. As disfunções do sistema nervoso autônomo podem reduzir a hidratação dos tecidos, deixando a pele mais seca e vulnerável a fissuras e infecções (Figuras 2 e 3).

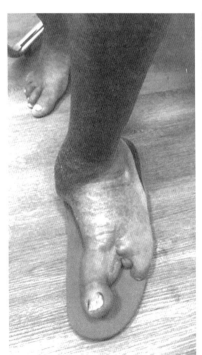
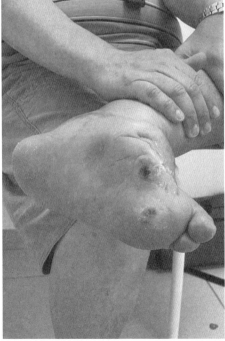

Figura 2 Deformidade e amputação de antepé em paciente com neuropatia diabética.

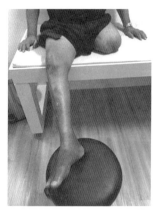 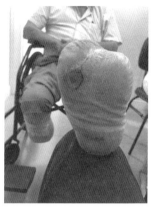

Figura 3   Pacientes com pés neuropáticos e suas amputações.

Orientações e informações devem ser dadas aos pacientes e familiares a fim de se prevenir possíveis complicações, como ulceração, infecção e a própria amputação. Os pacientes devem:

- Após o banho, secar bem os pés, principalmente entre os dedos.
- Tomar cuidado com água muito quente. Verificar antes a temperatura com o dorso das mãos.
- Ter cuidado com as unhas e as calosidades. Procurar um podólogo especializado.
- Utilizar sempre hidratante nos pés e extremidades.
- Utilizar meias, principalmente em dias frios.
- Não caminhar descalço e evitar o uso de chinelos de dedo.
- Inspecionar os pés diariamente. Utilizar um espelho se necessário ou pedir auxílio para os familiares.
- Exercitar os pés diariamente (dedos e tornozelo) e fazer caminhadas.
- Utilizar calçados e palmilhas apropriados.
- Procurar um médico especialista antes da complicação de uma lesão.

As amputações traumáticas acometem principalmente pacientes adolescentes e adultos jovens, os quais estão mais expostos aos acidentes de trabalho e acidentes por meios de transporte, frutos da tecnologia moderna. Batalhas e minas perdidas ainda continuam causando amputações em alguns países. Há também amputações ocasionadas por arma de fogo, queimaduras graves e descarga elétrica. Nas amputações traumáticas, as lesões são incapacitantes e mutilantes e, algumas vezes, podem até mesmo trazer risco de morte. O tratamento inicial deve ser rápido, pela gravidade da lesão e também pela possibilidade de implante

3 Etiologias das amputações 25

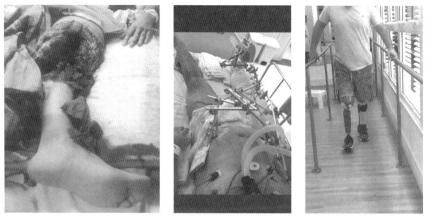

Figura 4 Paciente politraumatizado e reabilitação física após protetização.

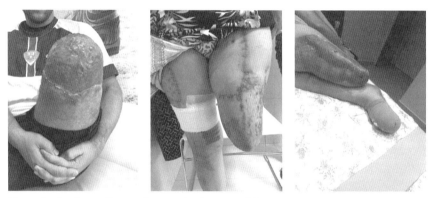

Figura 5 Lesões cutâneas pós-amputações traumáticas.

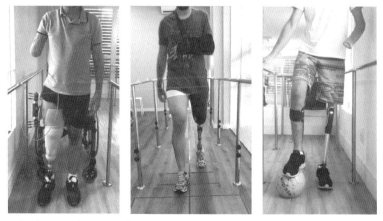

Figura 6 Amputações traumáticas com comprometimento em membros superiores.

do membro amputado. O controle da hemorragia é fundamental na primeira fase do tratamento. O membro amputado deve ser preservado sempre que possível, visando ao implante, principalmente das extremidades dos membros superiores. Existe uma tendência natural ao espasmo e à retração que explica um sangramento menor nas amputações completas, porém, nas amputações parciais e nos desluvamentos, o sangramento é profuso.

Com o advento de técnicas cirúrgicas, microcirurgias, utilização de implantes cirúrgicos ortopédicos e de fixadores externos, o índice de amputações por lesões traumáticas tem diminuído. Cuidado deve ser dado apenas para a não preservação de membros sequelados deformados e sem funcionalidade, que pode incapacitar seus pacientes e impedir que eles retornem às atividades mesmo quando aparelhados.

As amputações tumorais, que afetam principalmente crianças e adolescentes, também têm diminuído consideravelmente, graças aos bons resultados obtidos com o diagnóstico precoce, a radioterapia, a quimioterapia, as técnicas de enxerto e técnicas cirúrgicas conservadoras. O evidente aumento da sobrevida, conseguido desde a década passada, faz com que hoje se possa falar na cura completa de mais de 70% das crianças diagnosticadas com sarcoma ósseo, que, por sua vez, é de alta malignidade. Esse índice era inatingível até então por tratar-se de uma doença letal. Outros tumores de partes moles, como o tumor

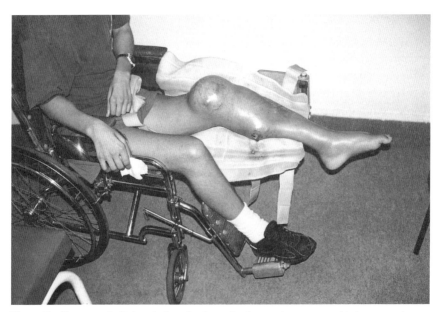

Figura 7   Sarcoma de Ewing. Indicação de urgência com tumor em estágio avançado.

neuroectodérmico primitivo periférico (PPNET), com envolvimento nervoso e de musculaturas adjacentes, também podem levar a amputações.

As amputações infecciosas também têm sido menos frequentes em virtude dos grandes avanços na medicina e do desenvolvimento de medicamentos mais específicos. A meningite meningocócica pode ser responsável por vasculites, lesões cutâneas, necroses das extremidades e amputações. As infecções também podem estar presentes em processos traumáticos e vasculares, aumentando os riscos de amputações.

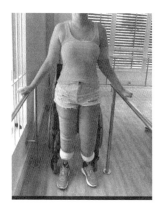
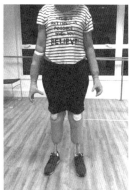

Figura 8 Amputações por sepses com sequelas em membros superiores e inferiores.

Amputações iatrogênicas, pouco descritas na literatura, estão associadas a complicações adquiridas durante o curso de um procedimento. Denomina-se iatrogenia qualquer dano físico, psíquico ou estético causado no paciente em decorrência de ato terapêutico ou cirúrgico. Os médicos, para se resguardarem diante de um quadro possível de lesão iatrogênica, devem informar o risco a seus pacientes e, sempre que possível, se aperfeiçoarem no sentido de evitá-las. A polêmica, muitas vezes, está na atribuição ou não de culpa à equipe médica, ou seja, em quais casos as sequelas são decorrentes de fatores inevitáveis e em quais são resultado de erro ou negligência médica.

Os pacientes portadores de anomalia congênita que apresentam deformidades importantes, as quais podem impossibilitar a protetização ou dificultar a função do membro residual, geralmente são encaminhados para procedimentos cirúrgicos, entre eles, a amputação. Como exemplo, podem ser citadas a hemimelia fibular e casos de deficiência foco femoral proximal, levando a deformidades incapacitantes do membro inferior. Recomenda-se que esse tipo de amputação seja realizado nos primeiros anos de vida, obtendo-se, dessa forma, uma reabilitação precoce e maior aceitação por parte do paciente.

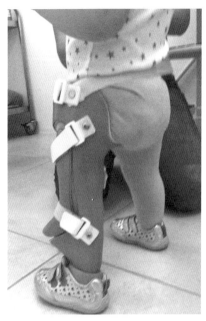 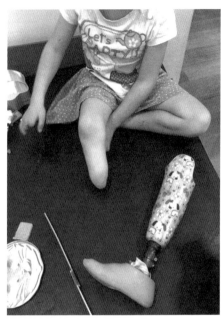

Figura 9 Crianças com fêmur curto congênito e agenesia fibular submetidas a amputação.

INDICAÇÕES

As amputações podem ocorrer no ato do trauma, por indicação eletiva ou de urgência. As amputações eletivas, indicadas para pacientes portadores de sequelas ou processos mórbidos, visam melhorar as condições de vida do paciente. Já as amputações de urgência são indicadas em casos graves, como grandes traumas, neoplasias em estágio avançado ou sepses, os quais trazem riscos à vida do paciente.

4

Níveis de amputação

José André Carvalho

INTRODUÇÃO

Em uma amputação, o segmento preservado, também chamado de membro residual, é denominado coto de amputação. O coto deve ser considerado um novo membro, o qual se torna responsável pelo controle dos movimentos de uma prótese durante o ortostatismo e a deambulação. Para que esse controle seja possível, o coto deve apresentar algumas características, como:

- **Nível funcional**. Não se pode relacionar o comprimento do coto com funcionalidade, pois nem sempre o coto mais longo é o melhor. Para alguns níveis de amputação, como na desarticulação de Chopart, os resultados podem ser menos satisfatórios com a protetização e a reabilitação, quando comparados com níveis mais proximais, como em uma desarticulação de tornozelo ou amputado transtibial.
- **Coto estável.** A presença de deformidades nas articulações proximais ao coto de amputação pode dificultar ou impossibilitar a deambulação e a protetização, como no caso de um amputado transtibial com uma deformidade em flexo de joelho superior a 25° ou de um amputado transfemoral com deformidade em flexão de quadril superior a 30°.
- **Presença de um bom coxim.** Considerando-se que todo coto de amputação deve ter contato total dentro de um cartucho protético, a presença de um coxim firme proporciona maior conforto e proteção na extremidade do coto. Coxins escassos são mais vulneráveis a lesões e escoriações, assim como coxins muito volumosos migram dentro do cartucho, acarretando desconforto durante deslocamentos e uso da prótese.

- **Mioplastia e miodese.** A mioplastia e a miodese, quando realizadas adequadamente, permitem a contração da musculatura do próprio coto de amputação, tornando-o mais forte e resistente, e influenciam na forma final do coto, além de auxiliar na suspensão da prótese.
- **Bom estado da pele.** Coto de amputação sem úlceras e enxertos cutâneos e com sensibilidade preservada facilita a reabilitação, reduzindo riscos de lesões ocasionadas por pressões ou atritos.
- **Boa cicatrização.** As suturas devem ser realizadas em locais adequados de acordo com cada nível de amputação. As cicatrizações não devem ser irregulares, hipertróficas ou apresentar aderências, retrações, deiscências e supurações. Recomenda-se também que elas não fiquem em áreas destinadas a descarga de peso, ou seja, nas desarticulações de quadril, joelho e tornozelo, elas não devem ser distais.
- **Ausência de neuromas terminais e espículas ósseas.** A presença de neuromas ou espículas pode impedir o contato e/ou a descarga distal, acarretando problemas durante a protetização. Deve-se tomar cuidado durante o intraoperatório com a secção nervosa e as arestas ósseas.
- **Boa circulação arterial e venosa.** A condição circulatória é utilizada como critério para escolha do nível de amputação, evitando problemas com a cicatrização, áreas de isquemia e/ou necrose. Deve sempre existir contato total dentro de um soquete protético, o que impede uma estase venosa e problemas relacionados.
- **Ausência de edema significativo.** O edema sempre estará presente em um coto recém-operado. Orientações quanto ao uso de faixa elástica, posicionamento correto do membro e contração da musculatura do coto por isometria auxiliam na reabsorção do volume residual. O edema aumenta o volume do coto de amputação, impossibilitando o início de uma protetização precoce.

A seguir, serão descritos os níveis de amputação dos membros inferiores e suas particularidades. Essas amputações podem ser divididas em transósseas ou desarticulações (cirurgia que incide sobre uma articulação para separar as suas superfícies articulares). A principal diferença entre elas é que nas amputações transósseas é contraindicada a descarga de peso distal, e nas desarticulações é possível descarregar o peso sobre o segmento amputado, salvo algumas exceções.

Tabela 1 Níveis de amputação dos membros inferiores

Amputação transóssea	Desarticulação
Amputação transmetatarsal	Desarticulação interfalangeana
Amputação naviculocuneiforme-transcuboide	Desarticulação metatarsofalangeana

(continua)

Tabela 1 Níveis de amputação dos membros inferiores (*continuação*)

Amputação transóssea	Desarticulação
Amputação de Pirogoff	Desarticulação de Lisfranc
Amputação de Boyd	Desarticulação de Chopart
Amputação transtibial	Desarticulação de Syme
Amputação transfemoral	Desarticulação de joelho
	Desarticulação de quadril
	Desarticulação sacroilíaca

DESARTICULAÇÃO INTERFALANGEANA

A desarticulação interfalangeana geralmente não apresenta problemas funcionais e estéticos ao paciente. É causada, em sua maioria, por processos traumáticos ou vasculares, os quais podem levar até a amputações espontâneas, como nos casos de gangrena seca com morte tecidual por obstrução arterial, sem obstrução venosa ou infecção.

Como medida preventiva, para evitar traumas graves na região do antepé, é obrigatório o uso de sapatos de segurança com uma ponteira protetora em indústrias metalúrgicas e automobilísticas, entre outras. Também deve-se tomar cuidado com crianças que pedalam bicicletas sem calçados, o que aumenta o risco de amputação das extremidades. A indicação de calçados especiais para pacientes com doenças vasculares e neuropáticas tem sido cada vez mais adotada, porém é necessária uma avaliação prévia de cada situação, para que seja utilizado o calçado adequado. Para pés insensíveis e rígidos, são indicados calçados mais largos e altos e com solado biomecânico; para pés sem deformidades e com sensibilidade preservada, calçados com solado flexível podem ser utilizados.

Muitas vezes, é preferível realizar uma amputação do que permanecer com os próprios dedos não funcionais, rígidos, deformados e dolorosos. Essas amputações funcionalmente comprometem muito pouco o equilíbrio e a deambulação dos pacientes. Na desarticulação interfalangeana do hálux, procura-se manter a base da falange proximal, pois nela encontra-se a inserção dos tendões extensor e flexor curto (Figura 1). As suturas devem ser realizadas sem tensão em regiões não destinadas a descarga de peso.

DESARTICULAÇÃO METATARSOFANGEANA

As causas que levam a uma amputação nesse nível são as mesmas citadas anteriormente, ou seja, alterações vasculares, neuropáticas e traumáticas. Quando não for possível a realização de uma desarticulação interfalangeana, deve-se optar por esse nível de amputação. As amputações isoladas do segundo ao

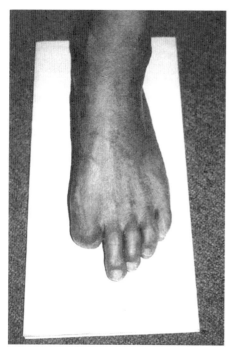 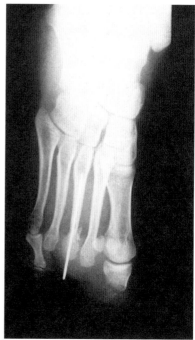

Figura 1 Desarticulações interfalangeana e metatarsofalangeana.

quinto podálico não causam alterações significativas na marcha. Uma ressalva deve ser feita na amputação isolada do segundo e do terceiro podálicos, pois podem provocar uma deformidade significativa em hálux valgo. A amputação dos podálicos médios (segundo, terceiro e quarto) pode acarretar desvios dos podálicos laterais. A desarticulação do hálux é a mais comprometedora, pois provoca alteração no equilíbrio e na biomecânica da marcha, especialmente durante a fase de impulso, porém, durante a realização da marcha com velocidade baixa, não se observam alterações significativas.

A desarticulação dos artelhos geralmente provoca um desabamento do arco transverso anterior ou de metatarsos isolados, causando uma sobrecarga na cabeça dos metatarsos e elevando a pressão local nessas estruturas. Esse aumento é perigoso e pode provocar úlceras plantares, principalmente nos pacientes portadores de neuropatia diabética com alterações vasculares e perda da sensibilidade protetora. Por se tratar de uma desarticulação, a superfície cartilaginosa deve ser removida e os tendões flexores e extensores devem ser suturados nos metatarsos. Os cirurgiões optam por suturas dorsais para cobrir o coto, oferecendo, dessa forma, uma cobertura cutânea mais resistente (Figura 2).

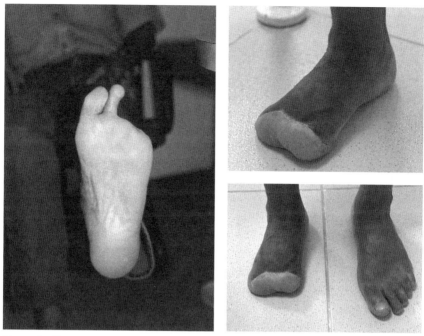

Figura 2 Desarticulação metatarsofalangeana traumática de todos os artelhos e amputação por neuropatia diabética do 3° ao 5° artelho.

AMPUTAÇÃO TRANSMETATARSAL

Esse nível de amputação também ocorre, em sua maioria, por processos vasculares, neuropáticos e traumáticos. Nos casos de processos infecciosos, pode-se optar pela incisão somente de um raio, deixando o pé funcional, porém assimétrico. As incisões devem ser feitas com o *flap* plantar maior que o dorsal, formando um coxim mais resistente com o próprio tecido plantar. Os nervos e os tendões devem ser tracionados com cautela e seccionados. Alguns autores recomendam a reinserção dos tendões extensores. A secção óssea também pode ser realizada de forma discretamente oblíqua, com o I metatarsal = II metatarsal > III metatarsal > IV metatarsal > V metatarsal, para um melhor alinhamento metatarsal e também para evitar áreas de hiperpressão na extremidade lateral do coto.

Nessa amputação, a secção óssea deve ser realizada próximo à cabeça ou à base dos metatarsos, pois sua diáfise cortical, longa e fina, pode ser reabsorvida, provocar desconforto no coxim ou até perfurá-lo. A descarga de peso continua sendo realizada basicamente no calcâneo e no mediopé. A marcha fica prejudi-

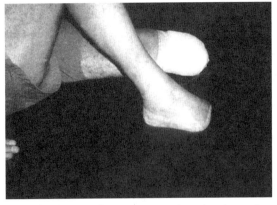
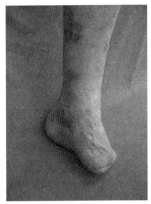

Figura 3 Amputação transmetatarsiana dos cinco raios.

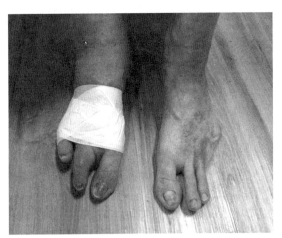
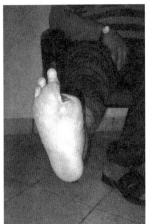

Figura 4 Amputação transmetatarsiana do 4° e 5° raios à esquerda e do 1° e 2° raios à direita.

cada e a claudicação torna-se evidente, principalmente na fase do pré-balanço e do impulso, fase esta em que, em um pé não amputado, ocorreria durante a marcha um rolamento com tornozelo em flexão plantar, descarga em antepé, apoio sobre a cabeça dos metatarsos e movimento de flexão dos artelhos.

Nota-se que durante a marcha dos pacientes com esse nível de amputação ocorre uma assimetria no comprimento dos passos (sendo a passada com comprimento menor do lado não amputado) e uma flexão precoce e com maior amplitude do joelho e do quadril do lado amputado. Observação: um paciente com esse nível de amputação não consegue realizar uma descarga distal sobre a região amputada.

AMPUTAÇÃO DE LISFRANC OU DESARTICULAÇÃO TARSOMETATARSAL

O médico Lisfranc descreveu essa técnica de amputação em 1815, após realizar as desarticulações de mediopé em soldados com ferimentos de guerra comandados pelo imperador francês Napoleão Bonaparte. A amputação de Lisfranc diz respeito à desarticulação dos cinco metatarsos com os ossos cuboide e cuneiformes. As indicações continuam sendo predominantemente por doenças neuropáticas, vasculares e traumas significativos do antepé. Esse nível de amputação apresenta como desvantagem um coto com pequeno braço de alavanca e as deformidades em flexão plantar limitando ou dificultando a descarga de peso distal.

A reinserção dos músculos dorsiflexores nos ossos do tarso, como a reinserção do tendão do músculo fibular curto no osso cuboide e do músculo tibial anterior no colo do tálus, ajuda na prevenção da deformidade em flexão plantar, porém o próprio apoio plantar com o calcâneo e o mediopé sobre o solo já leva o tornozelo a uma postura em equino.

Nessa amputação, é realizada apenas uma simples desarticulação entre os ossos do tarso e do metatarso, porém alguns cirurgiões optam por preservar a base do IV e do V metatarsos para evitar a perda da inserção natural do músculo fibular curto. A sutura, como nos níveis descritos anteriormente, deve ser realizada na região dorsal do pé, preservando o retalho plantar com tecido gorduroso e subcutâneo e uma fina camada muscular formada pelos flexores curtos dos dedos. Os nervos devem receber leve tensão e ser seccionados o mais proximal possível, evitando a formação e a presença de neuromas distais superficiais (Figura 5).

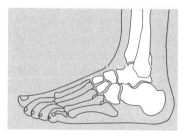 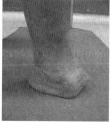 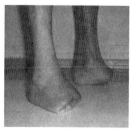

Figura 5 Amputações de Lisfranc.

DESARTICULAÇÃO NAVICULOCUNEIFORME E TRANSCUBOIDE

Esse nível de amputação não é pouco descrito pela literatura, embora, na prática, possa ser encontrado. Essa amputação encontra-se entre os níveis de Lisfranc e Chopart, e apresenta como característica a manutenção de todo o osso navicular no nível da articulação naviculocuneiforme e uma secção parcial do cuboide com o objetivo de manter a articulação talonavicular e ajudar a manter o posicionamento do tálus, o que não ocorre na amputação de Chopart (Figura 6).

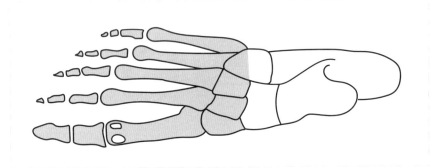

Figura 6   Amputação pouco descrita na literatura.

DESARTICULAÇÃO DE CHOPART

A desarticulação de Chopart é realizada entre os ossos navicular e cuboide com o tálus e o calcâneo, respectivamente. Conhecida como amputação do retropé, na amputação de Chopart, o coto apresenta um predomínio dos músculos flexores plantares inseridos na tuberosidade posterior do calcâneo em relação à musculatura dorsoflexora. Em virtude do curto braço de alavanca, o coto de amputação quase sempre evolui para um equino importante, diminuindo ou impossibilitando a área de apoio. A reinserção do músculo tibial anterior ao redor do colo do tálus, juntamente com o alongamento do tendão do calcâneo, é recomendada, porém nem sempre apresenta bons resultados, tornando esse nível de amputação pouco funcional. A descarga de peso pode ser realizada distalmente, desde que a sensibilidade esteja preservada e o paciente a tolere.

As amputações ocorrem principalmente por patologias neuropáticas e vasculares seguidas por patologias infecciosas, traumáticas e, em menor número, tumorais.

4 Níveis de amputação 37

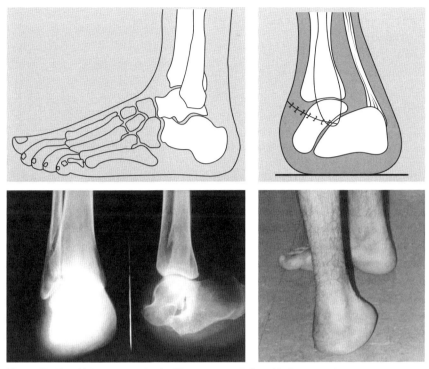

Figura 7 Raio X de amputação de Chopart com deformidade em equino.

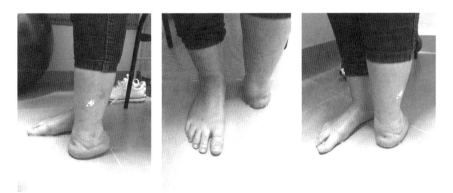

Figura 8 Amputação de Chopart traumática com carga distal.

Na postura em pé é comum encontrarmos pacientes com o coto de amputação posicionado mais à frente que do lado não amputado, melhorando assim o equilíbrio na posição bípede sem a prótese. Esse nível de amputação permite que muitos pacientes caminhem sem prótese com uma clara claudicação e assimetria no comprimento dos passos. A protetização tradicional com lâmina de carbono sempre será um problema no que diz respeito à estética e manutenção do comprimento dos membros inferiores.

DESARTICULAÇÃO DE SYME

Descrita por James Syme no ano de 1843, a desarticulação de Syme, ou amputação no nível do tornozelo com preservação do coxim gorduroso do calcâneo, é geralmente causada por processos traumáticos, anomalias congênitas, deformidades adquiridas ou quando as amputações transmetatarsais, de Lisfranc ou de Chopart não são possíveis. Observa-se que nas doenças vasculares e neuropáticas esse nível de amputação não é muito comum em razão do baixo suprimento sanguíneo na região distal da perna.

A desarticulação de Syme permite uma descarga distal sobre o coto de amputação que apresenta um coxim de proteção formado pela almofada do calcâneo. Essa amputação é realizada por meio da desarticulação tibiotarsal e posteriormente com uma secção óssea logo abaixo dos maléolos lateral e medial, conservando a sindesmose tibiofibular. O plano de secção das superfícies cruentas da tíbia e da fíbula deve estar paralelo ao solo para que o paciente realize a descarga de peso distal sem nenhum ponto de pressão específico. Os nervos devem ser tracionados e seccionados, buscando-se uma retração proximal. Quanto à sutura dos músculos plantares, do tecido subcutâneo e da pele, ela deve estar anteriormente ao nível distal da tíbia, formando o coxim gorduroso do calcâneo.

A marcha sem prótese é possível, porém, por causa da dismetria dos membros, há claudicação. A presença de espaço entre o coto e o solo possibilita uma protetização futura com pé mecânico, aumentando as possibilidades de protetização quando comparada com as desarticulações de Choprat e Lisfranc. O ponto desfavorável dessa amputação em relação à protetização se resume à cosmética, em virtude do aumento de volume encontrado na região distal. A migração do coxim do calcâneo pode ser uma falha do procedimento cirúrgico e comprometer a protetização.

Esse nível de amputação é bastante indicado por:

- Ser considerado um procedimento tecnicamente fácil.
- Apresentar um coto bastante longo e durável com possibilidade de descarga distal.
- Permitir uma reabilitação e protetização precoce.

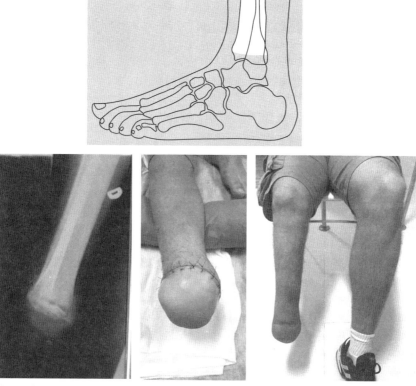

Figura 9 Desarticulação de Syme com cicatrização anterior.

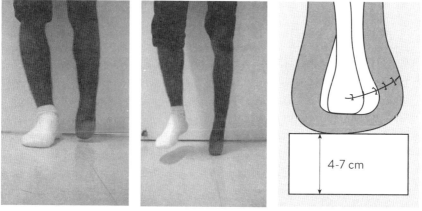

Figura 10 Espaço entre coto de amputação e solo permitindo colocação de pé protético.

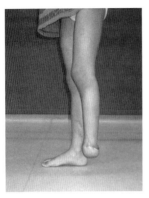 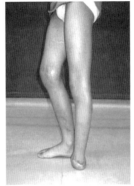 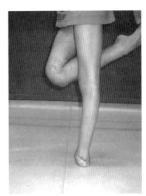

Figura 11 Syme com descarga distal.

AMPUTAÇÃO DE PIROGOFF

A amputação de Pirogoff pode ser considerada uma variação da desarticulação de Syme, porém tecnicamente é considerada um procedimento mais difícil, mais demorado e com um maior tempo de recuperação até o início da protetização. Nessa amputação, ocorre uma artrodese entre a tíbia e parte do calcâneo, que é seccionado verticalmente, eliminando-se sua parte anterior. Com a parte posterior do calcâneo preservado, é realizada uma rotação de 90° até ocorrer um encontro entre a superfície do calcâneo e da tíbia. Como desvantagem, observa-se um espaço menor entre o coto e o solo, quando comparada com a amputação de Syme, dificultando a protetização. As indicações cirúrgicas, os locais de sutura, os procedimentos com tendões e nervos e a descarga de peso são realizados conforme descrito anteriormente na amputação de Syme.

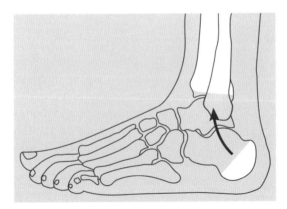

Figura 12 Amputação de Pirogoff.

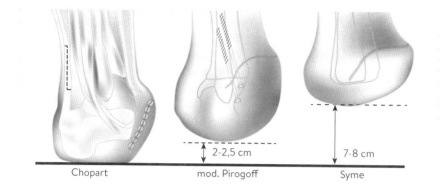

Figura 13 Comparação entre a distância coto-solo nos níveis de Chopart, Pirogoff e Syme.

AMPUTAÇÃO DE BOYD

A amputação de Boyd é bastante similar à amputação de Pirogoff, com uma artrodese do calcâneo seccionada com a superfície distal tibiofibular. No entanto, a osteotomia realizada no calcâneo é horizontal e sua fixação com a tíbia/fíbula é realizada após um pequeno deslocamento anterior.

Nesse nível, também é indicada a descarga de peso sobre o coto de amputação e a discrepância nos comprimentos dos membros continua presente.

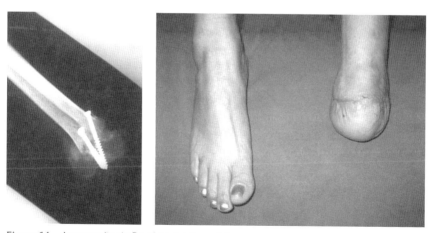

Figura 14 Amputação de Boyd com osteossíntese.

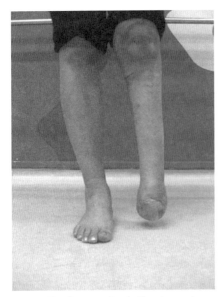 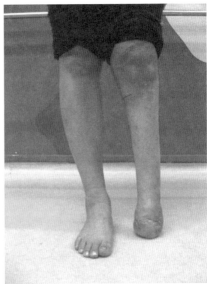

Figura 15   Amputação de Boyd com descarga distal.

AMPUTAÇÃO TRANSTIBIAL

É considerada amputação transtibial a amputação realizada entre a desarticulação de Syme e de joelho e pode ser classificada em três níveis, ou seja, amputação transtibial em terço proximal (realizada próxima à articulação do joelho), terço médio (realizada na transição musculotendínea) e terço distal (realizada próximo à articulação do tornozelo). Independentemente do tamanho do braço de alavanca nas amputações transtibiais, deve-se destacar como é importante a manutenção da articulação do joelho, favorecendo muito a reabilitação e a deambulação dos pacientes já protetizados.

As amputações transtibiais podem ser causadas por patologias vasculares, processos traumáticos, infecciosos, neoplásicos ou por anomalias congênitas. Sabe-se que as amputações por patologias vasculares acometem principalmente pacientes com faixa etária mais avançada, enquanto as amputações causadas por traumas atingem, em sua maioria, pacientes jovens.

A descarga de peso nas amputações transtibiais clássicas, independentemente do nível da amputação (um terço proximal, médio ou distal), não poderá ser realizada sobre a extremidade do coto de amputação. Quando protetizado, o paciente amputado, durante a fase de apoio, realizará a descarga de peso em todo o coto de amputação, como nos soquetes de contato total com suspensão a vácuo (TSWB – *Total Surface Weight Bearing*) ou descarga em regiões específicas como tendão patelar e regiões com tecidos moles localizadas nas faces lateral, medial e posterior do coto de amputação, como realizado nas próteses com soquetes tipos KBM, PTB e PTS. Nas amputações transtibiais, em que não é possível realizar qualquer tipo de apoio no coto de amputação, a tuberosidade isquiática e a musculatura da coxa poderão ser utilizadas como área para descarga de peso.

No procedimento cirúrgico, a secção óssea realizada na face anterior da tíbia deve ter uma angulação de aproximadamente 15° para não causar compressão nos tecidos. A fíbula deve ser seccionada de 1,0 a 1,5 centímetro acima da tíbia. Arestas ou saliências ósseas devem ser evitadas. A musculatura posterior deve ser rebatida anteriormente para a formação do coxim. Nessa fase, deve ser realizada a mioplastia, na qual os músculos antagonistas serão fixados aos agonistas, e também a miodese, em que a musculatura será reinserida ao tecido ósseo. Esses procedimentos melhoram o controle do coto, a propriocepção e a circulação local, além de diminuir incômodos como a dor fantasma. Os nervos são seccionados após leve tração para se alojarem entre os grupos musculares. As suturas localizadas anteriormente são realizadas com certo cuidado para evitar aderências e retrações cicatriciais (Figura 16).

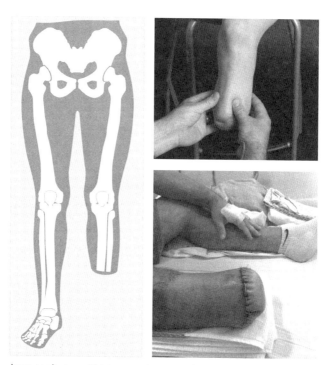

Figura 16 Amputação transtibial com sutura anterior.

A descarga de peso distal é contraindicada em razão da transecção óssea e dos tecidos moles ali encontrados, porém pacientes submetidos à periosteoplastia, também conhecida como ponte óssea, podem realizar o apoio terminal. A fusão entre os ossos é realizada por meio da fixação do periósteo da tíbia contendo lascas de tecidos ósseos à fíbula e sua consolidação. Essa técnica permite uma descarga parcial de peso distal, restabelecendo pressão óssea intramedular e melhorando a propriocepção dos amputados. A periosteoplastia é recomendada em casos traumáticos e preferencialmente em pacientes jovens e adultos. Sua indicação é questionada em crianças devido aos riscos de luxação da fíbula durante a fase de crescimento.

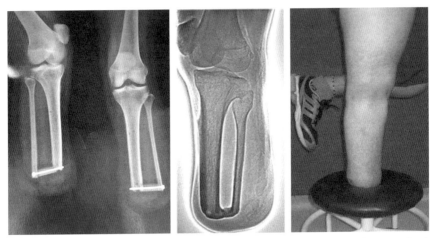

Figura 17 Raio X com perioplastia à esquerda e no centro; amputado com descarga distal sobre coto de amputação.

A amputação transtibial distal apresenta um coto bastante longo, resultando em grande braço de alavanca e bom controle sobre a prótese. Entretanto, a região distal da perna não apresenta um bom suprimento sanguíneo e os tecidos subcutâneos e musculares da região resultam em um coxim escasso. Nas amputações transtibiais distais é mais frequente se encontrar cotos com escoriações e úlceras, o que pode ser perigoso em pacientes com doenças neuropáticas e vasculares (Figura 18).

A amputação transtibial medial localizada na transição musculotendínea do tríceps sural é considerada ideal para esse nível. Com bom coxim terminal e bom comprimento do coto, os pacientes não encontram grandes dificuldades na reabilitação. Quando não há tecidos suficientes para fechamento do coto, técnicas de revestimento cutâneo podem ser utilizadas (Figura 19).

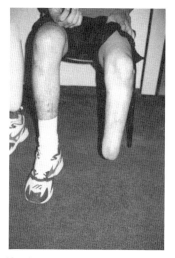 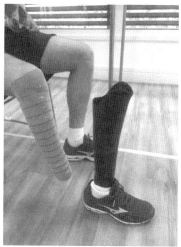

Figura 18 Amputação transtibial distal.

Na amputação transtibial proximal, o nível mais proximal aceito para essa amputação é logo abaixo do tubérculo tibial com preservação do tendão do quadríceps para a extensão.

Entre as vantagens das amputações transtibiais, quando comparadas a amputações mais altas, citamos:

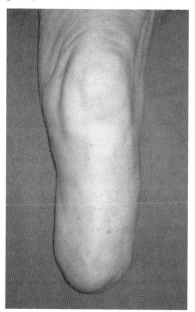 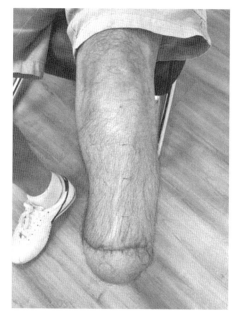

Figura 19 Amputação transtibial em terço médio.

- manutenção da articulação do joelho;
- menor gasto energético durante a marcha;
- facilidade para colocação/remoção da prótese;
- marcha mais fisiológica.

Na amputação transtibial proximal, a deformidade em flexão de joelho está quase sempre presente. Nos cotos muito proximais, alguns autores preconizam a ressecção da fíbula com reinserção dos seus ligamentos, melhorando, desse modo, a forma do coto (Figura 20).

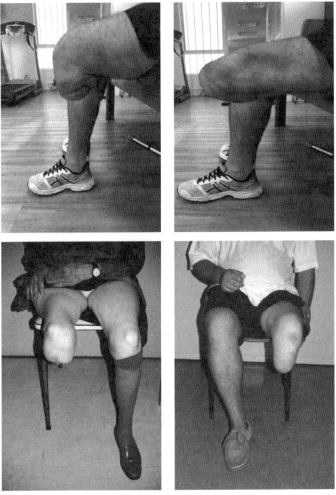

Figura 20 Amputações de terço proximal.

Segundo Carvalho, em cotos extremamente curtos, porém com manutenção da inserção do tendão patelar na tuberosidade anterior da tibial e com a ressecção total da fíbula (fibulectomia) ainda é possível realizar a protetização e permitir grande funcionalidade nos pacientes amputados (Figura 21).

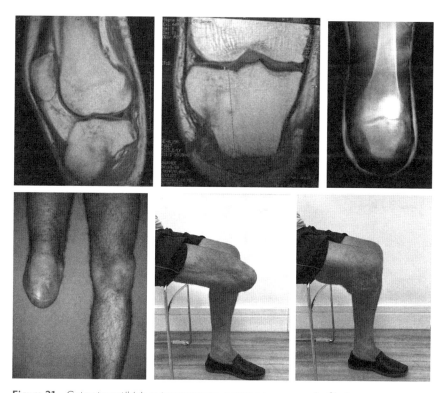

Figura 21 Cotos transtibiais extremamente curtos com ressecção fibular.

DESARTICULAÇÃO DE JOELHO

A desarticulação de joelho foi durante muito tempo evitada e substituída pela amputação transfemoral, pois era considerada pelos cirurgiões e reabilitadores um nível de amputação ruim, principalmente pela dificuldade nas protetizações, em razão da diferença de altura entre o joelho protético e o joelho preservado. Atualmente, sabe-se que esse nível tem inúmeras vantagens em relação às amputações transfemorais. Essa amputação é indicada em pacientes com traumatismos ortopédicos irreversíveis, para casos de anomalias congênitas e para alguns tumores que não acometeram o fêmur. Em amputações vasculares, há riscos de intercorrências como necrose distal, porém é um nível de amputação bastante funcional e que favorece a reabilitação de idosos.

Na desarticulação de joelho, preconiza-se a preservação da patela. No procedimento cirúrgico, os nervos devem ser sepultados em planos profundos e os músculos, reinseridos. A cicatrização localiza-se geralmente na região posteroinferior do coto. Para esse nível, é indicada a descarga de peso distal, proporcionando maior propriocepção ao paciente amputado. Em virtude do comprimento total do fêmur, o paciente amputado desarticulado de joelho apresenta uma boa alavanca de movimento, resultando em grande controle da prótese. Por não apresentar desequilíbrios musculares, não são observadas deformidades significativas, porém alguns pacientes apresentam um leve grau de deformidade em flexão de quadril causado por posturas inadequadas (Figura 22).

Há, ainda, inúmeras vantagens dos desarticulados de joelho quando comparados aos transfemorais, como:

- maior braço de alavanca;
- maior força muscular;
- possibilidade de descarga distal;
- bom controle rotacional sobre as próteses;
- melhor suspensão protética;
- soquete protético com maior conforto sem envolvimento isquiático;
- facilidade para colocação e remoção da prótese;
- menor gasto energético durante a deambulação.

Para os pacientes com amputações bilaterais, podemos citar como vantagens o bom equilíbrio na posição sentada; facilidade nas transferências e possibilidade de marcha sem próteses, quando comparado com os transfemorais. Em pacientes cadeirantes sem indicação para protetização, esse nível deve ser considerado uma opção, pois evitaria as deformidades em flexão de joelho nos amputados transtibiais.

AMPUTAÇÃO TRANSFEMORAL

A amputação transfemoral refere-se a toda amputação realizada entre as desarticulações de joelho e do quadril. Como nas amputações transtibiais, também é possível dividi-la em três níveis, ou seja, amputação transfemoral em terço proximal, terço médio e terço distal. As amputações podem ser causadas por patologias vasculares, processos traumáticos, infecciosos e neoplásicos ou anomalias congênitas (Figuras 24 e 25).

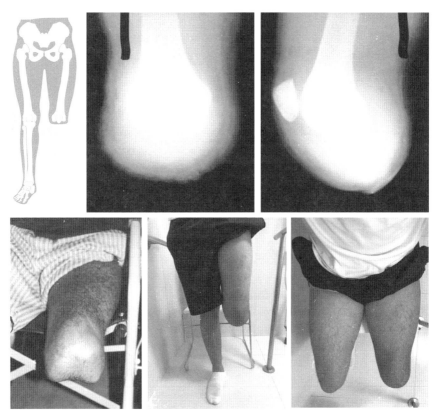

Figura 22 Desarticulação de joelho com possibilidade de descarga distal e ótimo braço de alavanca.

Quanto ao procedimento cirúrgico, os mesmos cuidados com a mioplastia, a miodese, a hemostasia, a secção de nervos e as suturas devem ser tomados. A cicatrização normalmente encontra-se na região distal ou posteroinferior do membro. O coto de um amputado transfemoral tende a apresentar uma deformidade em flexão e abdução do quadril. Nota-se que, quanto mais proximal o nível da amputação, maior a tendência à deformidade. Isso se deve a um desequilíbrio de forças entre os músculos flexores e extensores do quadril e dos músculos abdutores e adutores. O músculo glúteo médio, principal abdutor do quadril, permanece íntegro, enquanto alguns músculos adutores são seccionados durante a amputação. A redução de músculos com função adutora, atrofia muscular e mecanismo inadequado de fixação diminui a força dos adutores, facilitando o

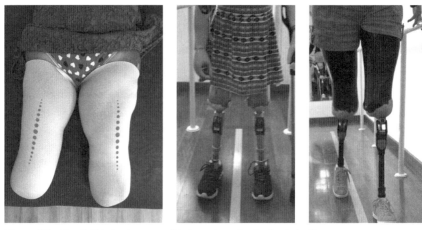

Figura 23 Possibilidade de carga distal em desarticulação de joelho.

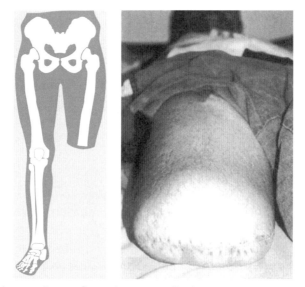

Figura 24 Amputação transfemoral em sutura distal.

desvio postural e alterando a marcha. Alguns cirurgiões, visando proporcionar um maior equilíbrio muscular, realizam a reinserção dos adutores na porção distal/lateral do fêmur, mantendo-o em adução fisiológica. Quanto à flexão do quadril, atribui-se o encurtamento do psoas ilíaco às posturas adotadas de forma inadequada, fraqueza por desuso dos extensores do quadril e também pela redução do peso do segmento amputado, sofrendo menor ação gravitacional.

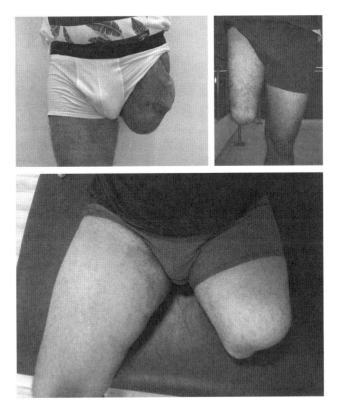

Figura 25 Amputações transfemorais em terço proximal, terço médio e terço distal.

Para os pacientes transfemorais, está contraindicada a realização de descarga distal, embora alguns amputados transfemorais bilaterais consigam realizar momentaneamente esse tipo de descarga. Os encaixes protéticos para os amputados transfemorais são confeccionados de modo que suportem a descarga de peso em região isquiática e/ou em toda a superfície de contato entre coto/soquete, dependendo do tipo de encaixe utilizado. O nível mais proximal aceito para essa amputação é de um fêmur, mantendo preservada a inserção do músculo ilíaco no trocanter menor. Os cotos mais distais apresentam uma alavanca maior e, consequentemente, maior controle sobre a prótese.

Se em uma amputação transfemoral distal o músculo adutor magno não for reinserido adequadamente, 70% da força adutora estará comprometida. Recomenda-se uma miodese com tensão dos adutores a fim de se obter um melhor equilíbrio muscular. Os amputados transfemorais apresentam durante a marcha um gasto energético 65% maior que cidadãos não amputados.

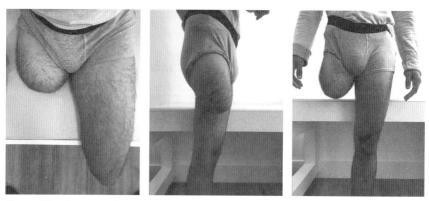

Figura 26   Coto transfemoral com desvio em abdução e flexão de quadril.

DESARTICULAÇÃO DE QUADRIL

A desarticulação de quadril consiste na retirada completa do membro inferior, inclusive da cabeça do fêmur, restando apenas a pelve com o acetábulo livre. Esse tipo de amputação é indicado principalmente para traumatismos complexos e processos tumorais. Não apresenta coto ósseo, restando apenas uma cobertura musculocutânea do glúteo máximo. A cicatrização encontra-se anteriormente, e a descarga de peso é realizada na tuberosidade isquiática, com apoio muscular em parede anterior, medial e posterior (Figura 27). Embora não exista um coto com braço de alavanca, a marcha com próteses ainda é muito funcional.

DESARTICULAÇÃO SACROILÍACA

A desarticulação sacroilíaca consiste em uma cirurgia radical, na qual é realizada a remoção de metade da pelve e de todo o membro inferior homolateral. As indicações dessa amputação geralmente estão relacionadas a neoplasias ósseas, de tecidos moles com invasão para a região pélvica, e a metástases regionais, além dos grandes traumas. Esses pacientes apresentam como locais para descarga de peso o ísquio contralateral à amputação e/ou as regiões lombar e toracolombar. Casos de hemipelvectomia congênita geralmente apresentam uma deformidade da região sacral, porém sem comprometimento para a protetização.

Esse nível de amputação não deve ser descrito como uma hemipelvectomia (hemi: metade, pelve: pelve, ctomia: retirada), pois esse termo não corresponde à amputação e à retirada de todo o membro inferior, e sim à remoção exclusiva de metade da pelve, assim como a calcanectomia corresponde simplesmente à retirada do calcâneo, e não à amputação de todo o pé.

4 Níveis de amputação 53

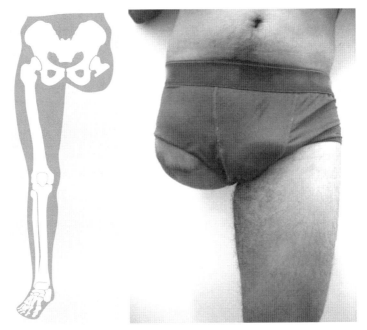

Figura 27 Desarticulação de quadril.

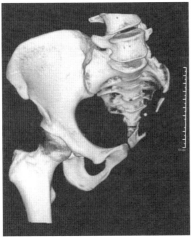
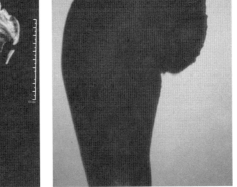

Figura 28 Hemipelvectomia congênita.

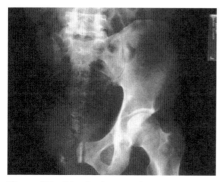 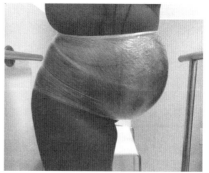

Figura 29 Hemipelvectomia por tumor.

5
Anomalias congênitas

José André Carvalho

INTRODUÇÃO

A anomalia congênita pode ser definida como qualquer desvio do comum, qualquer órgão ou membro com estruturas ou localizações anormais. Geralmente, está associada a fatores genéticos e ambientais, como exposição a agentes químicos, drogas, radiação, alterações cromossômicas, doenças ou síndromes, com alterações ocorrendo durante a terceira e a oitava semanas de vida intrauterina. Logo ao nascimento, é possível diagnosticar a ausência ou malformação parcial ou total de um ou mais membros, anomalias que podem ser detectadas em exames pré-natais, como a ultrassonografia morfológica. As anomalias congênitas dos membros inferiores são relativamente comuns (55% dos números totais das anomalias).

Vários sistemas de classificação para as anomalias congênitas têm sido sugeridos na Europa e nos Estados Unidos, porém nenhum ainda foi aceito universalmente. Nos Estados Unidos, o sistema de Frantz e O'Rahilly é o mais utilizado.

As malformações congênitas podem ser classificadas em sete categorias:

1. Falha de formação: dividida em anomalias transversais e longitudinais, na falha de formação podemos observar a ausência parcial ou total de um membro.
2. Falha de diferenciação: refere-se a todos os déficits nos quais as unidades anatômicas estão presentes, mas com desenvolvimento incompleto. Exemplos: luxação congenital de quadril, pé torto congênito e artrogripose, entre outras.
3. Duplicação: acredita-se que haja uma lesão específica sobre o blastema, causando uma divisão muito precoce durante o desenvolvimento, como a polidactilia.

4. Hipertrofia (gigantismo): observa-se na extremidade um crescimento desproporcional em relação ao resto do membro.
5. Hipotrofia: verifica-se um desenvolvimento deficiente e incompleto total ou parcial de uma extremidade.
6. Síndromes de banda de constrição: consequência de um processo de necrose focal durante o desenvolvimento fetal. A zona de necrose reparar-se-á como uma cicatriz circular, criando uma banda.
7. Anormalidades generalizadas do esqueleto: apresentam manifestações de anomalias esqueléticas generalizadas, como a síndrome de Marfan.

Aqui serão abordadas principalmente as falhas de formação, que podem ser divididas em dois grandes grupos: as anomalias congênitas transversais e as longitudinais.

As anomalias transversais são parecidas com as verdadeiras amputações, pois nelas há ausência total ou parcial na formação de um membro. São classificadas conforme o nível em que termina a porção existente do membro, como a amelia, com ausência completa de membro e nenhuma estrutura óssea do membro comprometida, e a peromelia, com ausência parcial do membro, ou seja, a formação incompleta dos membros inferiores e/ou superiores. Nessas anomalias não se observa a presença de cicatrização, por não se tratar de um procedimento cirúrgico e nas imagens radiográficas dos membros afetados há um afunilamento ósseo na região distal. Todas as outras anomalias de membros de falha de formação que não são classificadas como anomalias transversais são tidas como longitudinais.

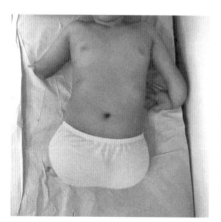 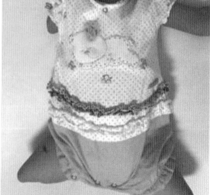

Figura 1 Anomalias transversais proximais.

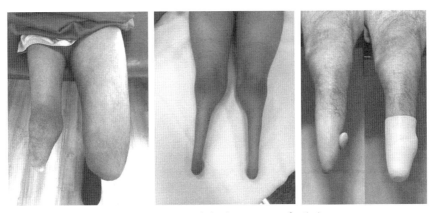

Figura 2 Anomalias transversais no nível tibial com cotos afunilados.

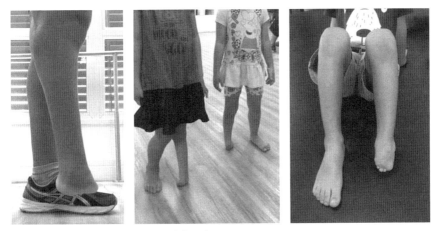

Figura 3 Anomalias em retro e médio-pé.

As anomalias longitudinais apresentam como característica uma falha na formação longitudinal com ausência parcial ou total de um segmento do membro unido à estrutura distal deste, como, por exemplo, a focomelia e a ectromelia (Figura 4). Quando se trata da ausência de elementos ósseos e musculares no membro superior ou inferior, o membro fica reduzido a um segmento distal malformado que se implanta no nível do ombro ou da cintura pélvica, podendo afetar um ou mais membros.

Crianças portadoras de anomalias congênitas longitudinais podem ser encaminhadas para amputação, principalmente quando o membro malformado não for funcional e houver impossibilidade de protetização. Nesses casos, a amputação costuma ser realizada durante a infância, facilitando a aceitação e todo o processo de adaptação a uma prótese (Figura 5).

58 Amputações de membros inferiores

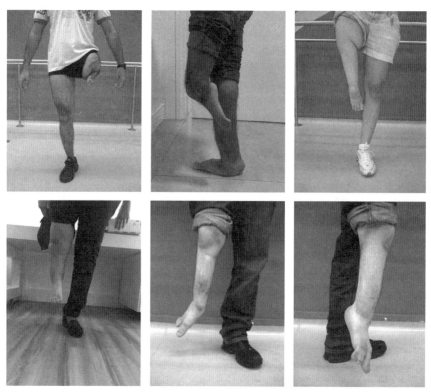

Figura 4 Anomalias longitudinais.

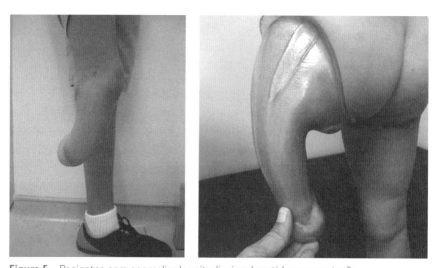

Figura 5 Pacientes com anomalias longitudinais submetidos a amputação.

A talidomida, ou amida nftálica do ácido glutâmico, é um medicamento que foi desenvolvido na Alemanha, em 1954, inicialmente como sedativo. A partir de sua comercialização, em 1957, no entanto, gerou milhares de casos de focomelia, que é uma síndrome caracterizada pela aproximação ou encurtamento dos membros junto ao tronco do feto – tornando-os semelhantes aos de uma foca – por ultrapassar a barreira placentária e interferir em sua formação. Utilizado durante a gravidez, também pode provocar graves defeitos visuais, auditivos, na coluna vertebral e, em casos mais raros, no tubo digestivo e no coração. Em 1961, descobriu-se que a ingestão de um único comprimido nos três primeiros meses de gestação ocasiona a focomelia, com mais de 10.000 crianças afetadas no mundo, o que provocou a sua retirada imediata do mercado mundial. No entanto, em 1965, foi descoberto seu efeito benéfico no tratamento de estados reacionais da hanseníase (antigamente conhecida como lepra), e não para tratar a doença propriamente dita, o que gerou sua reintrodução no mercado brasileiro com essa finalidade específica.

6

Amputações nos pacientes vasculares

Fábio Hüsemann Menezes

INTRODUÇÃO

As amputações em pacientes com obstrução arterial (associadas ou não ao *diabetes mellitus*) representam a maior porcentagem das amputações realizadas nos membros inferiores.[1]

A cirurgia de amputação representa o estágio final na doença vascular periférica e está associada com alta mortalidade operatória, baixos índices de reabilitação e altas taxas de mortalidade tardia, assim como de perda do membro contralateral.[2-6] Couch et al.[7] mostraram que 51% dos pacientes que foram submetidos a uma amputação de membro inferior por causa vascular faleceram em 3 anos e 70% em 5 anos. Nesse grupo, o índice de reabilitação de amputados no nível transfemoral foi de apenas 39%.

Esses pacientes apresentam como característica própria a menor capacidade de cicatrização dos tecidos em razão da menor irrigação, o que representa um desafio a mais para o cirurgião e toda a equipe de reabilitação.

O ato operatório da amputação é sempre visto de forma negativa pelo paciente, pelos familiares e pela própria equipe de saúde. Deve-se lembrar, no entanto, que a cirurgia de amputação é realizada apenas em situações extremas, nas quais estão em jogo a vida do paciente ou sua qualidade de vida. A amputação é a solução para a necrose, o odor e o aspecto pútrido do membro e para a dor incontrolável. A amputação permite que o paciente retorne a viver dignamente, sem dor, com sua imagem corporal de integridade da pele restaurada e, muitas vezes, ainda melhor do ponto de vista funcional do que quando convivia com a lesão isquêmica ou a ferida cruenta. Diante disso, o grande valor da amputação somente pode ser reconhecido após o ato cirúrgico ter sido realizado e a reabilitação concluída.

Atualmente consideram-se indicações para amputações de membros inferiores em pacientes com doença arterial periférica:

1. Necroses teciduais. Podem ser representadas desde por necrose de falanges distais até extensas necroses de pé e perna por quadro misto isquêmico/infeccioso (Figuras 1 e 2). Quando a necrose acomete grandes extensões do membro ou segmentos comprometendo ossos, há a necessidade de uma amputação maior.
2. Dor intratável, ou seja, quando não é possível eliminar a causa da dor (isquemia) por não haver possibilidade técnica de revascularizar o membro. A dor não pode ser controlada por outros métodos, como medicamentos, simpatectomia, bloqueios nervosos etc.
3. Quando há grande destruição tecidual por processo infeccioso, normalmente associado a micróbios anaeróbios. Esse tipo de infecção exige a exérese de todo o tecido desvitalizado, mantendo-se de maneira geral a ferida operatória aberta.
4. E, finalmente, quando existe necrose ou dor intensa, o risco de morte decorrente de uma cirurgia de revascularização é muito alto, em virtude de um paciente muito debilitado, com flexo articular ou acamado há muitos anos, com pouca chance de voltar a andar após a revascularização.

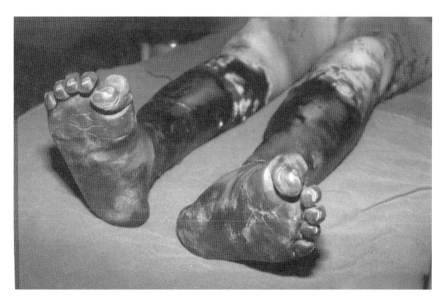

Figura 1 Extensa necrose bilateral de membros inferiores decorrente de quadro agudo de obstrução arterial por arterite infecciosa (meningococcemia). Paciente evoluiu para amputação transtibial bilateral.

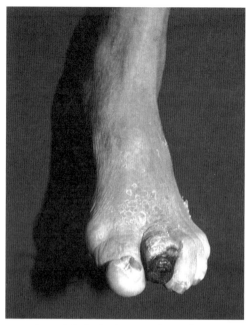

Figura 2 Necrose seca bem delimitada de segundo artelho em paciente com *diabetes mellitus* e neuropatia periférica associada a obstrução arterial crônica. Nota-se a lesão bem delimitada por um sulco que separa a pele sadia da necrose.

Muito importante para o sucesso de uma amputação é lembrar alguns princípios que norteiam o manuseio dos pacientes que deverão ser submetidos a uma amputação: Henry Haimovici[8] (cirurgião vascular norte-americano, atua em Nova York, autor de diversos textos em cirurgia vascular) cita: "A primeira amputação deve ser a última!". Essa frase leva a diversas reflexões: 1) não se deve tentar realizar uma amputação em um nível que visivelmente está com a circulação comprometida, pois isso levará a uma nova amputação em nível mais alto; 2) por outro lado, não autoriza o cirurgião a realizar sempre amputações transfemorais, cuja chance de cicatrização primária é reconhecidamente mais segura, mas sempre indicar o nível correto com as maiores chances de reabilitação; 3) esse princípio também chama a atenção para a responsabilidade do cirurgião, que deve ter todo o cuidado para não traumatizar os tecidos e realizar a técnica operatória do melhor modo possível. Frequentemente se relegam as amputações aos cirurgiões mais novos e inexperientes, fato lamentável, uma vez que esses pacientes deveriam receber cuidado máximo durante os procedimentos.

A capacidade de reabilitação do paciente depende da qualidade técnica do coto. Esse aspecto é muito importante e deve ser lembrado sempre. Cotos onde o retalho cutâneo não foi realizado de forma correta, cotos com excesso de musculatura, cotos onde os ossos não foram cortados ou arredondados de forma e comprimento adequados, cotos onde a musculatura não foi fixada de forma correta, cotos onde os nervos tronculares não foram tratados corretamente etc. prejudicam a capacidade de reabilitação, levam a dor no pós-operatório tardio, prejudicam a protetização e, muitas vezes, exigem a revisão do coto de amputação.

Desde que possível, é preferível uma amputação cuja pele é fechada primariamente àquela cuja pele é deixada aberta. Os cotos de amputação que permanecem abertos, como os desbridamentos não regrados de pé, levam o paciente a realizar curativos durante meses. Também a perda contínua de sangue e proteínas leva o paciente a um quadro de espoliação nutricional, resultando em emagrecimento e anemia. Os curativos são dolorosos e exigem grande cuidado de enfermagem em suas trocas. A ferida, enquanto aberta, impede o paciente de se reabilitar adequadamente. Sendo assim, sempre que possível, as amputações devem permitir a cicatrização primária do coto, preservando a visão de que, quanto mais longo for deixado o membro, melhor. Nessas horas, é necessário ao cirurgião pesar os riscos e os benefícios de manter o comprimento à custa do sofrimento do paciente.

AMPUTAÇÃO NO DOENTE COM ISQUEMIA AGUDA

Com a perda da circulação, a falta de aporte de oxigênio e glicose leva à perda de função neurológica, posteriormente à perda de função muscular e do endotélio vascular e, se a circulação não for restabelecida no tempo adequado, a perda de função metabólica evolui para a morte do tecido (Figura 3).

Diante do paciente com obstrução arterial aguda, o médico deve avaliar se o tecido do membro isquêmico já está irreversivelmente comprometido ou se ainda será possível sua recuperação. Essa decisão tem grande valor prognóstico.

A revascularização de um membro cuja musculatura já está morta acarretará um grave transtorno metabólico no pós-operatório imediato, em razão da liberação na circulação de mioglobina, potássio, ácidos e fatores depressivos do miocárdio e geradores de inflamação, podendo levar o paciente à morte. Além disso, a recuperação funcional do membro estará gravemente comprometida pela perda muscular e neurológica sensitivomotora. Também nesses casos a revascularização tem uma chance maior de insucesso, pois o endotélio já está comprometido.

A revascularização de um membro ainda viável retorna o paciente à sua condição pré-oclusão arterial, com ótimas chances de sucesso. Portanto, a avaliação do membro isquêmico agudo tem grande valor na indicação da conduta. A Tabela 1 mostra os sinais de sofrimento reversíveis do membro e os sinais que

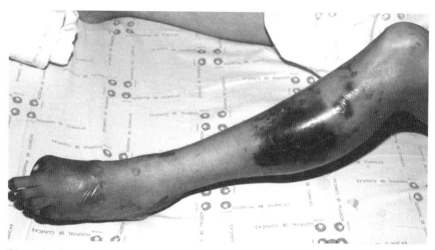

Figura 3 Paciente com obstrução arterial aguda tratada tardiamente, caso em que não foi possível restaurar a circulação antes da ocorrência de necrose tecidual. Observa-se a necrose do antepé e da pele da loja anterior da perna. O hálux foi amputado em outro serviço antes da tentativa de revascularização.

Tabela 1 Avaliação do membro com obstrução arterial aguda quanto à capacidade de recuperação com a revascularização do membro

Parâmetro	Isquêmico viável	Isquêmico com morte tecidual
Pulsos	Ausentes	Ausentes
Enchimento capilar	Lento ou ausente	Ausente
Temperatura	Diminuída	Muito diminuída
Cor da pele	Cianose "móvel" com a compressão, palidez intensa	Cianose fixa, áreas de infarto de pele
Capacidade de mover os artelhos	Diminuída ou ausente	Ausente
Capacidade de mover o tornozelo	Diminuída	Ausente
Sensibilidade	Diminuída	Ausente
Som arterial com o Doppler	Ausente	Ausente
Som venoso com o Doppler	Presente com a compressão do pé	Ausente
Resposta com uso de vasodilatadores e enfaixamento	Melhora da dor e do enchimento capilar, pode aparecer som arterial com o membro em proclive	Não há mudança no quadro

sugerem a morte do tecido muscular, o que autorizaria o médico a pensar em uma amputação primária como alternativa para o quadro isquêmico agudo.[9]

Quase sempre, nos casos de isquemia aguda, o nível de amputação será transfemoral. Em algumas situações, nas quais a obstrução arterial é muito grande (aorta ou ilíaca comum), é necessário revascularizar a artéria femoral profunda para garantir a cicatrização dos tecidos da coxa, mesmo com a realização da amputação nesse nível.

AMPUTAÇÃO E DESBRIDAMENTO PARA CONTROLE DE SEPSE

Muitas vezes, o cirurgião é chamado para avaliar casos de infecção grave em membros. A conduta nesses casos exige muito bom senso. Deve-se lembrar sempre que esses pacientes exigem cuidados intensivos do ponto de vista metabólico, hidroeletrolítico e do controle da infecção com antibioticoterapia adequada. Normalmente, esses pacientes são diabéticos com deficiência imunológica para infecção. Lembrar sempre de colher culturas no momento de qualquer tipo de procedimento. Como regra, o principal item na avaliação inicial é a presença de pulso periférico. Se o pulso for facilmente palpável, pode-se imediatamente partir para desbridamento e drenagem cirúrgicos. Se não houver pulso, pode-se realizar desbridamentos desde que nas próximas 24 a 36 horas o paciente seja submetido a uma avaliação completa da circulação e revascularizado, caso seja indicado. Se as condições clínicas permitirem, deve-se proceder à avaliação circulatória e à revascularização antes do desbridamento.

O procedimento em casos de infecção depende do achado.[10] Em casos em que ocorre abscesso sem necrose tecidual, é suficiente uma drenagem ampla dos tecidos com manutenção da ferida aberta por meio de gazes ou chumaços colocados dentro da ferida operatória. Em casos de necrose extensa, os tecidos necróticos devem ser retirados, tomando-se o cuidado de eliminar todo o tendão e cápsula acometidos, pois estes não têm a capacidade de granular. A ferida operatória é sempre deixada aberta para cicatrizar por segunda intenção (Figuras 4A a C).

Em casos em que a destruição tecidual é muito extensa ou o acometimento articular do pé é grande, deve-se considerar uma amputação fechada em nível mais proximal.

O quadro mais grave corresponde à fasciíte necrotizante, com crepitação pela presença de micróbios anaeróbios produtores de gás, em pacientes diabéticos e com o quadro geral comprometido. Nesses pacientes, é imperativa a realização de amputação de urgência. Nesses casos, duas condutas são aceitas: amputação em guilhotina (Figura 5) logo acima do nível comprometido e regularização do coto após o controle da sepse[11] ou realização bem proximal de uma amputação

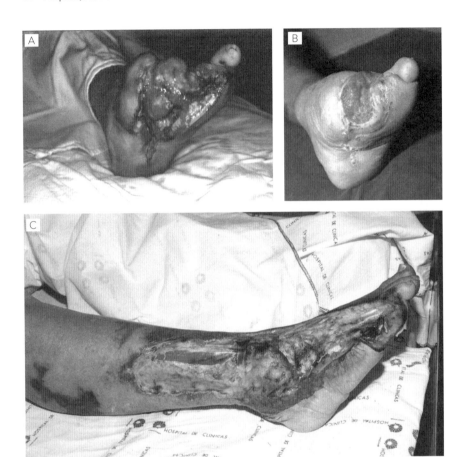

Figura 4 (A) Aspecto de amplo desbridamento até planos musculares com amputação do hálux até o quarto artelho esquerdo decorrente de infecção com necrose tecidual em paciente com *diabetes mellitus* e pulso presente na artéria pediosa. (B) Aspecto da mesma ferida deixada aberta após 60 dias do desbridamento. A ferida fechou completamente após 100 dias do procedimento. (C) Aspecto de paciente portadora de *diabetes mellitus* e com fasciíte necrotizante da perna direita. Após desbridamento inicial, na qual se constatou a extensão da necrose tecidual, optou-se por amputação fechada transfemoral, porque a paciente estava entrando em sepse.

fechada transfemoral. A conduta vai depender do potencial de reabilitação do paciente e da gravidade do estado clínico, que exija uma cirurgia mais ou menos rápida. É descrita na literatura a crioamputação,[12] técnica que consiste na colocação do membro em uma caixa com gelo seco (CO_2) de maneira a congelar a parte afetada enquanto o paciente se recupera clinicamente e posteriormente proceder à realização da amputação.

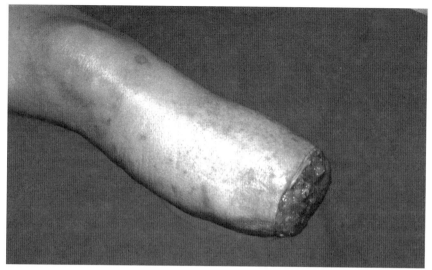

Figura 5 Amputação em guilhotina para controle de infecção intratável em pé. Nota-se que a amputação é realizada quase no nível do tornozelo, de maneira a permitir a regularização transtibial do coto no nível clássico em segundo tempo.

ESCOLHA DO NÍVEL DE AMPUTAÇÃO NO DOENTE ISQUÊMICO

A escolha do nível de amputação deve levar em consideração quatro aspectos, os quais devem ser avaliados em conjunto para que se possa tomar a melhor decisão possível. São eles: as condições clínicas do paciente, a capacidade de reabilitação com uso de próteses, a capacidade circulatória do tecido no nível proposto para permitir a cicatrização primária do coto e a presença de infecção.

As condições clínicas do paciente influenciam muito a decisão do nível de amputação. Pacientes com doenças que levam a um estado nutricional muito debilitado também dificultam a cicatrização dos tecidos, tornando as amputações em níveis mais distais nos pacientes isquêmicos ainda mais difíceis de cicatrizar. Também nos pacientes com alto risco cirúrgico, em decorrência de graves problemas cardíacos, respiratórios, renais ou de coagulação, a tendência é realizar uma amputação em um nível cuja cicatrização seja mais segura, para se evitar uma possível reintervenção ou a cicatrização por segunda intenção.

O esforço físico para o paciente amputado andar com auxílio de próteses aumenta quanto mais alto for o nível de amputação. Gonzales et al.[13] demonstraram que para um paciente amputado no nível transfemoral andar com auxílio de muletas, ele gasta 59% mais energia do que um indivíduo normal. Para andar com prótese, gasta até 65% mais energia. Um paciente amputado no nível transtibial gasta de 10 a 40% mais energia para caminhar, dependendo do comprimento com que é deixado o coto. Pacientes com amputações transmetatarsais praticamente não gastam mais energia para caminhar. Assim, para o paciente que tem boas chances de reabilitação, deve-se sempre tentar preservar o maior comprimento do membro. Nesse aspecto, até mesmo na amputação digital, a preservação de uma falange proximal auxilia na reabilitação do paciente. Por outro lado, para os pacientes acamados há muitos anos, como aqueles com paralisia por sequelas neurológicas, com doenças demenciais, graves problemas cardíacos ou respiratórios que impeçam a reabilitação, tumores em estado avançado, a tendência é a realização de uma amputação em níveis cuja cicatrização seja mais garantida, em prejuízo da capacidade de reabilitação.

A avaliação do nível de amputação pelo grau de isquemia do membro é um julgamento que depende da experiência do cirurgião. Em torno de 80% das amputações transtibiais cicatrizam primariamente quando se leva em consideração apenas o julgamento clínico.[14,15] Para essa decisão, deve-se levar em consideração a coloração e a temperatura da pele, a dor e o empastamento muscular. Quando a temperatura está muito baixa, com dolorimento da musculatura, a probabilidade de falha da amputação é muito grande. Pele morna, com musculatura indolor e flácida sinalizam boas possibilidades de cicatrização primária. A presença de feridas ou lesões crônicas da pele (como dermatite ocre e dermatofibrose), a presença de flexos e contraturas e, principalmente, a presença de infecção no nível proposto de amputação acrescentam riscos ao sucesso dela. A presença de pulso no nível imediatamente acima do nível proposto de amputação praticamente garante a cicatrização primária do coto.

Diversos recursos auxiliares podem ser utilizados para reforçar a decisão clínica. A pressão segmentar com o Doppler parece não estar fortemente associada com o sucesso ou fracasso das amputações. Pollock e Ernst[16] sugerem que pressões absolutas acima de 70 mmHg no nível do tornozelo ou um índice tornozelo/braço acima de 0,3 indicariam boas chances de sucesso em uma amputação transtibial. Por outro lado, Barnes[17] coloca que o único achado com o Doppler que indicaria a falha de uma amputação transtibial seria a completa ausência de som arterial no nível do tornozelo. Também as pressões obtidas com o Doppler no nível do tornozelo não expressam a circulação intrínseca do pé, principalmente nos diabéticos, cuja calcificação da parede arterial torna a artéria incompressível. Um recurso que poderia ser utilizado nesses casos é a medida da pressão com auxílio do fotopletismógrafo. Bone e Pomajzl[18] sugerem que uma pressão acima de 55 mmHg no nível digital permite a cicatrização dos cotos de amputações digitais.

Wagner et al.[14] demonstraram que a medida da temperatura da pele e a pressão parcial de oxigênio medida no nível da amputação seriam bons exames para predizer o sucesso da amputação. A temperatura cutânea no nível da amputação sendo mais de 2°C acima do que no nível mais inferior e a pressão parcial de oxigênio acima de 40 mmHg indicariam a cicatrização primária do coto em todos os casos. Esse achado foi consistente com as observações de Katsomouris et al.[19] com a medida transcutânea da pressão parcial de oxigênio.

O exame considerado padrão-ouro na avaliação da circulação cutânea é a velocidade da eliminação do xenônio-133. Esse exame da medicina nuclear consiste na aplicação de pequena quantidade de Xe^{133} na derme no nível proposto de amputação e a leitura da sua velocidade de eliminação. Moore et al.[20] demonstraram que valores acima de 2,4 mL/min/100 g de tecido estão associados com a cicatrização do coto em todos os casos.

Dwars et al.[21] propõem a avaliação clínica com base no pulso logo acima do nível de amputação. Caso este esteja ausente, utiliza-se a medida transcutânea da pressão parcial de oxigênio; se for maior que 20 mmHg, consideram possível a utilização desse nível.

Yao,[15] em editorial sobre a escolha de nível de amputação, resume bem o assunto: a pedra fundamental da escolha do nível são as características clínicas – cor, temperatura, extensão da necrose, nível da obstrução arterial, dor muscular. Aspectos clínicos como idade, potencial de reabilitação, extensão da infecção e estado nutricional pesam muito na decisão. No entanto, é importante lembrar que outros fatores, como o manuseio delicado dos tecidos, o estado geral e a infecção também influenciam na capacidade de cicatrização do coto. Os critérios laboratoriais são apenas um recurso a mais quando houver dúvidas, sendo a medicina nuclear com Xe^{133} e a medida transcutânea da pressão parcial de oxigênio as técnicas mais confiáveis.

Técnicas mais utilizadas no paciente isquêmico

A Figura 6 demonstra os níveis mais utilizados nas amputações para pacientes isquêmicos. É importante frisar nesse ponto alguns detalhes técnicos comuns a todos os procedimentos de amputação no doente isquêmico:[8,22,23]

1. O retalho demarcado na pele antes de se iniciar o procedimento é o segredo do sucesso da amputação. A causa mais comum de falha na amputação é o retalho muito curto, que foi suturado sob tensão para fechar o coto, levando a isquemia e necrose deste.
2. Os tecidos isquêmicos são muito suscetíveis a necrose por trauma. Assim, manipula-se o mínimo possível a pele e as partes moles que serão mantidas.

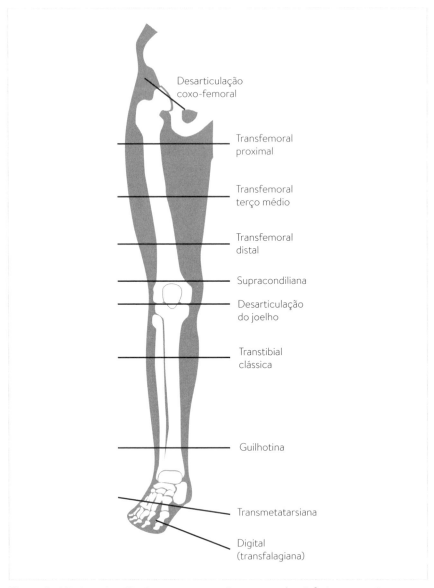

Figura 6 Níveis mais utilizados para amputações no membro inferior em pacientes portadores de insuficiência arterial.

A pele deve ser incisada verticalmente e, nos casos em que se antevê que a incisão será biselada, deve-se evitar deixar a epiderme mais longa que a derme na parte proximal do coto. Não se segura a pele com pinças, a retração com auxílio de afastadores é a mais delicada possível e no momento da secção óssea as partes moles devem ser protegidas para não sofrerem trauma. Não se utiliza bisturi elétrico. Nos casos vasculares, nunca se utiliza garrote pneumático ou faixas de Esmarch para diminuir o sangramento, pois podem causar necrose da pele na área de aplicação. Sangramento não é o problema no doente isquêmico com obstrução da artéria troncular.

3. A ligadura dos vasos tronculares é feita sempre separando-se a artéria da veia que é ligada independentemente. Os nervos, principalmente os superficiais, devem ser seccionados alto em relação ao nível de secção da pele para evitar que o neuroma fique em contato com a área cicatricial.

4. Todo coto, antes de ser suturado, é lavado abundantemente com soro fisiológico. O soro frio é superior pelo fato de auxiliar na hemostasia. Pode-se diluir PVPi tópico ao soro para aumentar o efeito antimicrobiano, embora não seja necessário. A hemostasia deve ser rigorosa, uma vez que as coleções hemáticas são fonte de infecção no pós-operatório. Evita-se o uso de cera de osso, pois constitui corpo estranho dentro do coto. Utiliza-se antibiótico como profilaxia em todos os pacientes, geralmente cefalosporinas de primeira geração nos casos sem infecção e nos casos com infecção o esquema terapêutico que vem sendo instituído.

5. Atualmente, a mioplastia do coto é imprescindível. Esse procedimento corresponde à sutura da musculatura seccionada que recobre as extremidades ósseas e ancora os grupos flexores e extensores uns aos outros, como se fossem novas inserções. Essa manobra permite que os músculos trabalhem garantindo ao paciente melhor controle dos movimentos do coto, reduzindo o edema e acolchoando as extremidades ósseas.

6. O fechamento da pele é feito com pontos separados de Donatti com fio monofilamentar 4-0 ou 5-0 e os pontos são aplicados próximos, de maneira a não deixar espaços abertos que resultem na formação de crostas e retardem a cicatrização primária.

7. Via de regra, os cotos não são drenados, a não ser nos casos em que a hemostasia não foi completamente alcançada ou nas desarticulações, quando existe o excesso de drenagem de líquido sinovial. Quando são utilizados drenos, estes sempre são do tipo fechado, de sucção.

8. O curativo final é estéril e trocado apenas no segundo pós-operatório. Embora o curativo com gesso para protetização imediata seja uma alternativa muito utilizada desde os anos 1960 para amputações traumáticas e em decorrência de tumores, nos pacientes vasculares existe certo receio em manter o coto

ocluído e sobre carga nas primeiras três a quatro semanas. Nas amputações transtibiais, utiliza-se via de regra uma tala gessada sob o coto e a coxa, mantendo o joelho levemente fletido. Essa tala é aplicada após o curativo estéril estar pronto, permitindo que seja retirada e recolocada no pós-operatório, para a realização de fisioterapia motora e trocas de curativos. A tala é mantida até que o paciente não apresente mais dor e consiga manter voluntariamente o joelho estendido de maneira a não traumatizar a sutura do coto.

As amputações digitais[8,23,24] (Figuras 7 e 8) constituem-se as mais frequentes. Quando a necrose é seca e bem delimitada, realiza-se uma amputação transfalângica no nível da delimitação. Esse procedimento é realizado incisando-se verticalmente as partes moles até o nível do osso, bem no nível da delimitação, e

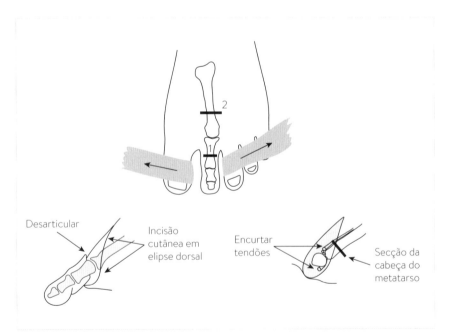

Figura 7 Esquema da técnica de amputação digital. Os ossos são sempre seccionados na diáfise, eliminando a superfície articular e mantendo o coto ósseo de 0,5 a 1 cm mais curto que a incisão na pele. No caso de amputações do raio, deve-se realizar a incisão na pele de forma elíptica, preservando a pele plantar e estendendo-se para a região dorsal do pé. A seguir, desarticula-se o artelho e encurta-se o metatarsal de maneira a retirar a superfície articular. Muito importante nessa técnica é encurtar os tendões flexores e extensores e retirar o excesso de cápsula articular, pois as estruturas fibrosas são pouco vascularizadas e granulam com muita dificuldade, retardando a cicatrização do coto de amputação.

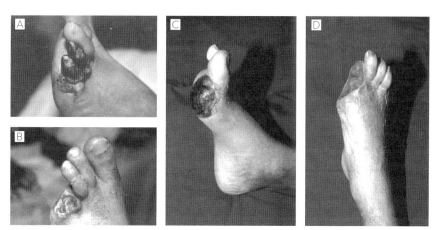

Figura 8 (A) Necrose seca de quarto e quinto artelhos esquerdos. (B) Aspecto do coto imediatamente após a realização da amputação do raio desses artelhos, conforme Figura A. (C). Extensa necrose com base no hálux direito em paciente com neuropatia periférica e obstrução arterial decorrentes de *diabetes mellitus*. (D) Em consequência do acometimento articular do hálux, optou-se pela amputação dele. Nota-se o aspecto imediatamente após o procedimento.

em seguida encurta-se a falange proximalmente com o auxílio de um saca-bocado, de maneira a manter a extremidade óssea 0,5 a 1 cm mais curta que a ferida operatória. Caso o nível seja exatamente em uma articulação, sempre retira-se a superfície articular recoberta pela cartilagem. É importante tracionar e seccionar em um nível bem alto os tendões extensores e flexores. O leito do coto é mantido aberto e cicatriza por segunda intenção, o que ocorre em poucas semanas se a circulação for adequada. Quando a necrose atinge todo o artelho ou em casos de infecção associada, procede-se à amputação do raio (unidade anatômica constituída do artelho e seu metatarsal). Nas amputações do raio, deve-se tomar o cuidado de preservar a pele plantar, que é insubstituível. O tecido cicatricial, os enxertos e mesmo os retalhos são insuficientes para suportar a carga do peso corpóreo. Por isso, sempre que possível, deve-se preservar o máximo da planta dos pés. A incisão é feita na face dorsal como uma elipse, avançando mais no dorso do pé e mantendo a incisão inferior ao nível da prega entre o artelho e a planta do pé. Nos casos de infecção que acometem o hálux e o quinto artelho, pode-se retirar uma raquete de pele dorsal para aumentar a área de drenagem. O artelho é desarticulado no nível metatarsofalângico e a extremidade distal do metatarso é retirada com auxílio de saca-bocado ou cisalha. Novamente, é importante seccionar curto os tendões flexores e extensores e retirar a cápsula articular, pois essas estruturas são avasculares e granulam muito lentamente, retardando o fechamento do coto por segunda intenção. Nas amputações do hálux, é importante salientar que sob a base do primeiro metatarsal encontram-se os ossos sesamoides, os quais devem ser retirados nos casos de amputação do raio, para permitir uma cicatrização mais rápida.

A amputação transmetatarsal[8,23-25] é, na verdade, uma amputação do raio de todos os artelhos. O retalho plantar é realizado no nível da prega entre a planta do pé e os artelhos e proximalmente incisa-se no nível da secção dos ossos (metatarsos). Os tendões são seccionados curtos, os metatarsos são liberados da inserção da musculatura interóssea com rugina e os ossos seccionados com auxílio de cisalha ou com serra de Gigli. Nos casos em que não há infecção, o retalho posterior é rodado anteriormente e suturado ao bordo anterior da incisão (Figura 9).

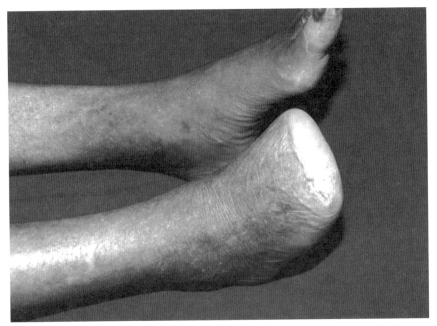

Figura 9 Aspecto da amputação transmetatarsal após a completa cicatrização do coto, que foi mantido aberto após o procedimento.

As amputações do retropé são raramente realizadas nos pacientes vasculares e encontram-se fora do escopo deste capítulo. São elas na verdade desarticulações realizadas entre os metatarsos e os ossos cuneiformes e cuboide (Lisfranc) e entre os ossos cuboide e navicular e o talo e calcâneo (Chopart) e a desarticulação do tornozelo (Syme). A mais realizada em pacientes vasculares é a de Syme.[8,23,24,26]

Visando à reabilitação do paciente com prótese, a amputação transtibial é o nível mais realizado entre as amputações maiores.[8,23,24] Esse procedimento pode ser realizado com a construção de retalhos cutâneos medial e lateral, anterior e posterior quase iguais e com retalho posterior longo. Dá-se preferência ao último tipo de retalho em razão da facilidade técnica na hora de seccionar os ossos e pela boa cobertura miocutânea oferecida pelo gastrocnêmio e sóleo, que acolchoam o retalho cutâneo posterior[27-29] (técnica proposta por Burgess et al. em 1968[27]). A marcação do retalho pode ser realizada seguindo-se as orientações de Sanders e Augspurger.[30] Para tanto, utiliza-se um fio que é cortado no perímetro da perna no nível da secção do osso. Esse fio em seguida é dividido em três partes, sendo que duas partes corresponderão ao perímetro da secção transversal da parte anterior do retalho e o outro terço corresponderá ao comprimento do retalho posterior (Figura 10). Dessa forma, o comprimento da pele do retalho posterior corresponderá ao comprimento da pele da secção anterior do coto, permitindo uma sutura sem desproporção da pele.

O comprimento ideal do coto de perna é assunto de discussão. Cotos mais longos permitem maior controle e maior firmeza da prótese; por outro lado, são tecnicamente mais difíceis de se conseguir, em razão da pobreza da musculatura distal da perna. De maneira geral, considera-se que o coto ideal (Figura 11) deveria ter o comprimento da tíbia em torno de 9 a 10 cm abaixo da tuberosidade. A fíbula é sempre seccionada de modo que fique 1,5 a 2 cm mais curta do que a tíbia. O retalho posterior é afinado de maneira a dar uma boa cobertura, mas sem excesso, o que torna o coto bojudo e mais difícil de se adaptar ao cartucho da prótese. Muito importante é a secção da tíbia em bisel e arredondada, seguida da mioplastia, em que o tendão do calcâneo é suturado ao periósteo anterior da tíbia, seguido do fechamento da aponeurose, de maneira a cobrir as extremidades ósseas com tecido muscular. Como já exposto, o fechamento da pele é delicado e o curativo é suportado com uma tala gessada (Figuras 12 e 13).

A desarticulação de joelho[23,31,32] é um procedimento pouco usado, embora muito útil, pois mantém o comprimento total do fêmur e oferece um coto muito resistente a traumas e que permite o apoio terminal. E, na verdade, uma alternativa à amputação transtibial em pacientes com flexo de joelho, uma vez que o retalho cutâneo utilizado é composto pela pele da perna. Como nas amputações transtibiais existem diversos retalhos descritos, o retalho clássico (Figura 14) é aquele em que a pele anterior é seccionada 5 cm abaixo da tuberosidade da tíbia e a pele posterior 3 cm abaixo da prega do cavo poplíteo. Esse retalho é suturado posteriormente. A desarticulação de joelho é um procedimento rápido e com pouco sangramento, uma vez que não exige que ossos sejam serrados e a musculatura seccionada é muito pouca. Também existe apenas o tronco poplíteo para ser ligado e os nervos fibular comum e tibial para serem seccionados.

76 Amputações de membros inferiores

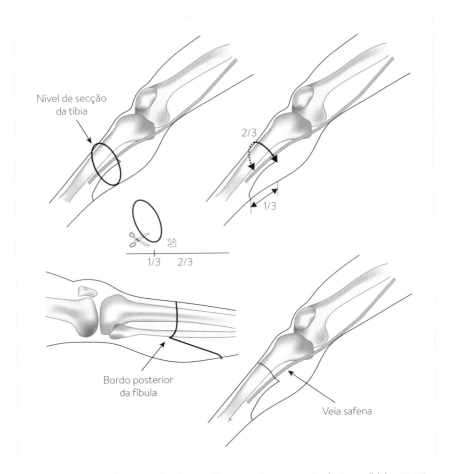

Figura 10 Técnica de marcação dos retalhos de pele na amputação transtibial com retalho posterior longo. Inicialmente, mede-se o perímetro da perna no ponto em que a tíbia será seccionada. Essa medida é dividida em duas partes: a primeira corresponde a 1/3 do perímetro e a segunda, a 2/3 do perímetro. O fio mais longo serve para marcar a incisão do retalho anterior imediatamente abaixo do ponto em que a tíbia será seccionada. O fio mais curto serve para marcar o comprimento entre o ponto de secção da tíbia e a extremidade distal do retalho posterior. Como regra prática, em cotos nos quais a tíbia será seccionada 10 cm abaixo da tuberosidade da tíbia, os ângulos da transição entre o retalho anterior e o posterior vão se situar lateralmente logo abaixo da fíbula e medialmente logo abaixo do ponto onde a safena interna cruza a face medial da perna. O retalho posterior é construído com forma triangular com a ponta arredondada. A vantagem desse tipo de retalho é a melhor irrigação do retalho posterior e a boa adequação do comprimento da pele nos dois retalhos.[30]

6 Amputações nos pacientes vasculares 77

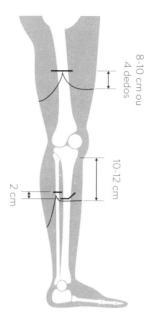

Figura 11 Níveis habituais de secção óssea em amputações transtibiais e transfemorais com a forma dos respectivos retalhos (retalho posterior longo nas transtibiais e retalho em "boca de peixe" nas transfemorais). É preciso observar sempre que a fíbula deve ser seccionada de modo que fique 2 cm mais curta que a tíbia.

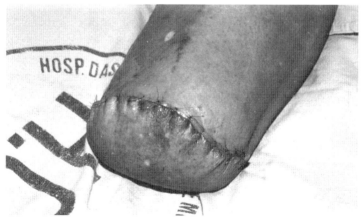

Figura 12 Aspecto final do fechamento de uma amputação transtibial cujos retalhos foram confeccionados pela técnica descrita na Figura 10. Observar a boa proporcionalidade do comprimento da pele dos dois retalhos.

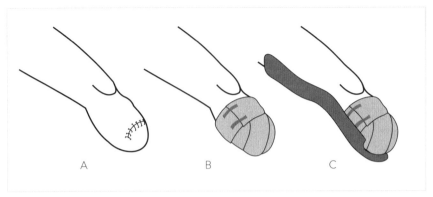

Figura 13 Curativo do coto transtibial na sala de operação. (A) Aspecto final do coto. (B) Enfaixamento levemente compressivo e tracionando o retalho posterior para cima para aliviar a tensão na linha de sutura. (C) Confecção de uma tala gessada, desde a raiz da coxa, de maneira a manter o joelho em extensão, mas levemente flexionado, e a proteger o coto de traumas pela flexão involuntária do paciente. Esse curativo permite a sua troca e a realização de fisioterapia motora, podendo-se reaproveitar a tala gessada nos intervalos até o paciente manter voluntariamente o coto em extensão.

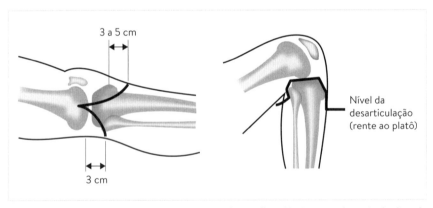

Figura 14 Detalhes técnicos da construção do retalho clássico nas desarticulações de joelho e o plano utilizado para desinserir o tendão patelar da tíbia, seccionar a cápsula articular e os ligamentos cruzados e completar o retalho posterior.

A técnica praticamente consiste na desinserção do tendão patelar da tíbia, na abertura da cápsula articular do joelho rente ao platô tibial, na secção dos ligamentos cruzados e, então, completa-se a abertura da cápsula sempre rente ao platô tibial, tratam-se as estruturas vasculares e nervosas e completa-se o retalho posterior. O tendão patelar é suturado aos ligamentos cruzados de maneira a rodar a patela para a frente do fêmur, fecha-se a cápsula articular do joelho e a aponeurose e sutura-se a pele (Figura 15).

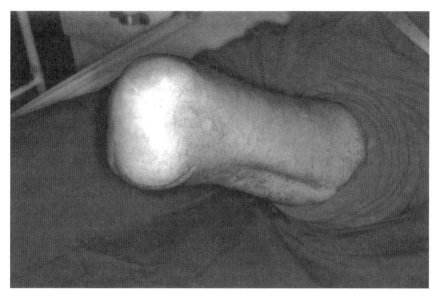

Figura 15 Aspecto final de coto de desarticulação de joelho após três meses da operação.

As amputações transfemorais são as que oferecem a melhor chance de cicatrização primária.[8,23,24] No entanto, são as que apresentam a maior dificuldade para a reabilitação dos pacientes. Elas são normalmente utilizadas quando a isquemia ou a infecção do membro são muito grandes ou nos casos em que a reabilitação não é esperada, como nos pacientes muito idosos ou com sequelas neurológicas motoras.

A técnica mais utilizada recomenda retalhos de pele de comprimento igual nas porções anterior e posterior (boca de peixe). O fêmur pode ser seccionado em diversos níveis, desde supracondilar até no terço proximal, mas sempre se obedece a regra de que o comprimento do retalho deve ser pelo menos 8 cm mais longo que o nível de secção óssea (Figura 11). É importante lembrar que, quanto mais longo o coto de coxa, maior o controle do paciente sobre os movimentos da prótese. Sempre que possível, deve-se preservar o comprimento da coxa. Essa manobra também dificulta o aparecimento de flexo de quadril. Como na amputação transtibial, a extremidade óssea deve ser recoberta pelo tendão do quadríceps femoral (tendão patelar) que é fixado ao periósteo posterior do fêmur e os grupos posteriores são fixados aos grupos musculares anteriores para permitir a ação da musculatura.

A desarticulação coxofemoral[33,34] é uma operação de exceção (Figura 16). É realizada principalmente em casos em que ocorre infecção com necrose dos cotos transfemorais proximais ou em casos em que ocorre infecção de ferida operatória em região inguinal com isquemia grave de todo o membro inferior. Está associada com mortalidades acima de 30% e na maioria dos casos a cicatrização não ocorre primariamente. Sugarbaker e Chretrien[35] descrevem a técnica para casos em que a doença de base são tumores, mas é a mesma utilizada em pacientes com doença isquêmica.

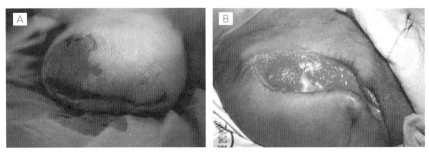

Figuras 16 (A) Necrose com crepitação por infecção por anaeróbios em coto de amputação transfemoral proximal. (B) Paciente submetido à desarticulação coxofemoral, a qual apresentou deiscência parcial, mas com posterior cicatrização por segunda intenção.

COMPLICAÇÕES

Como já dito anteriormente, as amputações em pacientes com doença vascular apresentam elevadas taxas de morbidade e mortalidade. Como esses pacientes apresentam aterosclerose avançada, é frequente a ocorrência de infarto agudo do miocárdio e arritmias cardíacas. Muitos são pneumopatas, tabagistas por muitos anos e, além da imobilidade imposta pela amputação, apresentam infecção pulmonar. O tromboembolismo pulmonar também pode ocorrer em razão da imobilidade e da manutenção do coto pendente, favorecendo a trombose venosa profunda do coto. Lembre-se ainda que muitos são diabéticos, com diminuição da resposta à infecção, e desnutridos pelo sofrimento crônico imposto pela doença vascular e gangrena.

Os cotos de amputação podem apresentar complicações precoces e tardias. As complicações precoces correspondem principalmente a infecção. As infecções devem ser tratadas com drenagem ampla e curativos. Deve-se colher culturas que orientem a antibioticoterapia adequada. Caso os retalhos cutâneos sejam preservados após a drenagem, pode-se reaproximá-los após o controle da infecção ou permitir o fechamento por segunda intenção. No entanto, se houver perda do retalho, existe a necessidade de subir o nível da amputação.

Tardiamente os cotos podem apresentar problemas relacionados com a técnica operatória, principalmente quando os ossos não foram cortados da forma adequada – no comprimento correto e arredondados – ou quando a musculatura não foi adequadamente aproximada para acolchoar a extremidade óssea ou os retalhos cutâneos ficaram sob tensão. Nesses casos, pode ocorrer a perfuração da pele pela extremidade óssea (Figura 17), o que impede a protetização. Também pode ocorrer isquemia com necrose dos retalhos, principalmente quando ocorre a obstrução de artérias tronculares como a aorta, posteriormente à realização de uma amputação (Figura 18). Outras complicações tardias são a trombose venosa profunda e a dor no coto. A dor do paciente amputado pode ser de três tipos:[36,37] sensação fantasma do membro, dor fantasma e dor em neuroma. A sensação fantasma corresponde à impressão de que o membro permanece presente mesmo após ter sido amputado. Muitas vezes, o paciente sente prurido. Um dos problemas associados com a sensação fantasma está no fato de o paciente se levantar à noite e tentar andar sem a presença do membro e sem apoio, o que o leva a

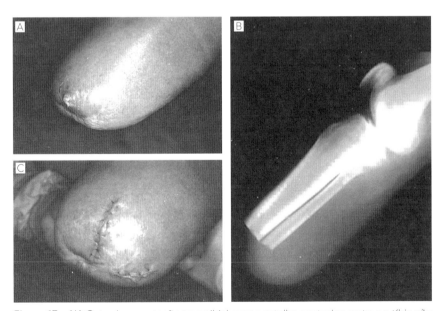

Figura 17 (A) Coto de amputação transtibial com o retalho posterior curto e a tíbia não seccionada em bisel e nem arredondada de forma adequada, resultando em pefuração da pele pelo coto ósseo. (B) Também a fíbula não foi seccionada mais curta, impedindo a adaptação do coto ao cartucho da prótese. (C) Aspecto da revisão do coto em que a tíbia foi seccionada mais curta e arredondada e a fíbula foi encurtada 2 cm.

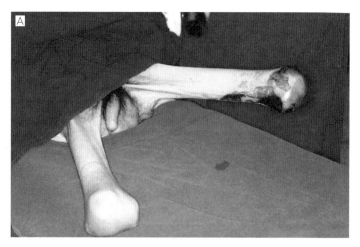

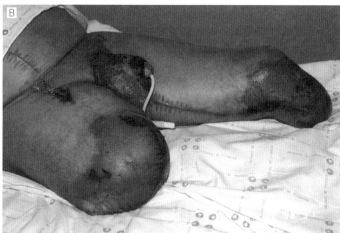

Figura 18 (A) Necrose de coto de desarticulação de joelho por isquemia. (B) Trombose de aorta em paciente anteriormente amputado bilateral. Apesar dos esforços para recuperar a circulação, o paciente evoluiu para o óbito, apresentando necrose do períneo e dos cotos de amputação.

cair e machucar o coto. Se o paciente procura o serviço médico imediatamente, pode-se lavar o coto e ressuturá-lo. A dor fantasma é aquela que se prolonga após o período normal de cicatrização dos tecidos e costuma ser de característica semelhante àquela que o paciente sentia no membro antes da amputação. É mais comum em pacientes que sofreram muito antes da amputação, como jovens com acidentes e múltiplas tentativas de salvamento do membro que se arrastam por meses. Em idosos com amputações tecnicamente bem realizadas, costuma ser menos frequente. A dor fantasma pode ser tratada por bloqueio simpático ou simpatectomia cirúrgica e com o uso de drogas antidepressivas ou de carbamazepina. O neuroma é o crescimento das fibras nervosas do nervo seccionado de forma desordenada e sem a cobertura pela bainha nervosa. Pode ser envolvido pelo tecido cicatricial ou partes moles. A movimentação dessas partes produz estímulo e dor. A principal estratégia é durante o ato da amputação cortar os nervos bem curtos para ficarem abrigados de contato. O tratamento do neuroma é reoperá-lo e ressecá-lo ou, em casos extremos, reamputar em nível mais proximal.

Nos pacientes com deficiência circulatória, a trombose venosa no coto de amputação pode ser detectada pelo dúplex ultrassom em cerca de 20 a 25% dos casos.[38,39] Destes, a metade é sintomática. O coto sintomático com trombose venosa encontra-se muito edemaciado e dolorido e pode evoluir com deiscência da sutura, infecção ou mesmo necrose dos retalhos. Para a prevenção da trombose venosa é recomendado que o paciente movimente ativamente o coto desde o primeiro pós-operatório, trabalhando a musculatura. Esses exercícios ativos auxiliam no retorno venoso. Também é recomendado que os cotos permaneçam sempre enfaixados com uma certa pressão para evitar o edema e a estase venosa, mesmo após a sutura estar cicatrizada. Com a introdução das heparinas de baixo peso molecular, recomenda-se a profilaxia para todos os pacientes submetidos a amputação.

📖 REFERÊNCIAS BIBLIOGRÁFICAS

1. Ramaciotti O, De Luccia N. Amputações de membros. In: Maffei FHA, Lastória S, Yoshida WB, Rollo HA (eds.). Doenças vasculares periféricas. Rio de Janeiro: Medsi; 1995. p. 235-56.
2. Raviola CA, Nichter LS, Baker JD, Busuttil RW, Machleder HJ, Moore WS. Cost of treating advanced leg ischemia. Arch Surg. 1988;123:495-6.
3. Tunis SR, Bass EB, Steinberg EP. The use of angioplasty, bypass surgery and amputation in the management of peripheral vascular disease. N Engl J Med. 1991;325:556-62.
4. Leite CF, Frankini AD, Haeffner JC, De David EB, Fontoura R. Amputação bilateral dos membros inferiores. Estudo retrospectivo em 16 meses. Cirurgia Vascular e Angiologia. 2001;17:S85.
5. Kiss E, Varela CM, Frankini AD, Lopes HV, Becker A. Taxa de amputação em pacientes revascularizados por isquemia crítica – seguimento imediato. Cirurgia Vascular e Angiologia. 2001;17:S85.
6. Buzato MAS, Tribulatto EC, Costa SM, Zorn WGW, na Bellen B. Amputados de membros inferiores – evolução de dois anos. Cirurgia Vascular e Angiologia. 2001;17:S131.
7. Couch NP, David JK, Tilney NL, Crane C. Natural history of the leg amputee. Am J Surg 1977;133:469-73.
8. Haimovici H. Amputation of lower extremity. In: Haimovici H, Callow AD, DePalma RG, Ernst CB, Hollier LH (eds.). Haimovici's vascular surgery. Principles and techniques. 3. ed. Norwalk: Appletown & Lange; 1989. p. 1021-48.
9. Dean RH. Lower extremity amputations. In: Dean RH, Yao JST, Brewster DC (eds.) Current diagnosis and treatment in vascular surgery. Connecticut: Appletown & Lange; 1995. p. 345-50.
10. Gibbons GW. The diabetic foot: amputations and drainage of infection. J Vasc Surg. 1987;5:791-3.

84   Amputações de membros inferiores

11. McIntyre KE, Bailey AS, Malone JM, Goldstone J. Guillotine amputation in the treatment of non-salvageable lower-extremity infections. Arch Surg. 1984;119:450-3.
12. Hunsaker RH, Schwartz JA, Keagy BA, Kotb M, Burnham SJ, Johnson G Jr. Dry ice cryoamputation: a twelve-year experience. J Vasc Surg. 1985;2:812-6.
13. Gonzalez EG, Corcoran PJ, Reyes RL. Energy expenditure in below-knee amputees: correlation with stump length. Arch Phys Med Rehab. 1974;55:111-9.
14. Wagner WH, Keagy BA, Kotb MM, Burnham SJ, Johnson Jr. G. Noninvasive determination of healing of major lower extremity amputation: The continued role of clinical judgment. J Vasc Surg. 1988;8:703-10.
15. Yao JST. Choice of amputation level. J Vasc Surg. 1988;8:544-5.
16. Pollock SB, Ernst CB. Use of Doppler pressure measurements in predicting success in amputation of the leg. Am J Surg. 1980;139:303-6.
17. Barnes RW, Thornhill B, Nix L, Rittgers SE, Turley G. Prediction of amputation wound healing. Roles of Doppler ultrasound and difit photoplethysmography. Arch Surg. 1981;116:80-3.
18. Bone GE, Pomajzl MJ. Toe blood pressure by photoplethysmography: an index of healing in forefoot amputation. Surgery. 1981;89:569-74.
19. Katsamouris A, Brewster DC, Megerman J, Cina C, Darling RC, Abbott WM. Transcutaneous oxygen tension in selection of amputation level. Am J Surg. 1984;147:510-7.
20. Moore WS, Henry RE, Malone JM, Daly MJ, Patton D, Childers SJ. Prospective use of xenon Xe[133] clearance for amputation level selection. Arch Surg. 1981;116:86-8.
21. Dwars BJ, van den Brock TAA, Rauwerda JA, Bakker FC. Criteria for reliable selection of the lowest level of amputation in peripheral vascular disease. J Vasc Surg. 1992;15:536-42.
22. Berardi RS, Keonin Y. Amputations in peripheral vascular occlusive disease. Am J Surg. 1978;135:231-4.
23. De Luccia N. Amputações maiores de membros inferiores. Aspectos de técnica operatória. In: Brito CJ, Duque A, Merlo I, Murilo R, Fonseca Filho VL (eds). Cirurgia vascular. Rio de Janeiro: Revinter; 2001. p. 1294-302.
24. Tooms RE. Amputations of lower extremity. In: Canale ST (ed.). Campbell's operative orthopaedics. 9. ed. St. Louis: Mosby; 1998. p. 532-41.
25. Effeney DJ, Lim RC, Schecter WP. Transmetatarsal amputation. Arch Surg. 1977;112:1366-70.
26. Andrade MFC, De Luccia N, Shiroma S, Langer B. Análise da amputação de Syme como alternativa à amputação transtibial. Cirurgia Vascular e Angiologia. 1993;9:46.
27. Burgess EM, Romano RL, Zettl JH, Schrock RD. Amputations of the leg for peripheral vascular insufficiency. J Bone Joint Surg. 1971;53-A:874.
28. Hicks L, McClealland RN. Below-knee amputations for vascular insufficiency. Am Surg. 1980;239-43.
29. Gray DWR, Ng RLH. Anatomical aspects of the blood supply to the skinof the posterior calf: Technique of below-knee amputation. Br J Surg. 1990;77:662-4.
30. Sanders RJ, Augspurger R. Skin flap measurement for bellow-knee amputation. Surg Gynecol Obstet. 1977;145:740-2.
31. Batch JW, Spittler AW, MacFaddin JG. Advantages of the knee disarticulation over amputations through the thigh. J Bone Joint Surg. 1954;36-A:921.
32. Moran BJ, Buttenshaw P, Mulcahy M, Robinson KP. Through-knee amputation in high-risk patients with vascular disease: Indications, complications and rehabilitation. Br J Surg. 1990;77:1118-20.
33. Kullmann L, László G. Hip disarticulation in peripheral vasular disease. Arch Orthop Trauma Surg. 1987;106:126-8.
34. Brito CJ, Fonseca Filho VI, Salles SN, Azevedo C, Silva RM, Loureiro F, et al. Desarticulação de coxa. Cirurgia Vascular e Angiologia. 1995;11:56.

35. Sugarbaker PH, Chretien PB. A surgical technique for hip disarticulation. Surgery. 1981;90(3):546-53.
36. Teixeira MJ, Rosoky R, Cescato V, Yeng L, Correia FC, Oliveira Jr. JO, et al. Dor incapacitante em coto de amputação e/ou membro fantasma. Cirurgia Vascular e Angiologia. 1993;9:46.
37. Fisher GT, Boswick Jr. JA. Neuroma formation following digital amputations. J Trauma. 1983;23:136-42.
38. Muraco Neto B, Guimarães PCM, Molnar L, Fortunato F, Strefezza E, Klume C, et al. Ocorrência de trombose em coto de amputação. Cirurgia Vascular e Angiologia. 1993;9:26.
39. Lastoria S, Rollo HA, Yoshida WB, Nogueira FLA, Moura R, Maffei FHA. Trombose venosa profunda em coto de amputação: estudo pelo mapeamento duplex. Cirurgia Vascular e Angiologia. 1995;11:27.

7

Amputações em pacientes diabéticos

Marcelo Calil Burihan
Regina de Faria Bittencourt da Costa
Walter Campos Junior

INCIDÊNCIA/PREVALÊNCIA DO PÉ DIABÉTICO

A Federação Internacional de Diabetes, em 2017, estimou que 8,8% da população mundial com 20 a 79 anos de idade vivia com diabetes (424,9 milhões de pessoas). Se as tendências persistirem, o número de pessoas com diabetes foi projetado para ser superior a 628,6 milhões em 2045. Cerca de 79% dos casos são em países em desenvolvimento, nos quais deverá ocorrer o maior aumento de indivíduos com diabetes nas próximas décadas. O aumento da prevalência do diabetes está associado a diversos fatores, como rápida urbanização, transição epidemiológica, transição nutricional, maior frequência de estilo de vida sedentário, maior frequência de excesso de peso, crescimento e envelhecimento populacional e, também, à maior sobrevida dos indivíduos com diabetes.

A Organização Mundial de Saúde (OMS) estima que glicemia elevada é a terceira causa, em importância, de mortalidade prematura, superada apenas por pressão arterial aumentada e uso de tabaco. Infelizmente, governos, sistema público de saúde e profissionais de saúde não se conscientizaram da atual relevância do diabetes e de suas complicações.

Estima-se que cerca de 50% dos casos de diabetes em adultos não sejam diagnosticados e que 84,3% de todos os casos de diabetes não diagnosticados estejam em países em desenvolvimento.

Pelo fato de o diabetes estar associado a maiores taxas de hospitalizações, maior utilização dos serviços de saúde, bem como maior incidência de doenças cardiovasculares e cerebrovasculares, cegueira, insuficiência renal e amputações não traumáticas de membros inferiores, pode-se prever a carga que isso representará nos próximos anos para os sistemas de saúde de todos os países, independentemente do seu desenvolvimento econômico; a carga será maior, porém, nos países em desenvolvimento, pois a maioria ainda enfrenta desafios no controle de doenças infecciosas.

Tanto a frequência de novos casos (incidência) como a de casos existentes (prevalência) são importantes para demonstrar o que o diabetes representa para os sistemas de saúde. A incidência traduz o risco médio da população em adquirir a doença, além de servir de parâmetro para a avaliação do impacto produzido por medidas de prevenção. A prevalência é um indicador da magnitude da carga atual que a doença representa para os serviços de saúde e para a sociedade, bem como um preditor da futura carga que as complicações crônicas do diabetes representarão.

O número de pacientes com diabetes, no Brasil, em 2017, girava na casa de 12,5 milhões de pessoas, sendo o quarto país do mundo com maior número de indivíduos com diabetes. Para 2045, a previsão de brasileiros com diabetes é de 20,3 milhões, provavelmente sendo suplantado pelo México na ocasião.

Em nosso país, no final da década de 80, estimou-se em 7,6% a prevalência de diabetes na população adulta. Dados mais recentes apontam para prevalências mais elevadas, como 15% em Ribeirão Preto, no Estado de São Paulo. Estudo recente realizado em seis capitais brasileiras, com servidores de universidades públicas na faixa etária de 35 a 74 anos, incluindo teste oral de tolerância à glicose, encontrou prevalência de 20%, em que aproximadamente metade dos casos não tinha diagnóstico prévio.

Em 2013, a Pesquisa Nacional de Saúde (PNS), realizada pelo Instituto Brasileiro de Geografia e Estatística (IBGE) e pelo Ministério da Saúde, estimou que 6,2% da população brasileira com 18 anos idade ou mais referiu diagnóstico médico de diabete, sendo de 7% nas mulheres e 5,4% nos homens, com maior taxa nos indivíduos sem instrução ou com ensino fundamental incompleto. Há muitas diferenças na prevalência de diversos países. Há taxas mais elevadas em países como as ilhas do Pacífico. Tokelau apresenta uma prevalência de 37,5%, Micronésia de 35% e Ilhas Marshall de 34,9%. As prevalências de diabetes também são elevadas em alguns países do Oriente Médio, como Arábia Saudita, Kuwait e Qatar, em torno de 20%. Na América, as taxas mais elevadas encontram-se no México (11,8%), nos Estados Unidos da América (10,9%), no Chile (10,4%), no Canadá (10,2%), em Cuba (9,7%) e no Brasil (9,0%).

No Brasil, já tem sido descrita uma elevada prevalência de diabetes (28,2%) entre os índios xavantes. Na comunidade japonesa brasileira, houve acentuado aumento de prevalência de diabetes, cuja taxa passou de 18,3%, em 1993, para 34% no ano 2000, evidenciando o impacto produzido pelas alterações no estilo de vida, em particular no padrão alimentar e no nível de atividade física, em uma população com provável suscetibilidade genética.

Nos últimos anos, tem sido observada uma crescente incidência de diabetes tipo 2 em adolescentes, geralmente associada a importante história familiar, excesso de peso e sinais de resistência insulínica.

MORTALIDADE, DIABETES E DOENÇAS CARDIOVASCULARES

O diabetes e suas complicações constituem as principais causas de mortalidade precoce na maioria dos países; aproximadamente 4 milhões de pessoas com idade entre 20 e 79 anos morreram por diabetes em 2015, o equivalente a um óbito a cada 8 segundos. Doença cardiovascular é a principal causa de óbito entre as pessoas com diabetes na maioria dos países. O diabetes é responsável por 10,7% da mortalidade mundial por todas as causas.

COMPLICAÇÕES E DOENÇAS ASSOCIADAS AO DIABETES

Tradicionalmente, as complicações do diabetes são categorizadas como distúrbios microvasculares e macrovasculares, que resultam em retinopatia, nefropatia, neuropatia, doença coronariana, doença cerebrovascular e doença arterial periférica. Pouca atenção tem sido dispensada às tendências globais das complicações do diabetes e ao modo como as características da morbidade associada ao diabetes têm mudado.

Nas décadas passadas, estimava-se que o risco relativo das complicações microvasculares nos indivíduos com diabetes era em torno de 10 a 20 vezes maior do que nos indivíduos sem a doença, enquanto o risco relativo das complicações macrovasculares era de 2 a 4 vezes maior do que nos indivíduos sem diabetes. No Brasil, são escassas as informações de base populacional sobre as complicações do diabetes. Destaca-se estudo sobre a incidência de amputações de membros inferiores na região metropolitana do Rio de Janeiro, a qual foi de 13,9 por 100 mil habitantes para a população geral e de 180,6 por mil habitantes para a população diabética, ou seja, uma taxa 13 vezes maior.

As amputações de membros inferiores são eventos sentinelas, porque o risco é influenciado pelo controle de diversos fatores (controle glicêmico, controle pressórico, tabagismo etc.) e depende da habilidade dos sistemas de saúde em rastrear o risco, estratificá-lo e tratar os pés de alto risco e as úlceras.

O diabetes tem um relevante impacto econômico nos países e nos sistemas de saúde. Isso decorre de maior utilização dos serviços de saúde, perda de produtividade e cuidados prolongados requeridos para tratar suas complicações crônicas, com insuficiência renal, cegueira, problemas cardíacos e pé diabético. A maioria dos países despende em casos de diabetes entre 5 e 20% do seu gasto total com saúde. Com esse custo elevado, o diabetes é um importante desafio para os sistemas de saúde e um obstáculo para o desenvolvimento econômico sustentável.[1]

PREDITORES PARA AMPUTAÇÃO EM PACIENTES COM LESÕES EM PÉS DIABÉTICOS

Em estudo coreano de janeiro de 2014 a dezembro de 2017, 141 pacientes com lesões em pés diabéticos foram observados. O número de amputações maiores foi de 26,2%, sendo que 53,9% dos pacientes eram portadores de doença arterial obstrutiva periférica (DAOP), e destes, 38,2% foram submetidos a amputações maiores. Os fatores de risco para amputação maior foram: estado da úlcera de acordo com a classificação de Wagner, falência cardíaca congestiva, leucocitose, demência e DAOP. Nos casos de úlceras em pés diabéticos portadores de DAOP, os graus da classificação de Wagner e a leucocitose foram os preditores para amputações maiores. Somente a presença de ostiomielite demonstrou diferença significativa para amputações em pacientes com úlceras sem DAOP.[2]

Em estudo observacional com 336 pacientes diabéticos hospitalizados com lesões ulceradas em pés, em seis instituições de saúde terciárias na Nigéria (Estudo MEDFUN: *The Multi-center Evaluation of Diabetic Foot Ulcer in Nigeria*), 35,4% dos pacientes foram submetidos a amputação de membros inferiores. Preditor univariado de amputação foi o aparecimento da úlcera maior que 1 mês, DAOP, classificação de Wagner maior ou igual a 4, infecção de ferida, proteinúria, leucocitose e osteomielite. Em regressão multivariada, somente três variáveis surgiram como preditores independentes significativos para amputações de membro e eles incluíram: úlcera com duração maior que 1 mês, DAOP e presença de osteomielite.[3]

Não há critérios específicos que definam o nível de amputação em pacientes diabéticos. Em estudo brasileiro, avaliou-se a influência de parâmetros clínicos e laboratoriais na determinação do nível de amputação e do tempo de cicatrização da ferida. Cento e trinta e nove pacientes foram submetidos a procedimentos cirúrgicos devido a infecção e/ou necrose isquêmica. O nível de amputação mais comum foi o transmetatársico em 28,9% dos casos. O tempo de cicatrização das feridas aumentou com significância estatística em indivíduos submetidos a desbridamento que não usaram antibióticos pré-operatórios. Os autores concluíram que os pacientes com amputações menores eram submetidos à revisão do coto com maior frequência, porém visar o coto mais distal possível diminui o gasto de energia durante a marcha, possibilitando melhor qualidade de vida aos pacientes. Os fatores de risco de amputação maior foram isquemia e amputações prévias.[4]

CUSTOS DA DOENÇA DO PÉ DIABÉTICO NO BRASIL

Em estudo de Toscano et al. refere-se que, no Brasil, havia 9,2 milhões de adultos com diabetes em 2014. Relataram que mais de 800 mil pacientes eram portadores de pé neuroisquêmico, dos quais 43 mil apresentavam úlceras. Estimou-se que a maioria desses pacientes foram tratados de forma domiciliar, sendo que metade apresentava úlcera infectada. Consideraram-se nesse estudo os custos dos pacientes do Serviço Único de Saúde (SUS). Aproximadamente 11 mil indivíduos foram amputados. A estimativa de custo de tratamento domiciliar da síndrome do pé diabético foi de U$ 343,7 (havendo uma paridade de poder de compra de U$ para R$1.748,00) para pés neuroisquêmicos sem úlcera. Para portadores de úlceras não infectadas o custo foi de U$ 408,1 e U$ 1.617 para os infectados. No acompanhamento clínico do tratamento de pacientes amputados, o custo foi de U$ 599,8. O resultado total anual dos custos médicos diretos do tratamento domiciliar foi de U$ 335,5 milhões, variando de U$ 107,9 milhões a U$ 731,6 milhões em análises sensitivas. O mais alto custo (85%) foi para o tratamento de pacientes com pés neuroisquêmicos sem úlceras (U$ 285,2 milhões), enquanto que os custos com pés diabéticos infectados foram estimados em U$ 24,7 milhões, sem infecção em U$ 8,7 milhões e acompanhamento de pacientes amputados em U$ 6,7 milhões.[5]

RISCO DE AMPUTAÇÃO CONTRALATERAL

Em estudo retrospectivo canadense, em população geral, com 5.816 adultos com amputação maior ipsilateral e 4.143 com amputações menores, a incidência de amputação maior de membro inferior contralateral foi de 4,8% e menor de 2,2%. A incidência de morte foi de 18,9% para amputações maiores e 11,4% para menores. Destes pacientes, 77,4% eram diabéticos, sendo que 41,7% tinham lesões por pés diabéticos. Dentre os diabéticos foram submetidos a amputações maiores contralaterais 69,2% e a amputações menores 81,5%. Nos portadores de lesões em pés diabéticos, 46,1% foram submetidos a amputações maiores contralaterais e 56,3% a amputações menores contralaterais.[6]

INDICAÇÕES DE AMPUTAÇÃO DE MEMBROS INFERIORES

A amputação de membros inferiores é um procedimento cirúrgico realizado para múltiplas indicações, incluindo gangrena, oclusão arterial periférica, úlceras não cicatrizantes, infecções graves dos tecidos moles, osteomielite, trauma, tumores e deformidades. A amputação não apenas reduz a mobilidade, mas pode causar prejuízo significativo na qualidade de vida. O indivíduo que perde um membro ou parte dele enfrenta enormes desafios emocionais, psicológicos e físicos.[7]

O gerenciamento moderno dos amputados envolve uma abordagem multidisciplinar. Os fatores clínicos, cirúrgicos, sociais, econômicos, protéticos e de reabilitação desempenham um papel importante em cada caso individualmente.[8]

Para o sucesso de uma amputação dois objetivos são principais, independentemente da sua indicação ou nível. O primeiro é a remoção da parte doente, danificada ou disfuncional do membro. O segundo é a reconstrução do membro restante, sendo que a reconstrução deve promover a cicatrização primária ou secundária das feridas, além de criar um órgão final sensitivo e motor o mais apto possível.[7,8]

Uma vez que a amputação tenha sido indicada deve-se selecionar o nível mais distal possível, consistente com a remoção bem-sucedida do estado de doença e compatível com a cicatrização da ferida, que possa fornecer um membro residual fisiológico bem cicatrizado, não sensível e, se possível, que permita subsequente ajuste protético satisfatório.[8]

AMPUTAÇÕES EM DIABÉTICOS

Embora as taxas de amputação em pacientes diabéticos variem amplamente entre os diferentes países e entre as regiões geográficas de um mesmo país, estima-se que o diabetes seja responsável por 60 a 80% das amputações não traumáticas de membros inferiores. Além disso, diabéticos apresentam um risco 15 vezes maior de serem submetidos a amputações maiores e menores de membros inferiores do que não diabéticos.[9,10]

Observa-se que à medida que a longevidade da população aumenta, a incidência de diabetes e suas complicações crônicas aumenta, como retinopatia, nefropatia, hipertensão arterial, doença arterial periférica e coronariana, neuropatia, úlceras no pé, pé diabético e amputações de membros inferiores, entre outras.[11]

O pé diabético pode atingir cerca de 15% dos diabéticos e é uma das complicações crônicas mais devastadoras ocasionada pelo diabetes. Ele é definido como um quadro de infecção, ulceração e/ou destruição dos tecidos profundos associados à neuropatia com ou sem coexistência da doença vascular periférica.[9,11]

Ressalte-se que a perfusão arterial no nível da amputação deve ser sempre avaliada, quando indicada uma amputação, independentemente do nível. No caso de insuficiência arterial deve-se considerar a revascularização prévia, simultânea ou sequencial à amputação em qualquer nível.[12]

Em pacientes com diabetes, a ameaça aos membros inferiores faz parte de um amplo espectro de doenças. A ausência de isquemia crítica ou isquemia ameaçadora do membro não exclui, necessariamente, o risco de amputação, embora a avaliação do suprimento adequado de sangue para os tecidos distais e para as margens da ferida facilite a cicatrização adequada e possa determinar um nível mais distal de amputação ainda compatível com a cicatrização. A perfusão é um dos fatores determinantes do resultado, a extensão da ferida e a presença e gravidade da infecção também afetam enormemente a decisão do nível e tipo de amputação.[12,13]

As intervenções cirúrgicas mais comuns no pé diabético são as amputações de pododáctilos, pés e pernas (amputações maiores e menores), além da realização de procedimentos adjuvantes como desbridamentos cirúrgicos, curativos, enxertos de pele, drenagem de abscessos, cirurgias reparadoras e revascularizações abertas e endovasculares, entre outros.[10,12]

INDICAÇÕES DE AMPUTAÇÃO DE MEMBROS INFERIORES EM DIABÉTICOS

As indicações para amputação ou outros procedimentos correlatos em diabéticos estão relacionadas ao grau de isquemia, à presença de infecção, viabilidade dos tecidos, funcionalidade do membro e ao estado clínico do paciente. Neste contexto é importante salientar que, antes de decidir qualquer tipo de procedimento, é essencial otimizar o paciente do ponto de vista clínico e avaliar a reserva fisiológica destes que, geralmente, são idosos e apresentam múltiplas comorbidades.[7,12]

Além disso, outros fatores importantes são a aceitação e o consentimento legal ao procedimento, pelo paciente e/ou responsável, capacidade ou perspectiva de reabilitação, mobilidade e necessidade de apoio psicológico.[7,9,11]

No entanto, a decisão de qual procedimento realizar e quando deve ser individualizada e planejada, visto a heterogeneidade de apresentação dos pacientes diabéticos.

Fatores como altos níveis de glicose e triglicerídeos, baixo nível socioeconômico, tabagismo, sexo, insuficiência renal, isquemia e neuropatia diabética são associados a alto risco de amputação de membros inferiores em diabéticos. A presença de doença vascular periférica aumenta em dezessete vezes o risco de desenvolvimento de gangrena quando comparados a não diabéticos.[11,13]

Observa-se que de 80 a 85% das amputações dos membros inferiores relacionadas ao diabetes são precedidas de uma úlcera no pé, mal perfurante plantar, e estão associadas a 40% das amputações e outros procedimentos cirúrgicos relacionados. Estima-se que diabéticos tenham até 25% de chance de desenvolver úlcera no pé, que é a principal causa de complicações graves e hospitalização.[14,15]

As úlceras nos pés afetam o *status* funcional e o bem-estar do paciente, e podem identificar indivíduos que apresentam maior risco de complicações como infecções, descontrole do diabetes, desbridamentos e amputações.[14]

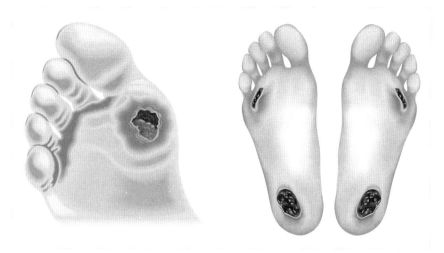

Figura 1 Úlceras plantares em pé diabético (mal perfurante plantar).

Aproximadamente 60% das úlceras, nos pés diabéticos, são complicadas por infecção e em mais de dois terços dos casos a infecção é a principal causa de amputação de membros inferiores em pacientes diabéticos com ulceração no pé. Portanto, a presença de infecção é uma condição ameaçadora ao membro e à vida, principalmente devido à estrutura anatômica do pé, que apresenta compartimentos que permitem a disseminação proximal da infecção, além de uma resposta inflamatória alterada, anormalidades do metabolismo e outros fatores tais como neuropatia, edema e doença vascular.[12-14]

A hospitalização para intervenções cirúrgicas e a terapia antibiótica de amplo espectro são essenciais em úlceras profundas com infecção envolvendo partes moles. A estratégia geral para o tratamento das infecções superficiais é o desbridamento do tecido desvitalizado, incluindo as calosidades circunjacentes, cuidado meticuloso da lesão e o alívio da pressão na úlcera.[10,12]

A osteomielite é a infecção mais frequente associada a úlceras do pé diabético e ocorre em aproximadamente 20% das infecções moderadas e em 50 a 60% das infecções graves. Está associada a altas taxas de amputação. Ressalte-se que diabéticos podem apresentar osteomielite subjacente a uma ferida infectada, a qual pode levar a choque séptico.[12,15]

A abordagem terapêutica da osteomielite crônica, no pé diabético, é uma área de grande controvérsia e representa um desafio, sendo associada a diagnóstico tardio e atraso ou inadequação do tratamento.[15]

Nos casos de osteomielite associada à infecção de partes moles disseminada, destruição de tecido mole do tipo envelope, destruição óssea progressiva ou osso exposto, com ou sem repercussão hemodinâmica, deve-se considerar cirurgia para remoção do tecido necrosado e inclusive do osso. Por outro lado, deve-se estar atento não só à diferenciação entre a infecção das partes moles da osteomielite, mas também alterações infecciosas daquelas não infecciosas, como a neuro-osteoartropatia (pé de Charcot), que apresenta conduta própria.[15,16]

Pode-se considerar a possibilidade do uso do tratamento antibiótico com base na cultura e/ou biópsia óssea mais antibiograma e exames complementares para diagnóstico e controle (p.ex., ressonância magnética), assim como a ressecção cirúrgica do osso ou mesmo uma amputação.[16]

Ressalte-se que a realização de qualquer procedimento, na presença de infecção, deve ser ponderada no melhor tempo para o paciente, visto que o seu retardo pode comprometer o membro e até mesmo a vida.

Concisamente, após otimização clínica, controle metabólico, avaliação do suprimento vascular (ultrassonografia vascular, angiotomografia, arteriografia, medida da pressão transcutânea) pode-se indicar os procedimentos mais adequados, sendo esses procedimentos realizados, preferencialmente, através de tecidos que apresentem possibilidade de cicatrizarão adequada e em um nível que removerá a parte doente e que facilite a reabilitação.[7,17,18]

A amputação de membros inferiores em diabéticos pode ser realizada em uma ou mais etapas, também pode ser primária, parcial, aberta/guilhotina, fechada, definitiva; realizada em caráter de urgência/emergência ou eletiva, mas na realidade deve ser individualizada com base no quadro clínico e na lesão apresentada pelo paciente.[19]

Uma amputação fechada primária pode ser realizada desde que o coto fique bem perfundido e livre de infecção. A regra fundamental independentemente de se indicar uma amputação aberta ou fechada em qualquer nível é a preservação do máximo comprimento possível do membro e que este seja fisiologicamente viável. Por outro lado, se o fechamento primário da ferida não for aconselhável ou possível, a amputação pode ser realizada em duas ou mais etapas.[19,20]

Ressalte-se que, independentemente do tipo de amputação ou procedimento, em diabéticos é importante preservar o máximo possível de tecido viável, devido à progressividade e recorrência das lesões e à necessidade de novas amputações ou procedimentos. Assim, em um primeiro procedimento remove-se a menor quantidade possível de tecido (cirurgia conservadora) e reavalia-se a necessidade de uma nova cirurgia para remoção mais proximal de tecidos.[20]

Nos pacientes que apresentam gangrena ou infecção necrosante dos tecidos moles, há muito pouco espaço para discussão e o objetivo principal é preservar a vida. Recomenda-se ressecção cirúrgica da gangrena sempre que houver o envolvimento de uma articulação ou tendão, desde que o suprimento arterial seja adequado, visando à cicatrização posterior,[19,20] por exemplo, em paciente séptico com pé diabético infectado e não recuperável. Nesta situação é indicada amputação aberta transtibial distal, para fornecer drenagem adequada da infecção, eliminar a bacteremia e proporcionar um ambiente mais seguro para uma amputação definitiva *a posteriori*, em uma outra etapa. Neste caso, não é recomendável ir acima da área de celulite ou da linfangite. Na presença de abscesso ou músculo necrótico acima da incisão de uma amputação aberta, orienta-se a drenagem por meio de incisões longitudinais apropriadas, na parte superior da perna, porém sem realizar uma amputação mais alta, principalmente se puder salvar a articulação do joelho.[7,16,20]

Eventualmente, na presença de celulite extensa e infecção localizada ou sistêmica, pode-se indicar tratamento inicial com antibióticos intravenosos, desde que as condições clínicas permitam. Uma diminuição na celulite poderá permitir um nível de amputação mais distal do que o previsto, além de permitir que a operação ocorra em um único estágio.[12,16,17]

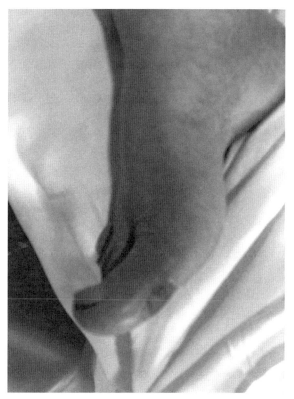

Figura 2   Necrose de 4º pododáctilo com celulite em diabético.

A exemplo das amputações abertas, as amputações de emergência e as amputações primárias dos membros inferiores, supra ou infrageniculares, podem ser necessárias para salvaguardar a vida, principalmente na presença de infecção (septicemia) ou gangrena extensa com repercussão hemodinâmica.[7]

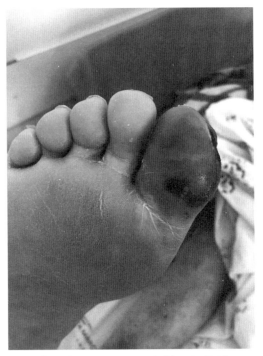

Figura 3   Pé diabético infectado com gangrena de 2º pododáctilo.

Os princípios gerais da amputação primária também se aplicam à revisão da amputação. A revisão é necessária se a amputação primária não cicatrizar, na presença de infecção ou se o membro residual for insatisfatório para o ajuste protético. A revisão também pode ser necessária se o membro residual não atender aos requisitos funcionais do paciente.[7]

Indicações de amputações maiores em diabéticos

As amputações de membros inferiores podem ser classificadas em dois níveis: amputações maiores e menores. As amputações maiores são aquelas realizadas acima do nível do tornozelo, sejam transtibiais, transfemorais, desarticulações de joelho ou desarticulações de quadril. As menores são aquelas restritas aos pododáctilos ou ao nível do pé, sejam amputações transmetatársicas, desarticulações tarsometatársicas ou de Lisfranc, ou desarticulações mediotársicas ou de Chopart.[7,12]

As amputações maiores de membros inferiores, em diabéticos, estão associadas a elevada taxa de mortalidade e a risco considerável de perda da habilidade de locomoção e independência. Os resultados a longo prazo demonstram um alto risco de amputação do membro contralateral subsequente e, portanto, um programa de vigilância do membro remanescente é crucial.[16,22]

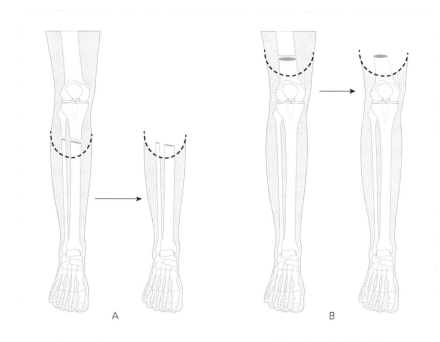

Figura 4 Amputação infragenicular (A), supragenicular ou transfemoral (B).

Indica-se amputação em nível maior na infecção grave, progressiva, com ou sem septicemia, a qual não pode ser controlada por desbridamento ou tratamento conservador, com perda extensa de tecido, isquemia que não comporta reconstrução, falha da revascularização e deformidades neuro-osteoartropáticas graves.[20]

A amputação transfemoral ou a desarticulação do joelho devem ser consideradas nos pacientes com contratura da articulação do joelho ou que estão acamados ou bastante debilitados. Uma questão controversa na indicação de amputações abaixo do joelho, que deve ser considerada, é se a condição clínica do paciente não permitir reabilitação ou protetização, devido a doença incapacitante ou baixa expectativa de vida. Neste caso, cogita-se a realização de amputação acima do joelho, que seria mais simples, rápida do ponto de vista técnico e com maior probabilidade de cicatrização.[21,22]

A fim de facilitar a reabilitação, é importante que se tente preservar o joelho ou, se for possível, deixar um coto longo seja abaixo ou acima do joelho, o que facilitará ao paciente sentar-se e movimentar-se no leito.[21]

Indicações de amputações menores em diabéticos

As amputações menores (de pododáctilos, transmetatársicas, desarticulações tarsometatársicas ou de Lisfranc, ou desarticulações mediotársicas ou de Chopart) podem ser indicadas de forma análoga às recomendadas para as amputações maiores, por exemplo, para remover gangrena, após revascularização por isquemia, como parte de um desbridamento de uma infecção no pé ou para a correção de deformidades nos pés.[14,15,23]

Os pacientes submetidos a amputação menor, à semelhança dos submetidos a amputação maior, apresentam maior risco de amputação contralateral subsequente e isso exigirá maior vigilância do pé remanescente.

Amputação de pododáctilos

A indicação mais frequente de amputação de pododáctilos é a gangrena úmida secundária a infecção em diabéticos. A amputação de pododáctilos é a

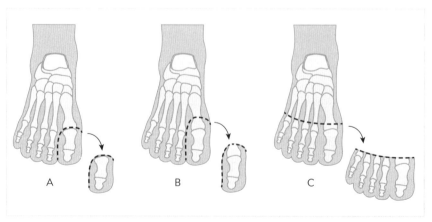

Figura 5 Representação esquemática da amputação de pododáctilo (A), pododáctilo mais cabeça do metatarso (B), amputação transmetatarsiana (C).

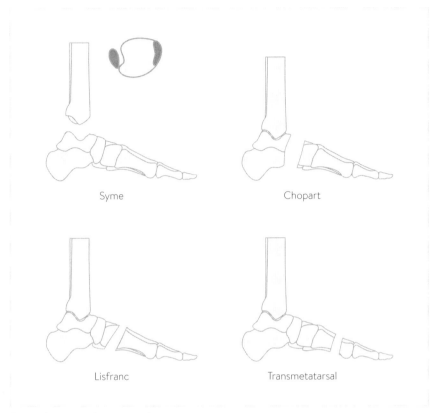

Figura 6 Níveis de amputação menor.

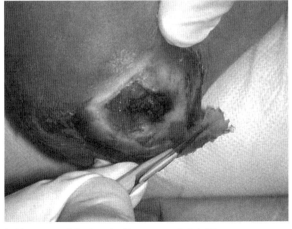

Figura 7 Desbridamento cirúrgico de úlcera em pé diabético.

amputação mais realizada no pé diabético, sendo o primeiro pododáctilo o mais comumente envolvido (47,92%).[10,12]

Amputação de falange distal do pododáctilo pode ser indicada em um pé diabético neuropático, quando há perda extensa de pele com cicatrização inadequada, na presença de osteomielite ou infecção articular, secundária a úlceras recidivadas sobre a extremidade, na face dorsal ou na plantar do pododáctilo, como ocorre nos "dedos em martelo".

Em um pé isquêmico, a amputação de pododáctilo pode ser indicada para tratar a ulceração necrótica grave do terço distal ou até mesmo da metade distal do pododáctilo, devendo sempre analisar a necessidade de revascularização.[13]

A amputação do pododáctilo, associada à cabeça do seu metatarso, pode ser indicada na presença de ulceração recidivada na face plantar da cabeça do metatarso, face medial ou lateral das cabeças do primeiro ou quinto metatarsos e na presença de osteomielite ou infecção da articulação. Na presença de uma úlcera na face plantar da cabeça do metatarso, esta pode ser excisada por meio de uma incisão com formato de V na face plantar ou dorsal com remoção da área de pele em forma triangular contendo a úlcera. O fechamento pode ser realizado na forma de um T.

Os pacientes submetidos à amputação de pododáctilos correm maior risco de sofrer amputação adicional no mesmo membro, bem como no membro contralateral. Além disso, a amputação de um único pododáctilo está associada a complicações como lesões de transferência, desvio dos dedos e reulceração, alterando a biomecânica. Isso deixa os outros dedos e pés em maior risco de amputação.[10,21]

Quando o primeiro pododáctilo (hálux) é amputado, há uma redução na capacidade da cabeça do primeiro metatarso de suportar o peso do indivíduo. A redistribuição de carga para os outros metatarsos aumenta o risco de fraturas metatarsianas por estresse e desenvolvimento de úlceras plantares na base dos metatarsos restantes. Aproximadamente 65% das amputações de hálux desenvolvem novas ulcerações ou necessitam uma amputação mais proximal.[20,23]

Uma atenção especial deve ser dada para indicação de amputação transmetatarsiana. A amputação transmetatarsiana, em pé neuropático, é factível quando há destruição de vários pododáctilos ou de várias cabeças metatarsianas. Além disso, é importante verificar se há pele suficiente para o fechamento, caso contrário, pode-se tentar uma enxertia cutânea. Na presença de infecções ativas ou invasivas, isto é, abscessos, estes devem ser adequadamente tratados.

Em pés isquêmicos, a amputação transmetatarsiana tem indicação em situações específicas. Independentemente de o fechamento ser primário ou secundário (aberta), ela será realizada em terreno isquêmico e, no insucesso, poderá ser necessária amputação em um nível mais alto. Portanto, previamente ao procedimento deve-se avaliar a circulação (ecografia vascular, angiografia, angiotomografia), a necessidade de revascularização e controlar possíveis infecções ativas, principalmente se houver intenção de fechamento primário.[23]

Debridamento ou desbridamento

O desbridamento é um dos procedimentos mais comuns realizados no pé diabético em hospitais e é considerado um dos procedimentos mais importantes, no pé diabético, para obter um resultado bem-sucedido.[20]

Existem vários métodos de desbridamento. O desbridamento pode ser autolítico, mecânico, instrumental, químico, cirúrgico e biológico. O desbridamento cirúrgico é um procedimento amplamente praticado no tratamento de pés diabéticos e consiste na remoção de tecido morto, inviável, material infectado ou estranho do leito da ferida e da pele e ao redor e tem como objetivos promover a limpeza da lesão, reduzir o conteúdo bacteriano e/ou preparar a ferida para intervenção cirúrgica.[20,21]

A escolha entre desbridamento mecânico (bisturi) e tópico (químico) deve ser individualizada. O desbridamento mecânico é essencial na presença de calos e infecções e necrose, sendo um procedimento crucial na ausência de isquemia grave e quando há quantidade adequada de tecido subcutâneo viável para que não ocorra exposição óssea.[10]

Os benefícios do desbridamento incluem a remoção do tecido doente e calos necróticos, redução da pressão, drenagem de secreções, inspeção de tecidos profundos, facilitando a administração de medicamentos, controle da infecção e estimulando a cicatrização de feridas.

Cabe ressaltar que é contraindicado o desbridamento nas lesões de membros inferiores com escara seca, estável e apresentando perfusão duvidosa e/ou ausente até que o estado vascular seja resolvido.

Para infecções como abscessos e fasceíte necrotizante, o desbridamento cirúrgico é indiscutivelmente uma técnica padrão-ouro. De fato, a primeira indicação de tratamento para a fasceíte necrosante deve ser o desbridamento cirúrgico de todos os tecidos necróticos e a drenagem por meio de fasciotomia extensa.[20]

NÍVEIS DE AMPUTAÇÃO NO PÉ DIABÉTICO

O objetivo das amputações no paciente com pé diabético é o controle de infecção ou da dor devido à isquemia causada pela oclusão arterial. O objetivo desse procedimento é curativo, portanto deve ser realizado por cirurgiões experientes e com todo o rigor de técnica para que não haja necessidade de reoperação ou mudança de nível. O procedimento deve possibilitar a reabilitação do paciente.

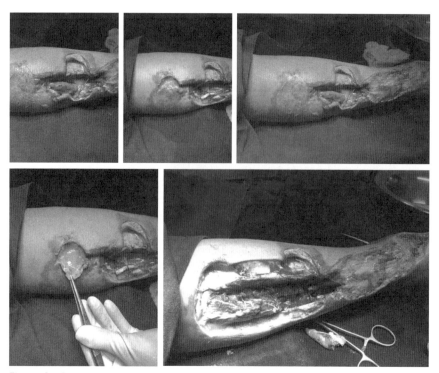

Figura 8 Pé diabético infectado associado à fasceíte necrotizante. Pontos de desbridamento e drenagem.

Anatomia do pé

A anatomia óssea do tornozelo consiste em sete ossos do tarso e cinco metatarsos (Figura 9). O dedão do pé tem duas falanges, enquanto os outros dedos têm três. Ossos sesamoides mediais e laterais nos tendões flexores do primeiro dedo do pé fornecem estabilidade. As cápsulas articulares circundam as articulações interfalangianas e metatarsofalangianas, e os ligamentos e tendões trabalham em conjunto com a fáscia plantar para manter a integridade estrutural do pé.

Técnica: amputação dos dedos dos pés

A amputação do dedo do pé é apropriada para lesões do dedo médio e distal. Uma incisão em raquete proporciona um fechamento sem tensão. Chamada por sua forma de raquete de tênis, a "alça" deve ficar longitudinalmente ao longo da superfície dorsal do dígito, na linha mediana do segundo ao quarto dedos e longe da linha mediana do primeiro e quinto dedos (Figura 10).

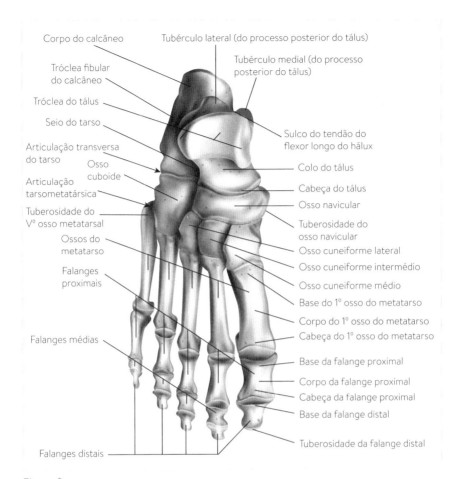

Figura 9

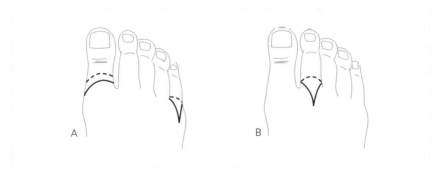

Figura 10 (A) Incisão em raquete para amputação do primeiro e quinto dedo do pé. (B) Incisão em raquete para amputação do segundo, terceiro e quarto dedos.

Técnica: amputação em raio

Nas amputações de dedos mais proximais que envolvem a secção de metatarsos, as incisões são planejadas com retalhos plantares maiores e acesso proximal ao osso por incisões que avançam no dorso do pé. Sempre que possível, deve-se preservar a articulação tarsometatársica, que é importante na estabilização do mediopé. Na amputação de dedo que envolve a remoção do segundo metatarso seria melhor uma ressecção mais proximal para produzir estreitamento do pé, impedindo a migração do primeiro e do terceiro dedos.

Uma amputação em raio inclui ressecção do dígito e da cabeça do metatarso. As amputações dos raios podem ser concluídas com uma incisão na raquete, com a "alça" ou a porção vertical estendendo-se proximal à cabeça do metatarso (Figura 11). A amputação do primeiro raio pode alterar significativamente a marcha. Como tal, a amputação do primeiro raio é propensa a ulcerações recorrentes.[24] Alguns defendem uma amputação do tarso (TMA) sobre a amputação do primeiro raio.[13]

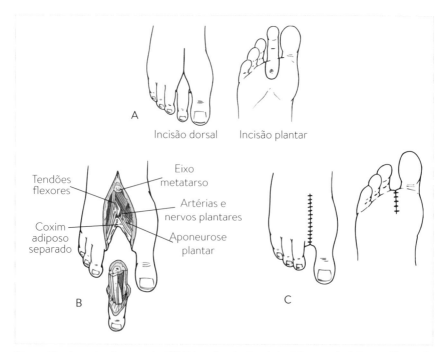

Figura 11 Amputação em raio. (A) Extensão plantar da incisão para incluir uma úlcera de mal perfurante. (B) Transecção do eixo do metatarso. (C) Fechamento com sutura não absorvível sem tensão.

Técnica: amputação transmetatarsal (ATM)

A ATM é apropriada para feridas que envolvam todo o antepé ou quando várias amputações de raios são consideradas. A ATM oferece a capacidade de usar calçados comuns com deambulação quase normal. A ATM é contraindicada nos casos de deformidade óssea grave do mediopé e do retropé, o que levaria a instabilidade estrutural.

Uma incisão se estende transversalmente sobre o dorso do pé no nível dos metatarsos distais, chegando aos cantos medialmente na primeira cabeça do metatarso e lateralmente na quinta cabeça do metatarso. Em seguida, uma incisão se estende desses cantos para a superfície plantar através da base dos dedos dos pés (Figura 12). Para reduzir o risco de ulceração recorrente, alguns cirurgiões recomendam o alongamento ou transecção do tendão de Aquiles.[26]

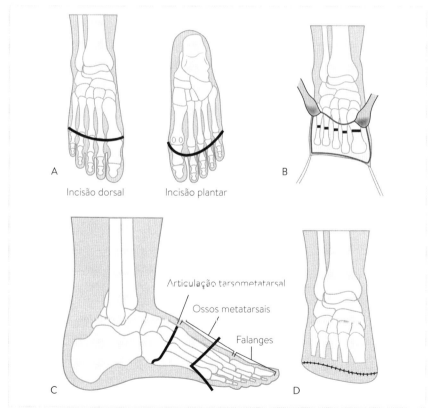

Figura 12 Técnica de amputação transmetatarsal. (A) Incisões dorsais e plantares com desarticulação das articulações metarsofalângicas. (B) Nível de transecção óssea. (C) Vista lateral. (D) Fechamento com sutura monofilamentar.

Amputações de mediopé e retropé

Quando o tecido do antepé é inviável, podemos realizar amputações mais proximais no pé. Foram descritas três amputações proximais do pé: desarticulação tarsometatarsal de Lisfranc, amputação de Chopart no mediopé e amputação de Syme (Figura 14). Duas amputações de retropé são raramente realizadas, Boyd e Pirogoff.

As amputações do retropé são realizadas principalmente em crianças para preservar o comprimento e os centros de crescimento.

Muitos cirurgiões recomendam amputação transtibial (abaixo do joelho) se a ATM não puder ser executada ou falhar. Um menor número de vasculares prefere essas amputações não convencionais dos pés e sugere um aumento nas taxas de recuperação de membros.

Amputações de Lisfranc e Chopart

Lisfranc

Lisfranc descreveu essa amputação pela primeira vez em 1815. A incisão resulta em um retalho plantar longo (Figura 13). Os tendões e as bainhas sinoviais são divididos no nível da incisão na pele. A primeira, terceira, quarta e quinta articulações tarsometatarsais são desarticuladas. O segundo metatarso é dividido 1 a 2 cm distal ao cuneiforme medial.

Chopart

Descrita por Chopart em 1814, essa amputação envolve um longo retalho plantar semelhante ao utilizado na amputação de Lisfranc (Figura 13) e é realizada através do canal talocalcaneonavicular e articulação calcâneo-cuboide. Uma tenectomia de Aquiles é recomendada.

Considerações pós-operatórias

É utilizado um molde de gesso de perna curta. O molde deve ser feito para garantir que o tálus seja ligeiramente flexionado em relação à tíbia e que a tuberosidade do calcâneo seja paralela ao eixo longo da tíbia. O mancal de peso é permitido após 6 semanas. Pacientes com amputação de Lisfranc precisam de um sapato com pouco mais de uma biqueira e com um cadarço no tornozelo. Pacientes com amputação de Chopart precisam de uma órtese tornozelo-pé personalizada com um enchimento para segurar o sapato adequadamente.

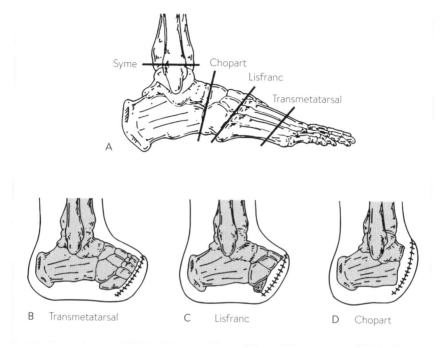

Figura 13 Níveis de amputação do pé.

Amputação de Syme

Syme descreveu essa amputação pela primeira vez em 1843. A incisão anterior se estende através do tornozelo, distalmente à ponta de cada maléolo, enquanto a incisão posterior se estende dos maléolos verticalmente para baixo e através da planta do pé (Figura 14).

Considerações pós-operatórias

A principal vantagem da amputação de Syme é a preservação do comprimento do membro, não havendo necessidade de uma prótese durante breves períodos de sustentação de peso, como durante a transferência de uma cama para uma cadeira de rodas. As desvantagens incluem a discreta discrepância no comprimento das pernas, que pode levar a efeitos colaterais biomecânicos nas articulações mais proximais ou contralaterais. Além disso, a prótese é geralmente volumosa no tornozelo e menos atraente esteticamente do que uma prótese convencional abaixo do joelho.

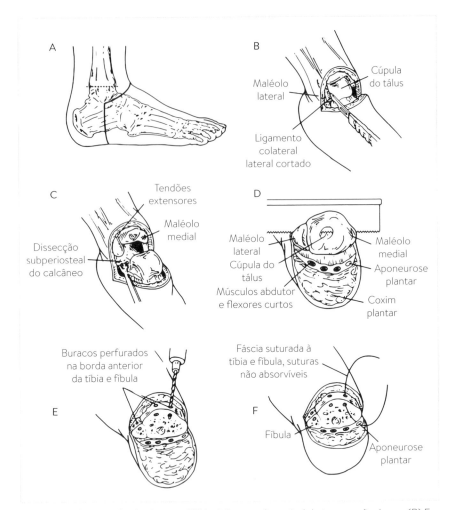

Figura 14 Amputação do sistema. (A) Incisão na pele e nível de transecção óssea. (B) Exposição do tornozelo e divisão dos ligamentos. (C) Dissecção dos tecidos moles do calcâneo. (D) Divisão da tíbia e fíbula. (E) Buracos perfurados na borda anterior da tíbia e fíbula. (F) Fáscia que reveste o calcanhar suturada ao osso.

Amputação transtibial (abaixo do joelho)

Retalho posterior

O retalho de base posterior descrito por Burgess et al. é comumente usado. A divisão da tíbia deve estar no mínimo 12 a 15 cm (aproximadamente quatro dedos) distal à tuberosidade da tíbia para criar a biomecânica mais favorável para deambulação com uma prótese. Para modelar os retalhos, alguns advogam usar uma técnica de dois terços/um terço baseada na circunferência da perna (Figura 15). A incisão anterior da amputação deve ser aproximadamente dois terços da circunferência da perna. O comprimento do retalho posterior é um terço da circunferência da perna e deve ser modelado em uma curva suave para reduzir as orelhas do retalho.

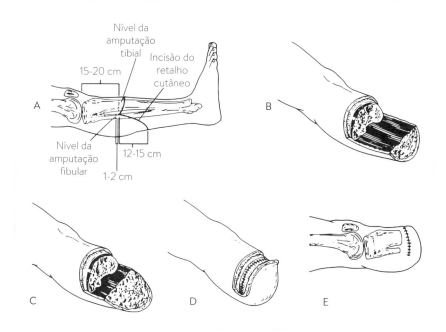

Figura 15 Amputação transtibial. (A) Marcando as incisões na pele. (B) Confecção dos retalhos após a transecção óssea. (C) O músculo sóleo é adaptado para criar um retalho adequado. (D) A fáscia profunda posterior é suturada à fáscia profunda anterior e periósteo. (E) Fechamento dos retalhos cutâneos.

Retalho sagital

Não havendo tecido suficiente para um retalho posterior longo, podem ser utilizados retalhos sagitais ou inclinados. Na técnica do retalho sagital descrito por Persson, são desenvolvidos retalhos miocutâneos mediais e laterais de comprimento igual. Uma mioplastia é realizada para cobrir a tíbia suturando o compartimento anterior e lateral aos músculos medial do gastrocnêmio e solear.

Aba enviesada

Na técnica de inclinação, são criados retalhos fasciocutâneos anteromediais e postero-laterais (Figura 16). O retalho muscular posterior é idêntico ao retalho posterior longo convencional, baseado no músculo gastrocnêmio. A técnica de inclinação pode ser de benefício particular quando a pele é inadequada para criar um retalho posterior longo convencional.

Retalho de boca de peixe

Antes do desenvolvimento do retalho posterior longo, a criação de retalhos anteriores e posteriores iguais era a técnica de amputação transtibial mais comum. A principal desvantagem foi a vulnerabilidade do retalho anterior à isquemia.

Retalho medial

Uma técnica de retalho de base medial, descrita por Jain et al., pode ser apropriada em pacientes selecionados (Figura 17). Com base na imagem termográfica, são projetados um retalho medial longo e um retalho lateral mais curto.

Uma revisão da Cochrane publicada em 2014 concluiu que não havia uma técnica com evidência suficiente para estabelecer a superioridade de uma amputação transtibial sobre outras.[27] Cada técnica deve ser empregada em pacientes selecionados de acordo com a perfusão dos retalhos a serem utilizados.

Procedimento Ertl

O procedimento Ertl usa uma ponte óssea entre a tíbia e a fíbula para fornecer uma superfície de sustentação de peso mais estável. A fíbula é colhida a partir da amostra de amputação e serve como enxerto ósseo.

A superioridade dessa técnica em relação à amputação transtibial tradicional não foi comprovada, embora uma série de 32 pacientes que receberam ponte óssea da tíbia e fíbula distal mostrasse uma melhor qualidade de vida com melhora da deambulação e diminuição da frustração do paciente.[28]

Amputação da guilhotina

Pacientes que apresentam infecção grave podem justificar uma amputação em guilhotina para obter o controle da fonte de infecção. Remoção rápida do membro afetado oferece a chance para estabilização do paciente. A revisão e o fechamento do retalho serão concluídos em um segundo tempo, uma vez que a condição do paciente estiver mais favorável.

Crioamputação

A crioamputação é reservada para pacientes doentes demais para anestesia e pode ser um tratamento para infecção gangrenosa grave, isquemia grave ou

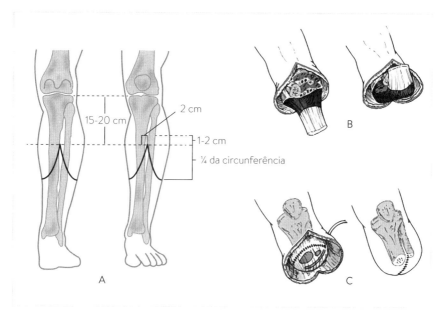

Figura 16 Aba enviesada. (A) As incisões resultam em retalhos cutâneos anteromediais e posterolaterais iguais. A tíbia é cortada 10 a 12 cm distal à linha articular. (B) O retalho do músculo gastrocnêmio cobre a tíbia. (C) A pele é fechada com suturas não absorvíveis.

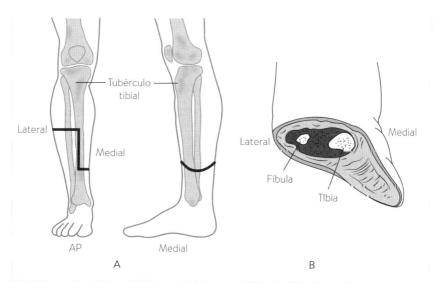

Figura 17 (A) Incisão na pele para retalho de base medial. (B) Vista do retalho após a transecção. AP: anteroposterior.

mionecrose. Um torniquete é aplicado proximalmente, e gelo seco é embalado ao redor do membro. Isolando fisiologicamente o membro, subprodutos tóxicos e ácidos orgânicos não podem circular sistemicamente. Depois que o *status* do paciente melhora, uma amputação cirúrgica pode ser concluída. A crioamputação foi associada à melhora da mortalidade em comparação com a amputação de emergência em pessoas frágeis e idosos. As complicações incluem a migração da linha acima do nível pretendido de amputação e uma necessidade substancial de revisão.

Considerações pós-operatórias

Há uma tendência por parte do paciente de flexionar a articulação do joelho e, com o tempo, uma contratura por flexão pode ocorrer sem os devidos cuidados. Um imobilizador de joelho é mantido no lugar com tiras de velcro e pode ser facilmente removido para examinar a ferida de amputação.

A cicatrização primária falha em 20% a 30% dos pacientes.

A decisão de realizar uma amputação em um determinado nível é complicada por pacientes que normalmente apresentam comorbidades significativas que limitam a cicatrização da ferida.

Amputação no nível do joelho

Em pacientes com bom potencial de reabilitação que não são adequados candidatos à amputação transtibial, uma amputação no joelho pode ser uma alternativa aceitável. Amputação através do joelho oferece taxas mais altas de deambulação bem-sucedida quando comparada com amputação transfemoral. Alguns cirurgiões defendem amputação primária do joelho em vez de transtibial. No entanto, 10% a 15% dos pacientes submetidos à amputação através do joelho exigirão uma amputação de nível mais alto.[29] A técnica originalmente descrita por Mazet em que o fêmur distal é preservado e os côndilos são cortados diretamente. Uma alternativa é a amputação de Gritt-Stokes modificada, que envolve a transecção da cabeça articular do fêmur com preservação e fixação da patela como tampa final da perna. Uma incisão na boca de peixe é feita com seus cantos no nível dos côndilos médios do fêmur. O retalho anterior é estendido até o nível da tuberosidade da tíbia e o retalho posterior é estendido para o mesmo comprimento (Figura 18).

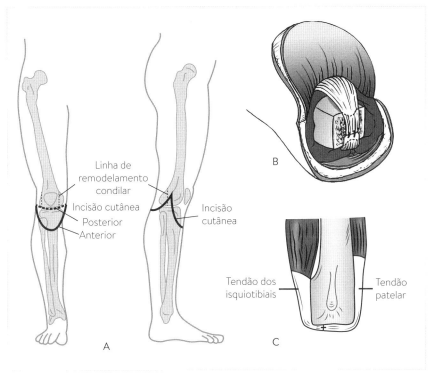

Figura 18 (A) Incisão na boca de peixe para amputação no joelho. (B e C) O tendão patelar é suturado diretamente no ligamento cruzado residual.

Amputação transfemoral (acima do joelho)

Técnica

O fêmur é normalmente seccionado na junção do terço médio e distal, ou aproximadamente 12 cm proximal aos côndilos femorais, mas se necessário a divisão pode ser mais proximal enquanto houver cobertura tecidual. É utilizada uma incisão na boca do peixe, criando retalhos anteriores e posteriores iguais, embora a orientação possa variar (Figura 19). Há uma tendência de os flexores do quadril abduzirem e flexionarem a coxa porque os músculos adutores não estão mais conectados e são capazes de se opor a esse movimento. Após a criação de retalhos e incisão na pele e tecidos moles, os músculos são identificados.

O fêmur é exposto e cortado com uma serra mecânica, dois a três furos são perfurados no córtex lateral e um ou dois orifícios perfurados no córtex posterior do restante fêmur, a aproximadamente 1 a 2 cm da extremidade. O adutor

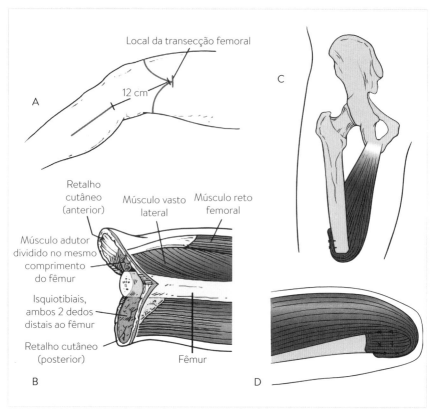

Figura 19 (A) Incisão na boca de peixe para amputação transfemoral longa. (B) Vista em corte da amputação transfemoral. (C) Fixação do adutor magno no fêmur distal, realizada em adução máxima. (D) O músculo quadríceps é então ancorado ao fêmur distal com o quadril estendido.

magno é enrolado na extremidade do osso, com o fêmur realizado em adução máxima, e em seguida, ancorado usando os buracos laterais.

As suturas anterior e posterior são utilizadas para evitar que o músculo deslize para fora do osso. Os músculos quadríceps são enrolados na extremidade do fêmur e suturados posteriormente, e os músculos posteriores restantes são ancorados posteriormente ao adutor magno recentemente afixado.

Embora estudos confiáveis de miodese não tenham sido realizados, podem beneficiar pacientes com maior probabilidade de deambular com uma prótese acima do joelho.

Considerações pós-operatórias

A ameaça de contaminação da ferida é uma preocupação maior com a amputação transfemoral. Os curativos são mantidos no local por no mínimo 4 a 5 dias, a menos que sejam clinicamente obrigados a remover mais cedo.

Pacientes com amputação acima do joelho usam 50% mais energia para deambular do que aqueles com amputação abaixo do joelho, e menos de 10% dos amputados vasculares idosos deambulam efetivamente após a amputação transfemoral.

Desarticulação do quadril

Técnica

O paciente é colocado em uma posição semilateral. Uma incisão na raquete anterior ou uma incisão no retalho posterior longo podem ser usadas.

A incisão da raquete anterior inicia 2,5 cm medial à espinha ilíaca anterossuperior, estende-se em direção ao tubérculo púbico e continua posteriormente distal à tuberosidade isquiática e ao sulco glúteo. A incisão é continuada anteriormente, medialmente ao trocânter maior e à espinha ilíaca inferoanterior, antes de ingressar na incisão na sua origem. A pele e os tecidos moles são incisados até a aponeurose oblíqua externa e a fáscia profunda da coxa.

Pode-se optar por colocar drenos de sucção fechados no espaço subcutâneo. O fechamento ocorre em duas camadas: a fáscia glútea é aproximada do ligamento inguinal e a pele é fechada frouxamente com pontos (Figura 20).

Considerações pós-operatórias

Drenos são deixados no local por alguns dias. Contaminação com fezes e urina pode ser uma parte desafiadora, pois pode levar a infecção da ferida cirúrgica. A quimiotromboprofilaxia é muito importante, dado o alto risco de eventos tromboembólicos.

CONSIDERAÇÕES FINAIS

O diabetes é um grande desafio à saúde pública, pois é uma doença crônica e muitas vezes incapacitante. O impacto epidemiológico que produz é expresso nas crescentes taxas de morbidade e mortalidade e nas consequentes sequelas de incapacidade, como a cegueira, a retinopatia diabética, a insuficiência renal terminal e as amputações de extremidades inferiores.

A qualidade dos tecidos moles, a presença de infecção, funcionalidade do membro, quadro clínico do paciente e a capacidade de obter cobertura óssea orientarão a indicação e o planejamento dos procedimentos, sejam estes desbridamento, drenagem de abscesso ou nível e tipo de amputação.

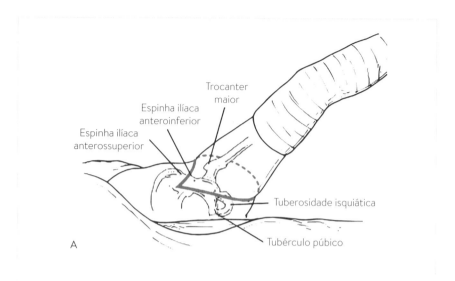

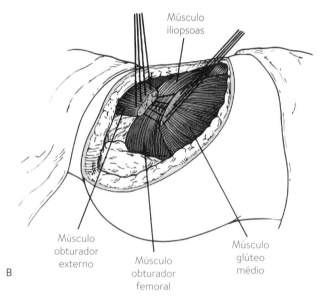

Figura 20 (A) Incisão da raquete para desarticulação do quadril. (B) Mioplastia de duas camadas sobre o acetábulo.

Os objetivos principais de uma amputação em paciente diabético são excisar o tecido inviável e/ou infectado, salvaguardar a vida do paciente e, se possível, produzir um membro do ponto de vista funcional.

É necessária educação do paciente e uma abordagem multidisciplinar adequada dos diabéticos com pés comprometidos a fim de evitar as complicações e melhorar as taxas de cicatrização e recorrência das úlceras no pé, bem como o nível das amputações e a necessidade de reabordagens.

REFERÊNCIAS BIBLIOGRÁFICAS

1. Diretrizes da Sociedade Brasileira de Diabetes.
2. Kim SY, Kim TH, Choi JY, Kwon YJ, Choi DH, Kim KC, et al. Predictors for amputation in patients with diabetic foot wound. Vasc Spec Int. 2018;34(4):109-16.
3. Ugwu E, Adeleye O, Gezawa I, Okpe I, Enamino M, Ezeani I. Predictors of lower extremity amputation in patients with diabetic foot ulcer: findings from MEDFUN, a multi-center observational study. Journal of Foot and Ankle Research. 2019;12(34):1-8.
4. Baumfeld D, Baumfeld T, Macedo B, Zambelli R, Lopes F, Nery C. Acta Ortop Bras. 2018;26(5): 342-5.
5. Toscano CM, Sugita,TH, Rosa MQM, Pedrosa HC, Rosa RS, Bahia LR. Annual direct medical costs of diabetic foot disease in Brazil: A cost of illness study. Environ Res Public Health. 2018;15(89): 1-13.
6. Huseynova K, Sutradhar R, Booth GL, Huang A, Ray JG. Risk of contralateral lower limb amputation and death after inicial lower limb amputation – a population – based study. Helioyon. 2018;e00836.
7. Smith DG. General principles of amputation surgery. In: Atlas of amputation and limb deficiencies. Disponível em: https://orthop.washington.edu/patient-care/limb-loss/general-principles-of-amputation-surgery.html (acesso 13/05/2020).
8. Brasil. Ministério da Saúde. Secretaria de Atenção à Saúde. Departamento de Ações Programáticas Estratégicas. Diretrizes de atenção à pessoa amputada Brasília: Ministério da Saúde; 2013.
9. Oliveira JC, Taquery SAS, Barbosa AM, Veronezi RJB. Pé diabético: Perfil sociodemográfico e clínico de pacientes hospitalizados. R Bras Ci Saúde. 2018;22 (2):15-20.
10. Jain AK, Varma AK, Mangalanandan RM, Arun Bal A, Kumar H. Digital amputations in the diabetic foot authors. The Journal of Diabetic Foot Complications. 2010;2(1):12-7.
11. Orosco SS, Guimarães NO, Perberilini AGO, Lima JVH, Neves ML, Santana RS, et al. Caracterização dos pacientes com pé diabético submetidos à amputação de membros inferiores em um hospital público. Braz J Surg Clin Res. 2019;2(27):25-31.
12. Weledji EP, Fokam P. Treatment of the diabetic foot – to amputate or not? BMC Surg. 2014;14:83.
13. Ugwu E, Adeleye O, Gezawa I, Okpe I, Enamino M, Ezeani I. Predictors of lower extremity amputation in patients with diabetic foot ulcer: findings from MEDFUN, a multi-center observational study. J Foot Ankle Res. 2019;12:34.
14. Brechow A, Slesaczeck T, Münch D, Nanning T, Paetzold H, Schwanebeck U, et al. Improving major amputation rates in the multicomplex diabetic foot patient: focus on the severity of peripheral arterial disease. Therapeutic Advances in Endocrinology and Metabolism. 2013;4(3):83-94.
15. Martinez JLL, Álvarez YG, Tardáguila-García A, Morales EG. Optimal management of diabetic foot osteomyelitis: challenges and solutions. Diabetes Metab Syndr Obes. 2019;12:947-59.
16. Giurato L, Meloni M, Izzo V, Uccioli L. Osteomyelitis in diabetic foot: A comprehensive overview. World J Diabetes. 2017 Apr 15;8(4):135-42.
17. Quilici MTV, Fiol FSD, Vieira AEF, Toledo MI. Risk factors for foot amputation in patients hospitalized for diabetic foot infection. J Diabetes Res. 2016;Article ID 8931508.
18. Singh BG, Chawla LCS. Amputation in diabetic patients. Med J Armed Forces India. 2006;62(1): 36-9.

19. Zakaria ZK, Afifi M, Sharifudin MA. Clinical factors affecting minor amputation in diabetic foot disease at Tengku Ampuan Afzan Hospital. J Med Sci. 2015;22(2):41-4.
20. Nather A, Wei Mae CC, Anwar A, Masturah S. Surgical debridement for diabetic foot wounds. Clin Surg. 2016;1:1040.
21. Jesus-Silva SG, Oliveira JP, Brianezi MHC, Silva MAM, Krupa AE, Cardoso RS. Análise dos fatores de risco relacionados às amputações maiores e menores de membros inferiores em hospital terciário. J Vasc Bras. 2017;16(1):16-22.
22. van Reijen NS, Ponchant K, Ubbink DT, Koelemay MJW. The prognostic value of the WIfI classification in patients with chronic limb threatening ischaemia: a systematic review and metaanalysis. Eur J Vasc Endovasc Surg. 2019;58:362e371.
23. Örneholm H, Apelqvist J, Lindholm E, Eneroth M. Minor amputation in patients with diabetes mellitus and severe foot ulcers achieves good outcomes. Journal of Wound Care. 2011;20(6):264-6.
24. Murdoch DP, Armstrong DG, Dacus JB, Laughlin TJ, Morgan CB, Lavery LA. The natural history of great toe amputations. J Foot Ankle Surg. 1997;36:204-8, discussion 256.
25. Bowker J. Amputations and disarticulations. In: Myerson M (ed.). Foot and ankle disorders. Philadelphia: WB Saunders; 2000. p.466-503.
26. Frost H. Subcutaneous tendo achilles lengthening. Am J Orthop. 1963;5:256-7.
27. Tisi PV, Than MM. Type of incision for below knee amputation. In: Tisi PV (ed.). Cochrane Database Syst Rev. Chichester, UK: John Wiley & Sons, Ltd; 2014: CD003749.
28. Pinzur MS, Pinto MAGS, Saltzman M, Batista F, Gottschalk F, Juknelis D. Health-related quality of life in patients with transtibial amputation and reconstruction with bone bridging of the distal tibia and fibula. Foot Ankle Int. 2006;27:907-12.
29. Faber DC, Fielding LP. Gritti-Stokes (through-knee) amputation: should it be reintroduced? South Med J. 2001;94:997-1001.

8

Amputações traumáticas do membro inferior

André Pedrinelli

INTRODUÇÃO

Estima-se que as amputações do membro inferior correspondam a 85% de todas as amputações, apesar de não existirem informações epidemiológicas precisas. As indicações mais frequentes para a amputação do membro inferior são decorrentes das complicações das doenças crônico-degenerativas e ocorrem mais frequentemente nos idosos.

As por lesões traumáticas estão em segundo lugar por frequência e, geralmente, ocorrem nos pacientes do sexo masculino com idade inferior a 50 anos, mas são também significativas nos jovens e nas crianças.[1] No Instituto de Ortopedia e Traumatologia do Hospital das Clínicas da Faculdade de Medicina da Universidade de São Paulo (IOT-HC-FMUSP) foram realizadas 287 amputações de membro inferior no período entre 1992 e 1999. A maioria dos pacientes amputados era do sexo masculino (77,44%) com idade entre 11 e 30 anos (Tabela 1).

As indicações para as amputações decorrentes das lesões traumáticas são as lesões com comprometimento vascular significativo e as que impedem a reconstrução do membro ou o restabelecimento adequado da função. Em nossa casuística, as principais indicações em ordem decrescente de frequência foram (Tabela 2): traumática (Figura 1); tumoral (Figura 2); infecciosa (Figura 3); congênita (Figura 4); vascular (Figura 5). Nos pacientes que fazem acompanhamento ambulatorial na mesma instituição, a frequência das amputações é semelhante à da literatura, ou seja, as indicações de amputações por causas vasculares são predominantes.

Tabela 1 Distribuição dos pacientes amputados segundo a idade

Idade	Pacientes amputados
0 a 10 anos	9,53%
11 a 20 anos	23,02%
21 a 30 anos	25,25%
31 a 40 anos	15,81%
41 a 50 anos	11,16%
51 a 60 anos	7,67%
61 a 70 anos	4,58%
Acima de 71 anos	3,25%

Tabela 2 Distribuição dos pacientes amputados segundo a causa – IOT/HC/FMUSP

Causa	
Traumática	67,90%
Tumoral	17,67%
Infecciosa	6,27%
Congênita	5,58%
Vascular	2,32%

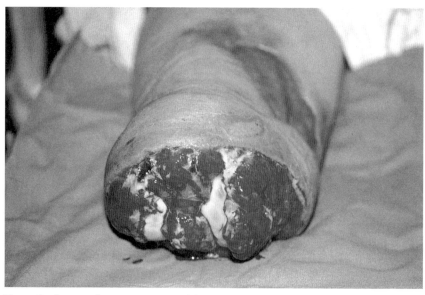

Figura 1 Amputação por causa traumática.

8 Amputações traumáticas do membro inferior 121

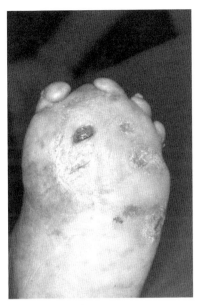

Figura 2 Amputação por causa tumoral.

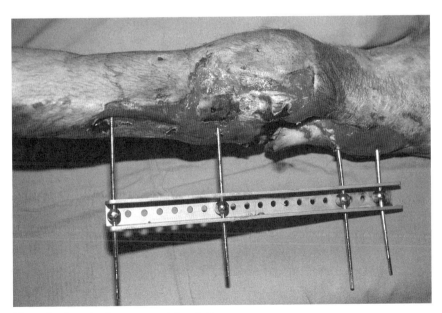

Figura 3 Amputação por causa infecciosa.

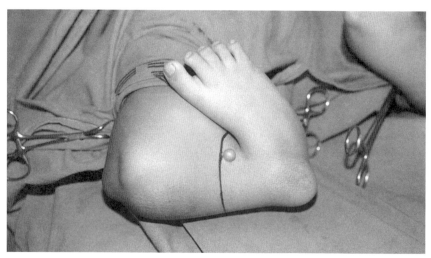

Figura 4 Amputação por causa congênita.

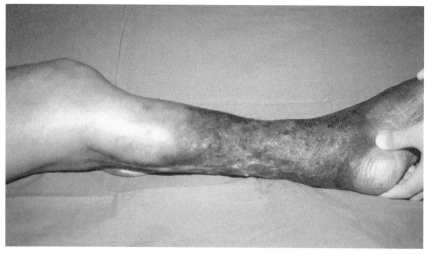

Figura 5 Amputação por causa vascular.

A cirurgia de amputação tem por objetivo retirar o membro acometido e abrir perspectivas para o retorno da função da região amputada. O cirurgião deve ter em mente que, ao amputar um segmento corporal do paciente, estará criando um novo órgão de contato com o meio exterior, o coto de amputação,[2] e deverá planejar a tática cirúrgica antevendo um determinado processo de reabilitação.

PRINCÍPIOS GERAIS

A primeira pergunta que nos surge sempre é: qual o nível ideal para a amputação? Inicialmente consideravam-se apenas três níveis: desarticulações, um terço proximal e um terço médio dos ossos longos. Aqui estão excluídas as amputações parciais do pé e da mão.

O dilema entre amputar ou preservar começou a ser resolvido na década de 1970 com os estudos de Gonzáles. Esses estudos demonstraram que as amputações transtibiais curtas necessitavam de maior energia no andar do que as transtibiais longas. Bowker,[3] em 1991, definiu como o nível ideal de amputação o mais distal possível com potencial de cicatrização, assegurando que este distribui melhor as forças no coto, diminuindo as áreas de hiperpressão e tornando as deformidades articulares menos frequentes.

Pinzur,[4] ao comprovar com estudos de consumo de oxigênio em esteira que as amputações mais longas consumiam menor energia para a deambulação, nomeou o nível mais distal com possibilidades de cicatrização como o nível biológico. A qualidade da prótese e o suporte técnico disponível no local também influenciam a decisão quanto ao nível da amputação, evitando soluções que necessitem de um alto grau de sofisticação tecnológica, impossibilitando que o paciente menos favorecido a obtenha.

Atualmente, sabe-se que o sucesso da reabilitação após a cirurgia de amputação está relacionado ao seu nível. Pelo menos 90% dos pacientes com amputações abaixo do joelho e apenas 25% dos com amputações acima do joelho farão uso adequado da prótese.

Como identificar o nível ideal ou biológico para a amputação? O exame clínico realizado por um cirurgião experiente sempre foi e permanece sendo o método de maior confiabilidade na prática diária. Existem cerca de 44 tipos de medidas laboratoriais diferentes desenvolvidas e descritas na literatura para determinar esse nível. Há desde simples índices obtidos por meio de diferenciais pressóricos entre membros superiores (MMSS) e inferiores (MMII), até medidas transcutâneas de pressão de oxigênio, ultrassom Doppler e termometria.

No IOT-HC-FMUSP, o nível de amputação é definido por meio do exame clínico que consta da medida da temperatura e avaliação da cor da pele, distribuição dos pelos, presença ou ausência de pulso periférico, presença ou ausência de perfusão distal (sinal de compressão), extensão da necrose superficial nas áreas ulcerosas, presença de áreas com alterações sensitivas e o índice isquêmico MMSS/MMII. O índice isquêmico é obtido por meio da divisão do valor da medida de pressão arterial sistólica no membro superior contralateral ao da amputação, pela medida da pressão arterial sistólica no membro inferior, no nível da amputação planejada, com um manguito comum. O índice é de 0,45 para não diabéticos e de 0,5 para diabéticos. Atualmente, pode-se também fazer uso do Doppler para avaliar a perfusão tecidual.

As lesões térmicas podem destruir uma quantidade suficiente de tecido para indicar uma amputação. Via de regra, devem ser tratadas conservadoramente, até que a extensão da lesão possa ser mais bem avaliada e a amputação feita no nível mais distal condizente com uma boa cicatrização. Muitas queimaduras elétricas também necessitam de amputação. Nessas lesões, a determinação do nível para a amputação pode ser extremamente difícil, porque a necrose dos tecidos moles pode se estender mais proximalmente do que aparenta, apenas observando-se o aspecto externo do membro.

Nas crianças, deve-se tentar, sempre que possível, preservar as placas de crescimento, pois sua contribuição para o comprimento da extremidade ou do coto de amputação é muito importante, minimizando as desigualdades dos membros.

Com base no conhecimento de como uma prótese é adaptada, e das resultantes das forças geradas no coto durante a deambulação, as estruturas anatômicas devem ser tratadas e modeladas pelo cirurgião para otimizar a sua interação, melhorando a relação estática e dinâmica entre coto e prótese.

Há vários tipos clássicos de incisões descritos para a pele. Diferentes tipos de incisão não prejudicarão o uso da prótese, desde que a cicatriz formada não seja irregular, hipertrófica ou aderida a planos profundos. Nos casos das amputações transtibiais, principalmente nos vasculopatas, os retalhos longos posteriores resultam em um melhor potencial de irrigação. Nas amputações parciais dos pés, a maior parte possível de pele plantar deve ser preservada para recobrir a superfície de apoio do coto.

Em vez das marcações que todos fazem previamente à cirurgia, sugere-se dar preferência a seccionar a pele no nível mais distal possível no momento da operação e, somente ao final desta, decidir o desenho correto do retalho a ser confeccionado (Figuras 6 e 7). As suturas devem ser feitas sempre sem tensão e um maior cuidado é necessário nos pacientes portadores de vasculopatias ou diabetes. Nas cirurgias potencialmente contaminadas ou nas infectadas, pode-se optar por deixar o coto aberto, e somente fechá-lo quando não houver sinal algum de infecção local, em geral após várias limpezas cirúrgicas. Nas amputações transfemorais e em algumas transtibiais, pode-se utilizar o paraquedas (Figuras 8A e B) como técnica de manutenção do comprimento da pele, evitando sua retração, o que poderia ocasionar a subida do nível da amputação.

Os enxertos de pele têm sido muito utilizados na tentativa de preservação de cotos mais longos, principalmente nos casos das amputações traumáticas. A recomendação é que sejam utilizados nas áreas em que não haja descarga de peso na prótese (Figura 9). O trabalho de protetização é retardado em aproximadamente seis meses com o uso de um enxerto de pele simples, em função da necessidade de sua maturação, embora os cartuchos internos, moldados em silicone, tenham resolvido parcialmente o problema. Há uma boa experiência com a utilização de retalhos microcirúrgicos paraescapulares na cobertura miocutânea dos cotos de amputação (Figura 10). A utilização de expansores de

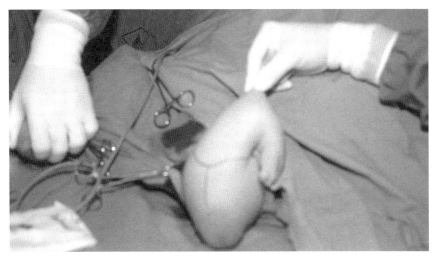

Figura 6 Planejamento da incisão.

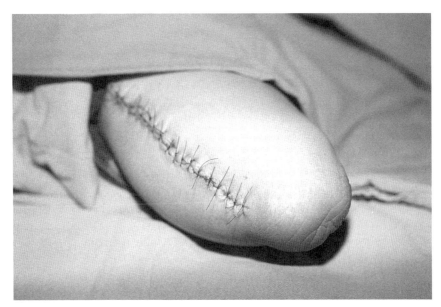

Figura 7 Resultado após cirurgia.

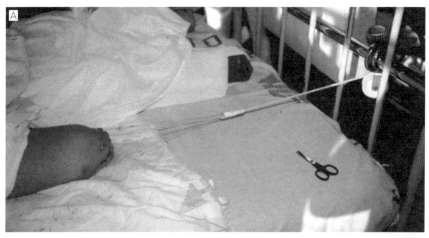
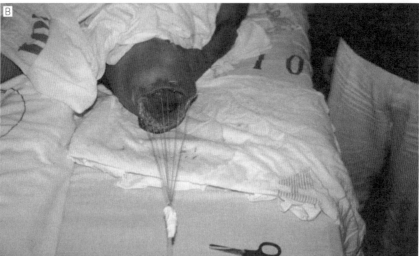

Figura 8 Uso de paraquedas para evitar retrações da pele.

pele (Figura 11) também é uma grande arma no arsenal terapêutico, embora prolongue o tempo necessário para a reabilitação.

As fáscias musculares são incisadas e suturadas em planos diferentes da pele e dos tecidos subcutâneos para evitar a formação de aderências cicatriciais.

Os grandes vasos são tratados com dissecção individual e amarras duplas com fios inabsorvíveis. Os pequenos vasos são tratados por eletrocauterização. Os vasos devem ser ligados um centímetro mais curtos do que a secção dos ossos.

Todos os ramos nervosos são dissecados individualmente e seccionados com lâmina de bisturi após tração leve, para que não haja neuropraxia (Figura 12).

8 Amputações traumáticas do membro inferior 127

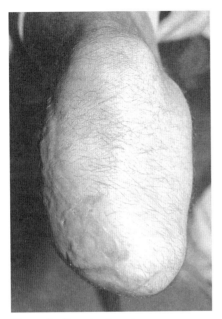

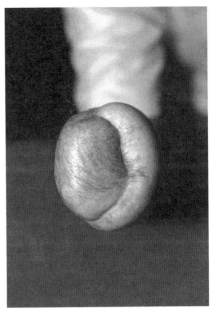

Figura 9 Enxerto de pele para preservação de cotos mais longos.

Figura 10 Uso de retalho microcirúrgico paraescapular para cobertura miocutânea do coto de amputação.

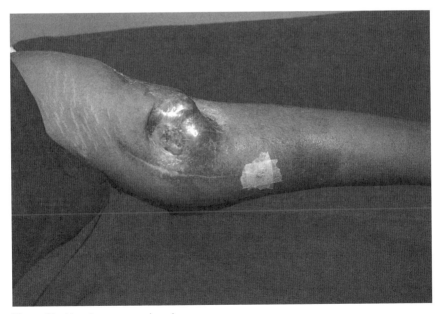

Figura 11 Uso de expansor de pele.

Somente os grandes troncos nervosos são ligados para impedir sangramento das *vasa nervorum*. Todos os cotos dos nervos devem ser sepultados em planos profundos. Neuromas de amputação sempre se formam, porém, se não estiverem em área de atrito ou compressão, dificilmente causarão problemas (Figura 13).

Os músculos são muito importantes no tratamento dos cotos de amputação. Além de serem o coxim natural de proteção das partes ósseas, ao serem adequadamente tratados, desenvolvem função ativa no controle e na suspensão da prótese, bem como melhoram a propriocepção e estimulam a circulação local. Utiliza-se o procedimento chamado mioplastia, em que são fixados os músculos agonistas a antagonistas principais do segmento residual de amputação. A evolução dessa técnica é a miodese (Figura 14), que une antagonistas e agonistas. São fixados no tecido ósseo, dando um ponto de inserção à musculatura, tornando-a útil e menos sujeita ao processo de atrofia e degeneração, tão comum nos pacientes amputados. Às vezes, são necessários alongamentos e reinserções musculotendíneas para restabelecer o equilíbrio funcional das amputações, evitando, assim, deformidades que dificultam o uso das próteses.

O tratamento dado ao tecido ósseo é bastante simples, mas não menos importante. Arestas ou saliências ósseas não devem ser deixadas, utilizando-se grosas e limas para essa finalidade (Figura 15). Atualmente, dá-se preferência às serras pneumáticas ou elétricas para a realização dos cortes ósseos. Após o corte, é necessário fazer uma intensa lavagem local com soro fisiológico para

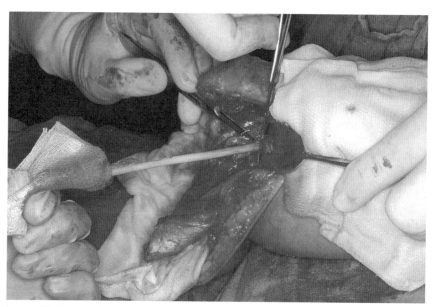

Figura 12 Dissecção nervosa.

8 Amputações traumáticas do membro inferior 129

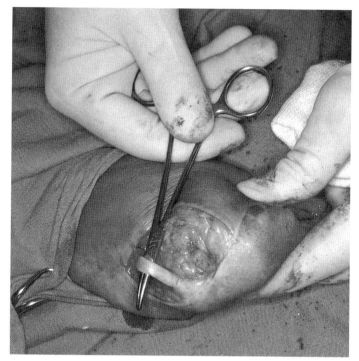

Figura 13 Neuroma de amputação.

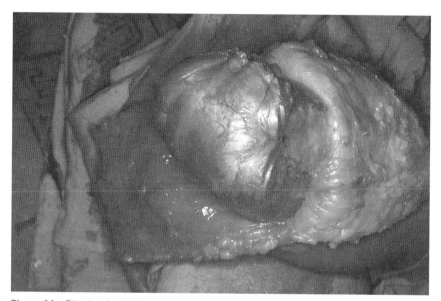

Figura 14 Técnica de miodese.

impedir implantação óssea *a posteriori*, com formação de espículas ósseas ou calcificações heterotópicas (Figura 16).

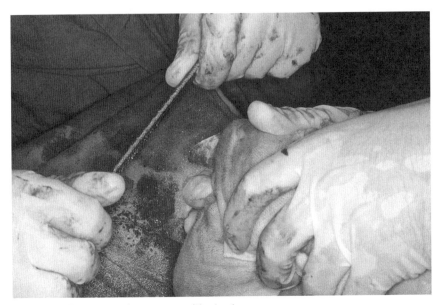

Figura 15 Tratamento de arestas e saliências ósseas.

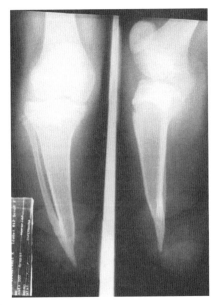

Figura 16 Espícula óssea.

Os níveis clássicos de amputação para os membros inferiores são: amputações falângicas; transmetatarsais; desarticulações interfalângicas, falângicas/metatarsais; desarticulação do tornozelo; amputações transtibiais; desarticulação do joelho; amputações transfemorais; desarticulação do quadril. A distribuição dos pacientes operados em nossa casuística por nível de amputação está na Tabela 3.

Tabela 3 Distribuição dos doentes segundo o nível de amputação

Nível	
Membros inferiores	54%
Parcial pé	7,90%
Pé	4,18%
Transtibial	25,81%
Desarticulação de joelho	1,39%
Transfemoral	14,18%
Desarticulação do quadril	0,23%

AMPUTAÇÕES DO PÉ E TORNOZELO

A amputação do hálux pode prejudicar o paciente durante uma marcha rápida ou corrida, diminuindo a velocidade dela e aumentando a sobrecarga local durante o desprendimento do antepé. A do segundo dedo frequentemente causa deformidade do hálux em valgo. A amputação dos outros, em geral, traz poucos problemas. A amputação de todos os dedos também causa poucos problemas na marcha em baixa velocidade, mas pode ser problemática para marcha rápida ou corrida, pois há diminuição da capacidade da impulsão final no desprendimento do antepé. Em geral, não obrigam o uso de um material protético especial para deambulação.

As amputações mais proximais do que o nível metatarsal resultam em problemas para caminhar por causa da perda de impulsão e de suporte.

As amputações no tornozelo dão um coto adequado para o suporte de peso e permitem bom espaço entre o coto e o solo, possibilitando a construção de próteses com a utilização de pés mais funcionais. A amputação de Syme (Figura 17) é a que melhor atinge esses requisitos nessa região. É adequada para o tratamento das lesões traumáticas significativas do pé nas crianças, pois preserva a placa de crescimento, permitindo o crescimento do coto sem que este se projete pela pele.

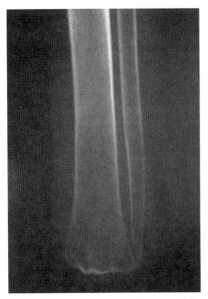 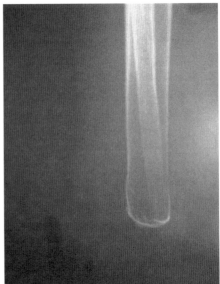

Figura 17   Amputação de Syme em A.P. e perfil.

AMPUTAÇÕES TRANSTIBIAIS

A amputação transtibial é a forma mais frequente de amputação. Geralmente ocorre em uma proporção de 2:1 em relação às transfemorais.

Sempre que possível, deve-se tentar preservar a articulação do joelho. Há muitas técnicas para esse tipo de amputação que, em linhas gerais, podem ser divididas em técnicas para membros com boa ou má perfusão.

O nível ideal para as amputações transtibiais é o da junção musculotendínea dos gastrocnêmios. A região distal a esse nível não é ideal, pois seus tecidos são mal perfundidos e a quantidade de tecidos moles para o acolchoamento é escassa.

Preservar a fíbula é interessante para prevenir a rotação da prótese. Ela deve ser seccionada preferencialmente 1 cm acima do nível da tíbia (Figura 18), embora alguns autores aceitem que a fíbula seja seccionada no mesmo nível da tíbia. Há também a necessidade de um corte frontal na tíbia com 45° de inclinação no perfil, para que haja adaptação adequada do coto à prótese, pois o alinhamento destas se faz com 15° de flexão do joelho. Quando o coto tibial é muito curto, a ressecção da cabeça da fíbula e a reinserção do ligamento colateral e das estruturas anexas na tíbia podem ser necessárias para dar melhor forma ao coto e evitar áreas de ulceração.

Nas amputações tibiais eletivas, utiliza-se a técnica da osteoperiostoplastia, que consiste na confecção de um túnel periosteal que une a tíbia à fíbula (Figura

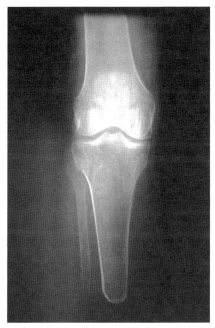 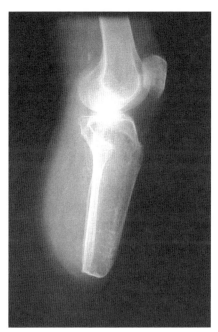

Figura 18   Forma adequada do coto transtibial.

19). Essa técnica foi desenvolvida na Hungria por Ertl no final da década de 1940 e introduzida no Brasil pelo dr. Marco Antônio Guedes. Ela tem a vantagem de permitir apoio distal completo, melhorando a distribuição de carga no coto, facilitando a propriocepção, impedindo a migração da fíbula para trás da tíbia e também melhorando a circulação local.

As técnicas preconizadas para a amputação dos membros com má perfusão são caracterizadas por retalhos de pele que utilizam a face posterior da perna. Em geral, o coto de amputação acaba sendo menor. A miodese sob tensão e a osteomioplastia, que é importante nos pacientes jovens e com boa perfusão tecidual, devem ser usadas com cuidado, já que predispõem à piora da perfusao tecidual.

DESARTICULAÇÃO DO JOELHO

A desarticulação do joelho resulta em um coto com grande capacidade para suportar peso e com um braço longo de alavanca com estabilização muscular. Permite o crescimento do coto femoral nas crianças por preservar a placa de crescimento (Figura 20).

É adequada também para pacientes idosos, pois permite uma melhor adequação da prótese ao coto e um gasto metabólico inferior ao deambular em

134 Amputações de membros inferiores

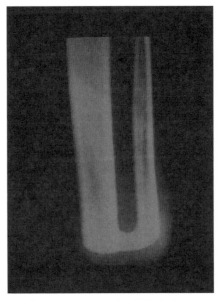

Figura 19 Osteoperiostoplastia em amputação tibial eletiva.

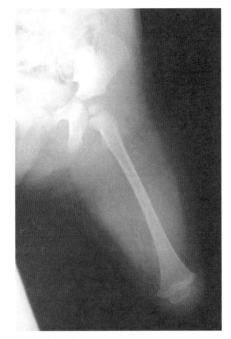

Figura 20 Desarticulação do joelho em criança.

relação às amputações transfemorais.[5,6] O cartucho utilizado também é de menor tamanho e utiliza os contornos dos côndilos para auxílio na suspensão da prótese.

Os novos cartuchos e próteses com articulação policêntrica do joelho promovem um balanço melhor na fase aérea durante a caminhada, melhorando a função do membro residual.

Nos doentes que não deambulam, as amputações transfemorais são úteis porque evitam a formação de úlceras distais, formadas frequentemente nos cotos de pacientes que foram submetidos a amputação transtibial, que tiveram contraturas em flexão do joelho como complicação. Quando comparada às amputações transfemorais, a desarticulação do fêmur tem como vantagens oferecer um braço de alavanca maior para transferências e uma plataforma de apoio maior ao sentar.

A construção de um coxim composto de retalhos do gastrocnêmio e da espessura total da pele para recobrir os côndilos femorais fornece uma plataforma adequada para distribuição de peso com menor risco de lesão do coto.

Uma das vantagens da desarticulação é que, com a manutenção da patela, o mecanismo extensor do joelho é preservado em sua maior parte, melhorando muito a propriocepção do paciente.

Retalho sagital

Essa técnica é boa para uso nos pacientes com doenças vasculares com má perfusão periférica. Os retalhos usados para recobrir o coto têm um tamanho simétrico com menor comprimento de cada lado do que o necessário em outras técnicas. A incisão deverá ter início na região anterior do joelho, entre o polo inferior da patela e a tuberosidade da tíbia e fim na porção posterior, na região diametralmente oposta. O ligamento patelar é desinserido do tubérculo tibial e a cápsula articular do joelho é incisada circunferencialmente na altura da linha articular. Os ligamentos cruzados são desinseridos da tíbia e os componentes do feixe vascular são ligados nesse nível. Os nervos fibular e tibial são sepultados proximalmente. O gastrocnêmio é dividido em sua porção distal para formar um retalho longo o suficiente para permitir que a sua fáscia seja suturada sem tensão à cápsula articular. O ligamento patelar é suturado aos cotos dos ligamentos cruzados, mantendo preservado o mecanismo extensor do joelho. O menisco poderá ou não ser removido, pois sua função de absorção de choque pode ser substituída pelo coxim feito com o gastrocnêmio. A fáscia posterior do gastrocnêmio é suturada à cápsula articular remanescente e a pele é aproximada. Após o fechamento, a cicatriz ficará na região posterior, na linha média entre os côndilos femorais.

Retalho anterior

A incisão tem início na região posteromedial do joelho, logo acima da linha articular, e estende-se de forma convexa, anterior e distalmente, até um ponto 2,5 cm distal da tuberosidade da tíbia. Então curva-se proximal e posterolateralmente para acabar próximo à linha articular. O retalho posterior também é convexo, mas é mais curto que o anterior. O ligamento patelar é incisado em sua inserção e a cápsula articular é incisada circunferencialmente. Os ligamentos cruzados são desinseridos da tíbia e o feixe vascular é ligado no nível da articulação. O nervo ciático é ligado proximalmente. O gastrocnêmio é removido da sua origem no fêmur. Os músculos semimembranáceo, semitendíneo e bíceps femoral são seccionados na sua porção distal com comprimento adequado para sutura no tendão patelar, sem tensão. A banda iliotibial e a pata de ganso são suturadas ao retináculo anterior remanescente e a pele é aproximada e suturada.

Incisão circunferencial

A vantagem dessa técnica é que ela não necessita da confecção de retalhos. Após a flexão do joelho em 90°, é feita uma incisão circunferencial na pele, 1,3 cm distal à tuberosidade da tíbia. Os ligamentos e a cápsula são incisados circularmente na altura da articulação. Os ligamentos cruzados são desinseridos da tíbia, o gastrocnêmio é desinserido do fêmur e o bíceps femoral, da cabeça da fíbula. O tendão patelar e o bíceps femoral são suturados aos cotos dos ligamentos cruzados. A porção anteromedial do retináculo é suturada à parte posterior da cápsula articular e ao músculo semimembranáceo. A pele é então fechada longitudinalmente.

AMPUTAÇÕES TRANSFEMORAIS

Nas amputações transfemorais, a articulação do joelho é perdida. Logo, é muito importante que o nível de amputação seja o mais distal possível, para possibilitar um bom braço de alavanca para o controle adequado da prótese. Entretanto, deve-se adequar o comprimento do coto para evitar que a articulação do joelho da prótese fique mais distal em relação ao joelho contralateral, causando problemas estéticos (Figura 21).

Na amputação convencional, as inserções dos músculos adutores são perdidas. A perda da inserção do músculo adutor causa um encurtamento do braço de alavanca e leva à abdução do coto femoral, pela maior ação do grupo abdutor. O alinhamento mecânico em relação à tíbia é prejudicado e o coto femoral em abdução causa aumento do consumo energético e desequilíbrio lateral.[15]

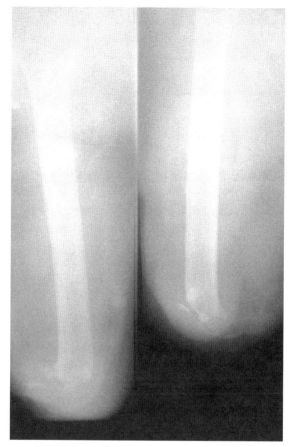

Figura 21 Amputação transfemoral com calcificações distais.

Para reduzir esses problemas, deve-se sempre tentar preservar a inserção do adutor magno. Pode-se também fazer uma mioplastia para tentar manter a adução do fêmur.

Nesse nível, os vasos são ligados no nível da secção óssea e os nervos de 2 a 3 cm proximalmente. O quadríceps é identificado e desinserido da patela, mantendo-se a parte da sua porção tendínea. O adutor magno é desinserido do tubérculo adutor e rebatido medialmente. Os músculos menores, grácil, sartório, semimembranáceo e semitendíneo devem ser seccionados com um comprimento superior ao tamanho do coto femoral, para facilitar sua ancoragem. São feitos orifícios nas faces lateral, anterior e posterior no coto femoral. O primeiro tendão a ser suturado é o do músculo adutor magno na borda lateral do fêmur, através dos orifícios anteriormente criados nessa região. Antes da fixação dos pontos, o fêmur deve ser mantido em adução máxima. Devem ser feitas suturas anteriores e posteriores para evitar que os músculos deslizem para a frente e para trás. Após a ancoragem do adutor magno, o quadril deve ser colocado em extensão e o quadríceps suturado pelo orifício posterior, para evitar uma contratura em flexão do quadril.

DESARTICULAÇÃO DO QUADRIL

Esse tipo de amputação é realizado mais frequentemente no tratamento de doenças neoplásicas. Quando possível, deve-se amputar através do trocanter menor para preservar o trocanter maior, que será útil para a adaptação do coto à prótese e prevenir rotações não desejadas durante a caminhada. Ele também facilita o ato de sentar sem a prótese, porque mantém uma base larga de apoio.

O retalho de pele para cobertura do coto deve ser com o posterior, aproximadamente quatro vezes maior do que o anterior.

CUIDADOS PÓS-OPERATÓRIOS

Sempre são colocados drenos de aspiração contínua nos cotos para evitar o aumento de volume, bastante característico dessas operações, causado pela dificuldade de retorno venoso e linfático (Figura 22).

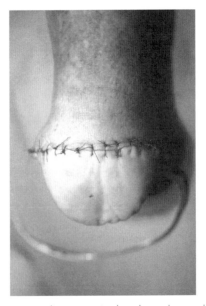

Figura 22 Uso do dreno para evitar aumento de volume do membro amputado.

O curativo utilizado é sempre o rígido (Figura 23): utilizam-se malha dupla, feltro nas proeminências ósseas, algodão ortopédico, atadura de crepe, finalizando com uma camada de gesso, para dar função compressiva ao curativo.

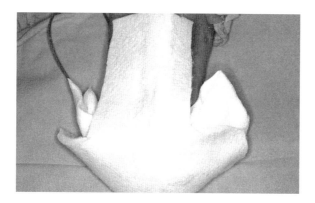

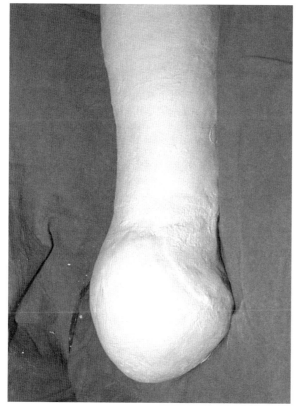

Figura 23 Curativo rígido após cirurgia de amputação.

Esse tipo de curativo estende-se à articulação proximal e deve permanecer fechado por alguns dias. Tem se mostrado muito útil no controle das deformidades articulares, da dor e do edema pós-operatório. O controle do edema pós-operatório possibilita a diminuição do tempo de enfaixamento e maturação mais rápida do coto, tornando mais precoce a protetização. Em alguns casos, como nas desarticulações, mantém-se o aparelho gessado por três a seis semanas, permitindo apoio distal completo, o que proporciona maior independência ao doente.

Agradecimentos ao acadêmico William Gemio Jacobsen Teixeira pela contribuição na elaboração deste capítulo.

📖 REFERÊNCIAS BIBLIOGRÁFICAS

1. The Global Lower Extremity Amputation Study Group. Epidemiology of lower extremity amputation in centres in Europe, North America and East Asia. Brit J Surg. 2000;87(3):328-37.
2. Pinto MAGS, Astur Filho N, Guedes JPB, Yamahoka MSO. Ponte óssea na amputação transtibial. Rev Bras Ortop. 1998;33(7):525-31.
3. Bowker JH. Surgical techniques for conserving tissue and function in lower-limb amputation for trauma, infection, and vascular disease. Instructional Course Lectures, AAOS, 1991; chapter 44.
4. Pinzur MS. New concepts in lower-limb amputation and prosthetic management. Instr Course Lect. 1990;39:361-6.
5. Pinzur MS, Gold J, Schwartz D, Gross N. Energy demands for walking in dysvascular amputees as related to the level of amputation. Orthopedics. 1992;15:1033-7.
6. Pinzur MS, Smith D, Tornow D, Meade K, Patwardhan A. Evaluation of the dysvascular below-knee and contralateral through-knee amputee. Orthopedics. 1993;16:254-6.
7. Atkins DJ, Heard DCY, Donovan WH. Epidemiologic overview of individuals with upper-limb loss and their reported research priorities. Journal of Prosthetics and Orthotics. 1996;8(1):2-11.
8. Barnes RW, Shanik GD, Slaymaker EE. An index of healing in below-knee amputation: leg blood peressure by Doppler ultrasound. Surgery. 1976;79(1):13-20.
9. Beaman DN, Fortin PT, Guyton GP, Holmes JR, Saltzman CL. The diabetic Foot. Instructional Course Lectures. American Academy of Orthopaedic Surgeons 67th Annual Meeting. 1999.
10. Belangero WD, Livani B, Angelini AJ, et al. Amputação dos membros inferiores na criança. Relato e experiência em 21 casos. Acta Ortop Bras. 2001;9(3):6-10.
11. Bowker JH, Michael JW, Moore TM, Pinzur MS, Smith JW. New concepts in lower limb amputation and prosthetic management I. Instructional course lectures handout cover, American Academy of Orthopaedic Surgeons, 1994.
12. Bowker JH, Goldberg B, Gottschalk FAB, Michael JW, Pinzur MS. New concepts in lower limb amputation and prosthetic management II. Instructional course lectures handout cover, American Academy of Orthopaedic Surgeons, 1994.
13. Bowker JH, Dalton GP, Michael JW, et al. New concepts in lower limb amputation and prosthetic management I. Instructional course lectures handout cover, American Academy of Orthopaedic Surgeons, 1996.
14. Bowker JH, Gottschalk FAB, Michael JW, Smith DG. New concepts in lower limb amputation and prosthetic management II. Instructional course lectures handout cover, American Academy of Orthopaedic Surgeons, 1996.

15. Burgess EM, Traub JE, Wilson JR. AB. Immediate postsurgical prosthetics in the management of lower extremity amputees. Washington, DC: Veterans Administration; 1967.
16. Burgess EM, Romano RL. The management of lower extremity amputees using immediate postsurgical prostheses. Clin Orthop Relat Res. 1968;57:137-46.
17. Burgess EM. Wound healing and tissue repair of the surgical amputation of limbs. J Rehab Res Develop. 1997;34(1):vii-ix.
18. Ertl J. Über amputationsstumpfe. Chirurg. 1949;20:218-24.
19. Geraghty TJ, Jones LE. Painful neuroma following upper limb amputation. Prosthet Orthot Int. 1996;20 176-81.
20. Gottschalk F. Transfemoral amputations: biomechanics and surgery. Clin Orthop Relat Res. 1999;361:15-22.
21. Johansen K, Daines M, Howey T, Helfet D, Hansen ST. Objective criteria accurately predict amputation following lower extremity trauma. J Trauma. 1990;30(5):568-73.
22. Krajbich JI. Lower-limb deficiencies and amputations in children. J Am Acad Orthop Surg. 1998;6:358-67.
23. Kram HB, Appel PL, Shoemaker WC. Prediction of below-knee amputation wound healing using noninvasive laser Doppler velocimetry. Am J Surg. 1989;158:29-31.
24. Laing PW, Cogley DI, Klenerman L. Neuropathic foot ulceration treated by total contact casts. J Bone Joint Surg. 1991;74-B9(1):133-6.
25. Loro A, Franceschi F. Prevalence and causal conditions for amputation surgery in the third world: ten years experience at Dodoma Regional Hospital, Tanzania. Prosthet Orthot Int. 1999;2:217-24.
26. Mohler DG, Kessler JI, Eara BE. Augmented amputations of the lower extremity. Clin Orthop Relat Res. 2000;371:183-97.
27. Malone JM, Anderson GG, Laika SG, Hagaman RM, Henry R, McIntyre KE, et al. Prospective comparison of noninvasive techniques for amputation level selection. Am J of Surg. 1987;154.
28. Mooney V, Harvey JP, McBride E, Snelson R. Comparison of postoperative stump management: plater vs. soft dressings. J Bone Joint Surg. 1971;53-A(2):241-9.
29. Murdoch G. Levels of amputation and limiting factors. Ann R Coll Surg Engl. 1967;40:4,204-16.
30. Murdoch G. Immediate post-surgical fitting: an editorial. Pros Int. 1969;3(8):2-7.
31. Myerson M, Papa J, Eaton K, Wilson K. The total-contact cast for management of neuropathic plantar ulceration of the foot. J Bone Joint Surg. 1992;74-A(2):261-9.
32. Noordhout BM, Brogniez A, Delhez L, et al. Amputations de membre inferieur. Acta Orthopaedica Belgica. 1988;54(4):406-12.
33. Okamoto AM, Guarniero R, Coelho RF, Coelho FF, Pedrinelli A. The use of bone bridges in transtibial amputations. Rev Hosp Clín Fac Med S. Paulo. 2000;55(4):121-8.
34. Orthopaedic Alliances Atlas. Historical development of artificial limbs. AAOS, 1960; chapter 1.
35. Pedrinelli A. Princípios gerais na cirurgia de amputação. Acta Ortop Bras. 1998;6(3):123-6.
36. Pinzur MS, Slosar JR PJ, Reddy NK, Osterman H. Through-knee amputation in peripheral vascular insufficiency: Functional outcome. Contemp Orthop. 1992;24:157-60.
37. Pozo JL, Powell B, Andrews BG, Hutton PAN, Clarke J. The timing of amputation for lower limb trauma. J Bone Joint Surg. 1990;72-B(2):288-92.
38. Redhead RG, Snowdon C. A new approach to the management of wounds of the extremities – controlled environment treatment and its derivatives. Prosthet Orthot Int. 1978;2:148-56.
39. Thompson RG. Amputation in the lower extremity. J Bone Joint Surg. 1963;45-A(8):1723-34.
40. Wu Y, Keagy RD, Krick HJ, Stratigos JS, Betts HB. An innovative removeable rigid dressing technique for below-the-knee amputation. J Bone Joint Surg. 1979;61-A(5):724-9.

9

Amputações neoplásicas

José Carlos Barbi Gonçalves
Alejandro Enzo Cassone

INTRODUÇÃO

As neoplasias malignas ósseas e de partes moles representam cerca de 1% de todos os tipos de câncer nos adultos e 10% dos cânceres em crianças menores de 15 anos. Caracterizam-se como a segunda causa de amputação dos membros inferiores em crianças e a terceira em adultos, ficando atrás de malformações congênitas, traumáticas e vasculares, respectivamente. É muito difícil estimar o número de cirurgias ablativas no Brasil. Estatisticamente, ocorrem dez casos novos/milhão de habitantes/ano de sarcomas ósseos e 20 casos novos/milhão de habitantes/ano de sarcomas em partes moles, sendo que 60% destes ocorrem nas extremidades e cerca de 20% serão amputados.[1-3]

Sarcoma de Ewing e osteossarcoma são sarcomas ósseos que ocorrem na primeira e na segunda década da vida, respectivamente; nos adultos, o condrossarcoma e o fibrossarcoma são os principais representantes. Já em relação aos sarcomas de partes moles, encontra-se o rabdomiossarcoma em crianças e, em adultos, o lipossarcoma e o fibro-histiocitoma maligno.[1,2,4]

A amputação era a principal forma de tratamento dos sarcomas ósseos e de partes moles localizados nas extremidades até 1980.

Esses pacientes com tumores de alto grau de malignidade apresentavam sobrevida global por volta de 20% e a grande maioria evoluiu a óbito por metástases nos primeiros 2 anos do diagnóstico. A partir de 1980, uma mudança radical ocorreu na expectativa de vida desses pacientes em razão dos métodos de diagnóstico por imagem, do sistema de estadiamento descrito por Enneking et al. em 1980, das novas técnicas cirúrgicas reconstrutivas e, principalmente, do desenvolvimento de protocolos de tratamento quimioterápico. Atualmente, essa nova abordagem permite uma sobrevida global ao redor de 75% e cirurgias de ressecção oncológica com preservação dos membros na grande maioria dos pacientes.[3,5-7] Apesar dos avanços nos últimos 20 anos e do diagnóstico precoce, cerca de 20% dos pacientes ainda são amputados. Isso se deve principalmente à demora do diagnóstico, às vezes por questões socioculturais, que ocorre em média 6 meses depois do início dos sintomas, e também em razão de abordagens e tratamentos inadequados.[2,8]

Nesses pacientes, a indicação da amputação, as técnicas utilizadas e a reabilitação apresentam características próprias, que serão discutidas a seguir.

CONSIDERAÇÕES GERAIS

O tratamento dos sarcomas ósseos e de partes moles consiste em uma abordagem multidisciplinar, composta pelo oncologista clínico, o cirurgião oncologista, o radiologista, o patologista, o fisioterapeuta e o psicoterapeuta. Está baseado no diagnóstico precoce por biópsia, estadiamento por métodos de imagem do local primário e a distância, uso de quimioterapia e radioterapia em tumores sensíveis, e a ressecção completa do tumor com margens amplas ou radicais, consideradas adequadas para o controle local da doença, e a reabilitação do paciente. A falha do controle local se caracteriza pela recidiva local, que costuma evoluir invariavelmente com mau prognóstico, depende diretamente das margens cirúrgicas de ressecção ou amputação e da resposta ao tratamento adjuvante quimioterápico e radioterápico quando indicado. A recidiva local ocorre em até 10% dos pacientes com tumores de alto grau de malignidade submetidos a ressecção ampla e mesmo em até 5% daqueles amputados, porcentagem que chega a 30% nas hemipelvectomias em razão da grande dificuldade em obter margens adequadas na pelve.[3,4,7,9,10] A quimioterapia e a radioterapia indicadas em tumores sensíveis dependendo do tipo histológico são meios de tratamento adjuvantes que auxiliam no controle local do tumor, facilitando a ressecção e evitando a disseminação para outros órgãos. A ressecção do tumor e a reconstrução do segmento acometido utilizando endopróteses ou enxertos ósseos dependem de fatores locais relativos à localização e à extensão da neoplasia e de fatores relativos ao paciente; na impossibilidade dessa ressecção com margens amplas adequadas e uma reconstrução com uma função do membro mais que razoável, a amputação está indicada. A sobrevida desses pacientes depende do estadiamento inicial, da resposta ao tratamento instituído e do tipo histológico da neoplasia.

As principais indicações para amputação nos sarcomas ósseos e de partes moles são:

- crianças com menos de 6 anos de idade com tumores localizados ao redor do joelho que acometem as placas fisárias, devido à inaceitável expectativa de discrepância de comprimento dos membros inferiores além de 10 cm, independentemente do método reconstrutivo. A amputação com uso de prótese permite uma função muito melhor;

- comprometimento do plexo neurovascular vital ao membro acometido;
- tumores infectados e ulcerados ou ainda aqueles abordados inadequadamente com biópsias mal planejadas. Isso impede uma ressecção com margem adequada e por vezes é uma indicação higiênica;
- tumores muito grandes ao diagnóstico com comprometimento extenso em partes moles, tecido celular subcutâneo e pele, impedindo a ressecção ampla adequada e a cobertura do método reconstrutivo utilizado;
- tumores cuja alternativa reconstrutiva evolui com uma função do membro muito inferior àquela obtida pela amputação com uso de prótese, considerando o prognóstico de sobrevida do paciente e as complicações dos métodos reconstrutivos a curto, médio e longo prazo;
- fratura patológica é uma indicação relativa. A maioria desses pacientes é amputada em razão da extensão e da disseminação do hematoma da fratura contaminado pela neoplasia nos tecidos, comprometendo a margem na ressecção;
- infecção pós-ressecção e reconstrução em pacientes em tratamento quimioterápico;
- recidiva local, dependendo do prognóstico de sobrevida do paciente.

Especificamente nos casos oncológicos, algumas particularidades da cirurgia são importantes. Uma vez avaliado o paciente e escolhida, em conjunto com a equipe multidisciplinar, a indicação da amputação, seu planejamento deve considerar: o nível da amputação com relação à extensão do tumor, a idade e as expectativas do paciente, o prognóstico de sobrevida e sua reabilitação. O nível de amputação deve respeitar a margem ampla adequada óssea e em partes moles, avaliada por meio do exame clínico e principalmente pela ressonância magnética e pela cintilografia óssea; o coto, oncologicamente seguro, deve ser suficiente para sua protetização e permitir sua reabilitação. A idade é importante no que se refere às atividades do paciente e sua demanda biomecânica e à questão do crescimento do coto nas crianças com amputações diafisárias.

As técnicas cirúrgicas de amputação em tumores musculoesqueléticos não diferem muito daquelas convencionais, entretanto, não é rara a necessidade de incisões ou o uso de retalhos não convencionais para cobertura, respeitando as margens amplas adequadas. Abordagens com incisões alternativas existem também em decorrência de biópsias mal planejadas que devem ser retiradas em conjunto com o tumor, considerando que estas estejam contaminadas.[1,3,4] O uso do torniquete, quando possível, dependendo do nível da amputação, é permitido, porém o membro não deve ser exsanguinado com uso de faixa de Smarch por causa do risco de liberação proximal de êmbolos tumorais. Outro detalhe muito importante encontra-se nas amputações de tumores ósseos com osteotomias diafisárias: como as transfemorais e as transtibiais, elas devem ser realizadas respeitando-se uma margem ampla mínima óssea e em partes moles de 5 cm, o mesmo padrão de segurança utilizado nas ressecções; também deve-se colher a medula óssea proximal no nível de amputação e encaminhá-la para avaliação histológica com o objetivo de confirmar a margem medular livre de neoplasia. Devemos lembrar que os pacientes em tratamento quimioterápico são imunodeprimidos, apresentando um risco maior de infecção; a cirurgia deve ser realizada uma vez que os exames hematológicos demonstrem uma melhora na imunossupressão; a quimioterapia só deve ser retomada após 15 dias da cirurgia. Outras complicações possíveis em pacientes oncológicos, além da infecção, são a cobertura inadequada do coto ósseo, a deiscência da ferida, a necrose de partes moles, a dor fantasma e o crescimento ósseo nas crianças. Mesmo assim, as revisões são raras, não prejudicando sua reabilitação. O número de complicações ainda é muito menor quando comparado com o de pacientes submetidos a ressecções e reconstruções com preservação dos membros.[11]

A reabilitação desses pacientes deve ser a mais rápida possível, com objetivo de proporcionar uma qualidade de vida razoável e retomar logo o tratamento quimioterápico adjuvante, quando indicado. Os protocolos de tratamento quimioterápicos para sarcomas incluem o uso da doxorrubicina, droga que apresenta certo grau de miocardiotoxicidade, e também o uso da bleomicina, que pode causar fibrose pulmonar. Isso é muito importante na reabilitação, considerando a relação direta entre o nível de amputação, consumo de energia e sobrecarga cardiovascular, em pacientes debilitados pela toxicidade das drogas quimioterápicas. O programa de reabilitação deve melhorar a qualidade de vida, reduzindo o gasto de energia e melhorando a resistência com uma protetização adequada.[5,11]

Ainda muito importante é o acompanhamento psicoterápico desses pacientes e dos familiares ao diagnóstico e durante o tratamento, para que estejam preparados no momento cirúrgico para uma eventual amputação quando for necessária para controle local da doença, sem atraso do protocolo de tratamento quimioterápico e sua adequada reabilitação.

HEMIPELVECTOMIA

Os tumores malignos primários do osso com localização pélvica são muito raros. Cerca de 5% deles acometem os ossos da bacia. O tratamento cirúrgico visando o controle local desses tumores é indicado em muitos casos, assim como a hemipelvectomia externa (HE), na qual se remove o tumor no osso pélvico e a hemibacia, junto com o membro inferior praticamente sem doença.

A hemipelvectomia (HE) é considerada uma das cirurgias de maior mutilação anatômica para o ser humano. Tem como consequência direta grande dificuldade de reabilitação, e complicações pós-operatórias e psicológicas de difícil solução. Sequelas mentais graves como neurose e depressão foram observadas após hemipelvectomia externa. A recorrência local ou persistência da doença constituem um dos maiores problemas relacionados à sobrevida do paciente com câncer, haja vista que a maioria deles vai a óbito em pouco tempo. A reabilitação é bastante difícil, o gasto energético é grande, a fixação de uma prótese externa também é complicada e o paciente, na maioria das vezes, acaba desistindo de usá-los.

Tecnicamente, a cirurgia é mais complicada, muitas vezes o tumor a ser ressecado já tem exposição fora da pele, em local de radioterapia prévia, e muitas vezes não se tem retalhos que possam dar o adequado fechamento da ferida. Eles podem ficar necróticos por suprimento sanguíneo inadequado (Figura 1).

Segundo Karakousis et al., nas cirurgias com *flap* posterior, em que o glúteo máximo está junto, a possibilidade de necrose do *flap* ou deiscência da sutura fica diminuída, em razão da certeza da vascularização nessa área.[12] Para Guest et al., as ressecções tumorais na região da pelve são cirurgias muito complexas, por causa do tamanho dos tumores intrapélvicos, os quais envolvem as estru-

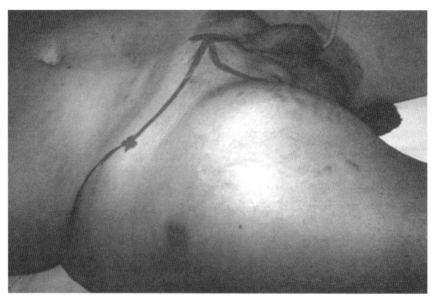

Figura 1 Incisão anterior da hemipelvectomia mostrando tumor de grande volume.

9 Amputações neoplásicas **147**

turas nobres, como feixes vasculonervosos e estruturas viscerais. Existem casos específicos com muita dificuldade da manutenção de um membro funcional ativo perante a maciça ressecção óssea envolvendo essa região.[13]

As complicações dessas cirurgias, recidiva local, infecções profundas, assim como problemas com o nervo ciático, são de difícil resolução. Segundo Guest, a modificação do protocolo cirúrgico pode diminuir essa intercorrência, evitar o uso da via iliofemoral e usar a via fleoinguinal com menor taxa de deiscência e infecção, usar transferência de musculatura vascularizada para cobrir o defeito (p. ex., o reto abdominal) e usar o reto femoral para preencher o espaço morto antes do fechamento da ferida operatória. Muscolo et al. referem ser um dos principais entraves nas ressecções dos tumores pélvicos o fato de, ao diagnóstico, já apresentarem grande volume no diagnóstico, pois geralmente crescem até um tamanho considerável e, desse modo, começam a invadir órgãos pélvicos e causar sintomatologia. Durante muitos anos, a amputação interilioabdominal foi usada para o tratamento dos tumores pélvicos com um alto custo psicológico, social, funcional e cosmético.[14]

Segundo Nowroozi et al., os resultados discutidos sobre gastos energéticos refletem que pacientes que passaram por desarticulação do quadril (DQ) e hemipelvectomia deambulam mais devagar, 40 e 50%, e consomem 82 (DQ) e 125% (HE) mais energia que um paciente comum, e gastam 45% a mais de energia deambulando com muletas em velocidade normal que o grupo controle. Esse estudo demonstra que o gasto energético requerido para deambular nos pacientes com HE e DQ fica proibitivo em pessoas mais idosas.[15]

A técnica cirúrgica tem os mesmos princípios entre todos os autores e se compõe de três estágios: anterior, lateral e posterior. O estágio anterior tem incisão começando no tubérculo púbico, se dirigindo superiormente em direção à espinha ilíaca, anterossuperiormente pelo ligamento inguinal e se dirige posteriormente através da crista do osso ilíaco. Nesse estágio, se descola a musculatura. O estágio posterior é continuar a incisão através da crista ilíaca até a espinha ilíaca posterossuperior; nesse ponto, se dirige a incisão em direção ao grande trocanter e continua posterior e distalmente através da prega do glúteo. No estágio perineal se abduz o membro inferior e se dirige a incisão através do ramo púbico até encontrar a incisão posterior na prega do glúteo. Basicamente, se fazem as dissecções descolando a musculatura e ligando e seccionando vasos e nervos na medida da anatomia imposta pelo tumor pélvico ali existente. Os retalhos e os músculos remanescentes são suturados em chuleio, de forma a providenciar um bom coxim para apoiar a prótese na reabilitação. Os cotos dos nervos seccionados são sepultados na intimidade do sacro para evitar estímulo no neuroma que se formara (Figura 2).

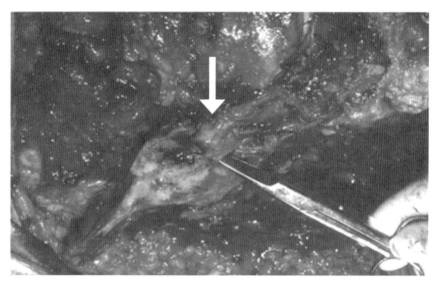

Figura 2 Sepultamento das raízes do ciático no sacro, pós-hemipelvectomia externa. Grande volume.

DESARTICULAÇÃO COXOFEMORAL

A desarticulação do quadril (DQ) decorrente de tumor na região da coxa é uma cirurgia menor que a HE, porém não isenta de problemas relacionados à reabilitação funcional e psicológica do paciente, alterando radicalmente seu estilo de vida. Autores como Slocum, Sugarbacker e Chretien têm descrito técnicas de sutura do coto para minimizar as complicações com uso de prótese e, mesmo assim, ainda com dificuldade de reabilitação. A melhor indicação seria a redução da morbidade para melhorar o nível de função. A escolha da técnica deverá favorecer principalmente a cicatrização da ferida, dissecando os retalhos miocutâneos o mais minimamente possível. Para a desarticulação, quando não pudermos utilizar a técnica convencional, poderemos usar retalhos não convencionais, como o retalho do adutor da coxa ou a preservação do glúteo máximo, garantindo a viabilidade do *flap* posterior. Se não tivermos o retalho posterior, poderemos usar um *flap* anterior, com o qual o quadríceps tem garantido o suprimento sanguíneo da artéria lateral femoral circunflexa, que é ramo dos vasos femorais profundos.

A preocupação referente à cicatrização e ao fechamento da ferida operatória, principalmente em áreas previamente irradiadas, tem ocasionalmente limitado a extensão da cirurgia.

A técnica de desarticulação do quadril segue os mesmos princípios das outras técnicas, nas quais a tática operatória dada a etiologia para a indicação cirúrgica é muito importante. Trata-se de uma patologia especial de crescimento muitas vezes rápido e de grande volume, e que frequentemente dita as regras da via de acesso e dissecção.

A incisão é do tipo raquete de tênis, iniciando na espinha ilíaca anterossuperior, seguindo medialmente pelo ligamento inguinal em direção à parte média da coxa mais ou menos 5 a 7 cm distalmente à inserção dos adutores (Figura 3). Dissecando-se planos profundos, liga-se o feixe vasculonervoso com sutura transfixante, continua-se a incisão no sentido posterior da coxa, seguindo pouco abaixo da tuberosidade isquiática, dirigindo-se lateralmente à coxa a cerca de 10 cm distais à base do grande trocanter, indo desse ponto proximalmente até a espinha ilíaca anterossuperior. Seccionam-se os músculos adutores, sartório e o reto femoral. Roda-se a coxa lateralmente, visualizando o pequeno trocanter, e dali secciona-se o tendão do músculo psoas-ilíaco. Disseca-se a região do obturador e se liga o feixe obturador vasculonervoso. Deve haver muita atenção na secção do músculo obturador externo; ele deverá ser separado da sua inserção femoral, e não do ilíaco, pois nessa posição pode-se seccionar a artéria obturatória e com a sua retração intrapélvica causar grande hemorragia de difícil controle, com possibilidade de óbito para o paciente. Com rotação medial da coxa, secciona-se o músculo glúteo médio e mínimo, fáscia lata com o tensor, rotadores laterais do quadril, secciona-se o nervo ciático longo com bisturi afiado, retira-se a cápsula com luxação do quadril e ocorre a consequente separação do membro inferior. Lava-se copiosamente e inicia-se a reconstrução do coto. Os nervos ciático, femoral e obturador são colocados dentro do acetábulo e mantidos ali com sutura fina da cápsula no períneo, de forma a sepultar esses cotos nervosos dentro da cavidade acetabular. Faz-se um chuleio da musculatura remanescente sobre a região do acetábulo, formando um coxim muscular bem firme. A fáscia, o tecido celular subcutâneo e a pele são suturados de maneira convencional. Coloca-se bandagem de Tensoplast® por 3 semanas, quando se seguirá para a protetização.

AMPUTAÇÃO TRANSFEMORAL

Na amputação transfemoral, o coto remanescente tem que ficar com bom tamanho para uma melhor adaptação do soquete da prótese do membro inferior. Usualmente, faz-se com uma incisão tipo "boca de jacaré", com retalhos posterior e anterior de igual tamanho, sendo que o vértice proximal deverá coincidir com o nível da secção do fêmur (Figura 4). Procede-se a secção do tecido muscular, acompanhando a incisão da pele. Disseca-se e faz-se a ligadura dos vasos e

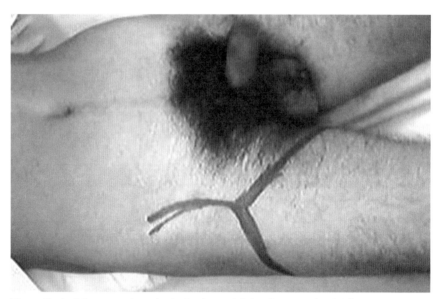

Figura 3 Incisão para a desarticulação do quadril tipo "raquete de tênis".

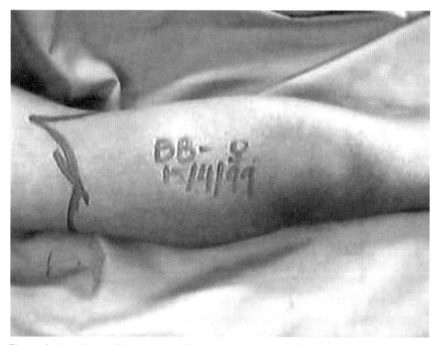

Figura 4 Incisão tipo "boca de jacaré" para amputação transfemoral.

nervos femorais e por último secciona-se o nervo ciático com lâmina afiada de bisturi, deixando-se o coto do nervo mais longo. Faz-se a osteotomia do fêmur no nível proximal da incisão. Com uma cureta, colhe-se material da medular do fêmur remanescente para avaliação anatomopatológica. Após a lavagem copiosa do campo operatório, procede-se a reconstrução do coto.

Em primeiro lugar, coloca(m)-se o(s) coto(s) do ciático e femoral na cavidade medular do fêmur, fixando suavemente o perineuro no periósteo (Figura 5). Procede-se a reconstrução muscular fazendo um chuleio da musculatura remanescente, de forma a fixá-la ao redor do coto ósseo (Figura 6). A aproximação da fáscia e do tecido adiposo subcutâneo se faz de maneira convencional (Figura 7). O curativo é feito com Tensoplast® e permanece ocluído por 3 semanas, quando é trocado e encaminhado para a protetização (Figura 8).

Uma complicação indesejada decorrente da amputação é a dor e sensação do membro fantasma. Ela provém do estímulo mecânico ou pressão e baixo fluxo sanguíneo no neuroma que se forma após a secção do nervo. O tratamento da dor fantasma se baseia na terapêutica química e psicológica, e na revisão do coto de amputação em busca desses neuromas.

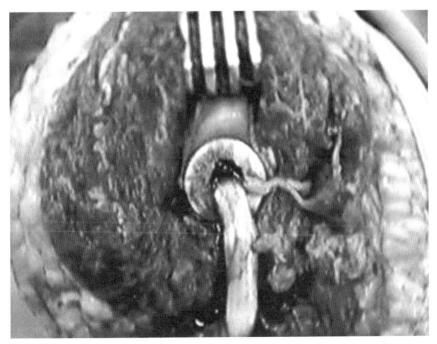

Figura 5 Sepultamento dos cotos dos nervos ciático e femoral na medular do fêmur.

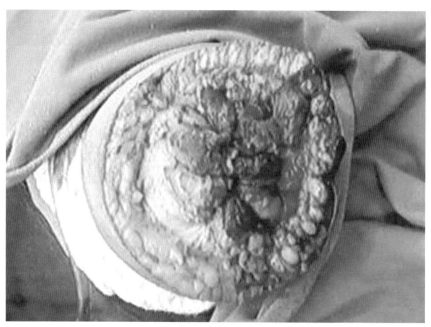

Figura 6 "Chuleio da musculatura" recobrindo a extremidade óssea do fêmur.

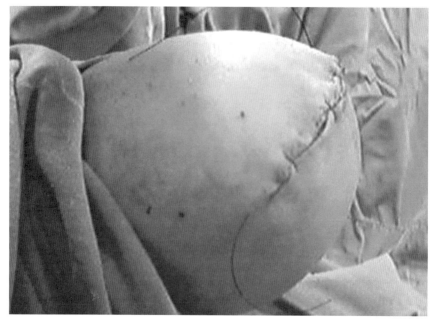

Figura 7 Face lateral do coto com sutura intradérmica.

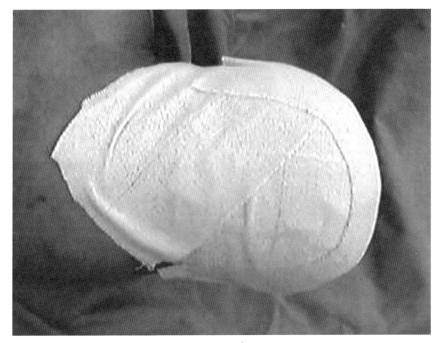

Figura 8   Curativo compressivo com Tensoplast®.

No período de 1992 a 1997 foram amputados 20 pacientes por doença neoplásica maligna, e nessas amputações foi usada essa técnica de enclausuramento do nervo dentro do osso, de forma que o neuroma ficasse protegido por uma carapaça óssea, resguardado de estímulos. Esses pacientes foram comparados com outro grupo de pessoas que foram amputadas e reconstruídas da forma convencional. Desses 20 pacientes, 60% não tiveram no pós-operatório imediato e tardio dor fantasma ou referência a membro fantasma (Figura 9). Essa mesma técnica de enclausuramento do nervo também tem sido usada para outros níveis, como hemipelvectomias, desarticulação do quadril e amputações transtibiais (Figura 2).

GIROPLASTIA

A giroplastia foi descrita por Borggreve em 1927 para correção de encurtamentos graves do membro inferior e em casos de anquilose do joelho por tuberculose. A técnica, considerada uma amputação intercalar, foi popularizada por Van Nes em 1937 para o tratamento de defeitos congênitos do fêmur e primeiramente utilizada como método reconstrutivo em crianças portadores de sarcomas do fêmur por Salzer em 1974.[6,16,17]

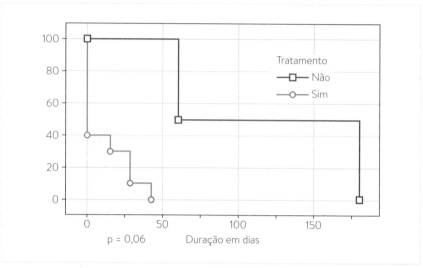

Figura 9 Tabela de Kaplan Meier mostrando que a dor e a sensação fantasma praticamente não existem no período pós-amputação.

A técnica está indicada para crianças menores de 10 anos de idade portadoras de sarcomas ósseos localizados no fêmur ou na tíbia proximal que comprometem a placa fisária, cuja ressecção ampla e reconstrução com endoprótese ou enxerto ósseo não é possível do ponto de vista oncológico em razão do comprometimento de partes moles ou do plexo vascular, lembrando que deve ser possível a preservação do nervo ciático.[17] Após a ressecção ampla do tumor com margens amplas adequadas utilizando uma incisão romboide, incluindo o trajeto da biópsia prévia, a porção distal do membro é rodada 180° e fixada proximalmente no coto femoral remanescente ou na pelve com uma placa de compressão. O tornozelo substitui o joelho, permitindo a flexoextensão dele por meio do movimento de dorsiflexão e flexão plantar, respectivamente (Figura 10). Pré-requisito importante para indicação dessa técnica é que o nervo ciático seja preservado e, portanto, não pode estar comprometido pela neoplasia; em relação aos vasos poplíteos, seu comprometimento pela neoplasia não exclui sua indicação, permitindo sua secção se estiverem comprometidos e posterior anastomose vascular, sem problemas decorrentes do encurtamento do membro. Apesar do aspecto estético pouco aceito em nosso meio, o resultado funcional obtido com essa técnica utilizando-se uma prótese é comparável em todos os aspectos ao dos pacientes com amputações infrapatelares. Importante detalhe é o cálculo correto da altura do tornozelo na cirurgia em relação ao membro normal para que no final da maturidade esquelética ambos os "joelhos" estejam simétricos. Portanto, é uma técnica de reconstrução com segurança oncológica

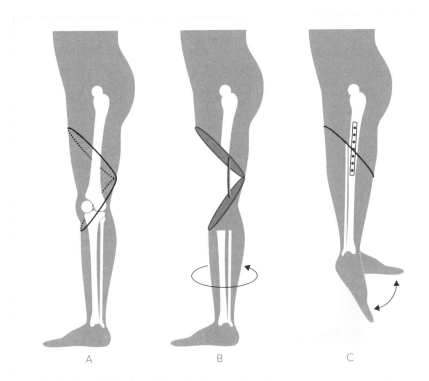

Figura 10 Desenho esquemático da giroplastia.

na ressecção de sarcomas ósseos do fêmur ou da tíbia proximal em crianças menores de 10 anos de idade, que permite protetizar e reabilitar o paciente com uma função do membro melhor do que aquela esperada em amputações proximais do fêmur, resguardando as limitações em razão do aspecto estético pouco aceito.[6,9,17]

DESARTICULAÇÃO DO JOELHO

Do ponto de vista cirúrgico, é menos agressiva do que uma amputação transfemoral e, em pacientes com pouca idade, não causa dano na epífise distal do fêmur, o que evita o supercrescimento do osso na parte distal do coto.

A incisão tipo "boca de jacaré" é feita no nível da articulação do joelho, onde, dependendo da topografia tumoral, os *flaps* anterior ou posterior podem ser mais longos (Figura 11). Deverá ser dissecado com o *flap* anterior o tendão patelar na sua inserção e rebatido junto com ele. Disseca-se por planos e seccionam-se os ligamentos do joelho; então, é feito um orifício no fêmur para o sepultamento

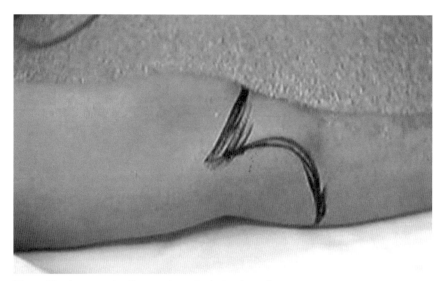

Figura 11 Aspecto dos *flaps* na desarticulação do joelho.

do coto do nervo ciático (Figura 12). Após lavagem copiosa, fazemos a sutura dos músculos antagonistas de forma que a patela fique situada no intercôndilo femoral, sutura do subcutâneo e da pele com curativo e Tensoplast® (Figuras 13A e B).

AMPUTAÇÃO TRANSTIBIAL

Com uma amputação a este nível, não é possível ainda o apoio distal ainda. O resultado operatório sera a produção de um coto para a reabilitação com prótese de contato.

Deve-se posicionar o paciente em débito dorsal com torniquete na raiz da coxa sem expressão sanguínea para melhor hemostasia. Marca-se a incisão distal da articulação do joelho em torno de 12 cm se o tumor permitir, em L, com um *flap* posterior longo e o anterior mais curto (Figura 14), então, disseca-se a fáscia, refletindo anteriormente junto com a pele e o tecido celular subcutâneo, e seccionam-se anteriormente os músculos até a membrana interóssea, ligando o feixe vasculonervoso anterior. Depois, disseca-se posteriormente o *flap* posterior ligando-se o feixe posterior e o fibular, e secciona-se a musculatura seguindo a linha de incisão. Faz-se a osteotomia da tíbia e a fíbula está mais curta pelo menos 2 cm, para dar mais anatomia no coto e melhorar a protetização. Os cotos dos nervos são introduzidos na cavidade medular da tíbia (Figura 15). Após copiosa lavagem com soro fisiológico, procede-se o fechamento dos grupos

9 Amputações neoplásicas   157

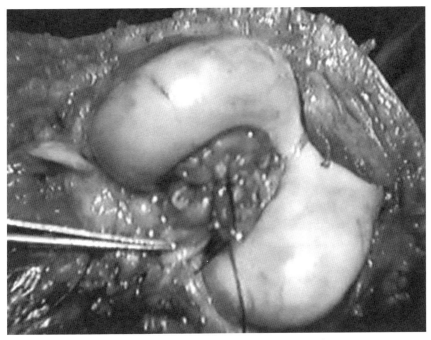

Figura 12   Detalhe do sepultamento do ciático no intercôndilo do fêmur.

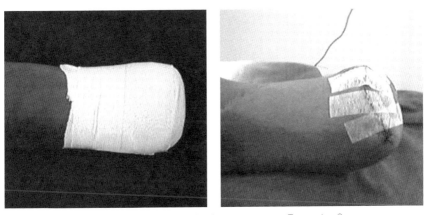

Figura 13   Estágio pós-sutura e colocação do curativo com Tensoplast®.

musculares em sutura tipo chuleio, como mostra a Figura 16. A fáscia muscular e o tecido celular subcutâneo são suturados, seguindo-se a linha de incisão. A pele é, então, suturada com náilon subcuticular e coloca-se o curativo com o Tensoplast® (Figura 17).

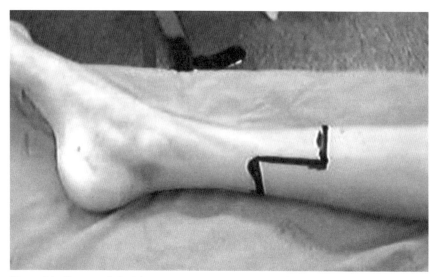

Figura 14 Preparo da incisão para a amputação transtibial.

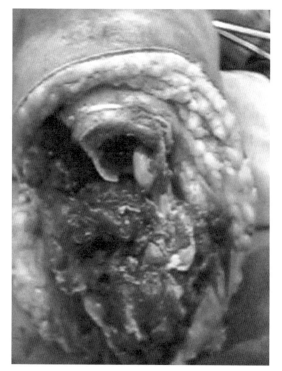

Figura 15 Sepultamento do coto nervo tibial posterior na medular da tíbia.

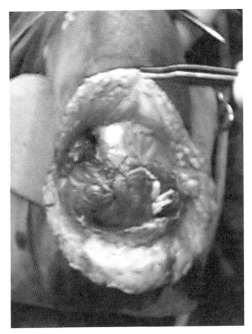

Figura 16 Sutura em chuleio da musculatura da perna.

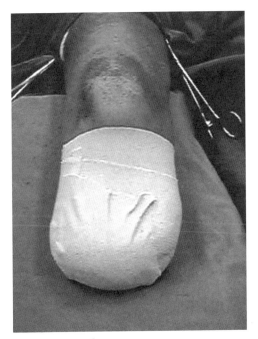

Figura 17 Curativo com Tensoplast®.

AMPUTAÇÃO NO NÍVEL DO PÉ E TORNOZELO

Praticamente, nessa amputação procura-se preservar o coxim dermogorduroso da planta do pé e região do calcâneo, com possibilidade de apoio distal sem prótese.

A técnica que se usa para amputação no nível do pé é a técnica de Syme, que deixa um *flap* posterior no calcanhar. A incisão começa abaixo da extremidade dos maléolos e se curva anteriormente no nível da articulação do tornozelo, se estendendo distalmente pela face plantar, indo em direção novamente ao maléolo, se juntando com a porção inicial (Figura 18). Dissecados os planos profundos, até o osso, resseca-se o talo, secciona-se a cápsula anterior do tornozelo. Depois, lateral, anterior e medialmente se ligam os feixes vasculonervosos e disseca-se o calcâneo, liberando o tendão do calcâneo, dissecando por planos até a saída da extremidade óssea do pé (Figura 19). Regularizam-se os maléolos e sutura-se a musculatura anterior com a posterior, introduzindo sempre que possível os cotos nervosos na medular do osso. Sutura-se por planos e faz-se um curativo compressivo com Tensoplast® (Figura 20).

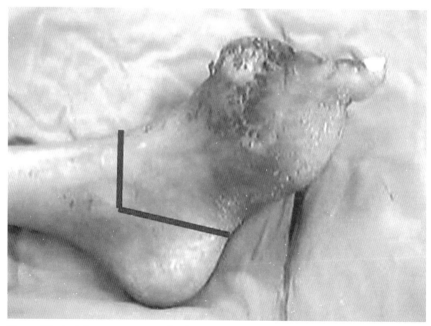

Figura 18   Incisão para a amputação do pé e tornozelo.

9 Amputações neoplásicas 161

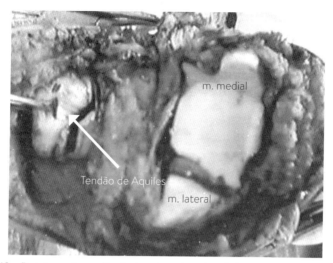

Figura 19 Detalhe após a retirada do astragalo e do calcâneo.

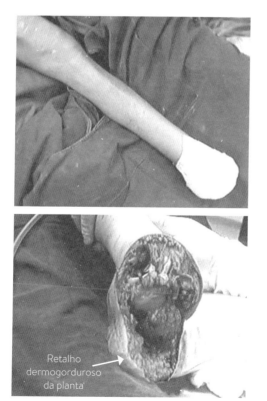

Figura 20 Coto com Tensoplast® e sutura da musculatura remanescente.

📖 REFERÊNCIAS BIBLIOGRÁFICAS

1. Campanacci M. Bone and soft tissue tumors. New York: Springer-Verlag; 1990. 113l p.
2. Lopes A. Sarcomas de partes moles. São Paulo: Medsi; 1999. 593 p.
3. Sugarbaker PH, Malawer MM. Musculoskeletal surgery for cancer. New York: Thieme; 1992. 391 p.
4. Simon MA, Springfield D. Surgery for bone and soft-tissue tumors. Philadelphia: Lippincott-Raven; 1998. 756 p.
5. Enneking WF, Spanier SS, Goodman MA. A system for the surgical staging of musculoskeletal sarcomas. Clin Orthop. 1980;153:106-20.
6. Finn HA, Simon MA. Limb-salvage surgery in the treatment of osteosarcoma in skeletally immature individuals. Clin Orthop. 1991;262:108-18.
7. Rougraff BT, Simon MA, Kneisl JS, Greenberg DB, ManKin HJ. Limb salvage compared with amputation for ostesarcoma of the distal end of the fêmur. J Bone and Joint Surg. 1994;76-A:649-56.
8. Lane JM, Kroll MA, Rossbach PG. New advances and concepts in amputee management after treatment for bone and soft-tissue sarcomas. Clin Orthop. 1990;256:22-8.
9. Cassone AE, Picci P, Campanacci M. Recidiva local em osteossarcoma. Rev Bras Ortop. 1997;32:882-6.
10. Sluga M, Windhager R, Lang S, Heinzl H, Bielack S, Kotz R. Local and systemic control after ablative and limb sparing surgery in patients with osteosarcoma. Clin Orthop. 1999;358:120-7.
11. Rodriguez RP. Amputation surgery and prostheses. Orthop Clin North Am. 1996;27:525-39.
12. Karakousis CP, Emrich LJ, Driscoll DL. Variants of hemipelvectopmy and their complications. Am J Surg. 1989;158:404-8.
13. Guest et al. 1990.
14. Muscolo L, Ayerza MA, Butaro M, Calabrese M, AponTetinão LA. Hemipelvectomia interna en el tratamiento de los tumores musculõesqueleticos de la pelvis. Revista de la AAOT. 1998;63:14-7.
15. Nowroozi F, Salvanelli ML, Geber LH. Energy expenditure in hip disarticulation and hemipelvectomy amputees. Arch Phys Rehab. 1983;64:300-3.
16. Merkel KD, Gebhardt M, Springfield D. Rotationplasty as a reconstructive operation after tumor resection. Clin Orthop. 1991;270:231-6.
17. Winkelmann WW. Rotationplasty. Orthop Clin North Am. 1996;27:503-23.

10

Amputações dos membros inferiores na criança

William Dias Belangero
Bruno Livani

INTRODUÇÃO

Nas crianças, as repercussões físicas produzidas pelas amputações dos membros podem ser minimizadas em parte pela plasticidade motora que lhes confere grande capacidade de adaptação. Essa capacidade adaptativa será, portanto, tanto maior quanto mais precoce for a amputação. Assim, crianças com malformações e amputações congênitas, mesmo que múltiplas, surpreendentemente adaptam-se e conseguem boa qualidade de vida. Por outro lado, os profissionais envolvidos no tratamento e no acompanhamento dessas crianças devem considerar que a infância é lúdica por natureza e que o pleno desenvolvimento motor e psicossocial da criança deve ser o principal objetivo a ser atingido no tratamento.

CAUSAS DE AMPUTAÇÃO NA CRIANÇA

As causas de amputação na criança podem ser classificadas como congênitas ou adquiridas. As congênitas são secundárias às malformações vasculares, às bandas de constrição amniótica e aos defeitos de formação ou de diferenciação embriológica, enquanto as adquiridas são, em sua maioria, secundárias a traumas, infecções e tumores.[1-4]

Causas congênitas

Entre os defeitos congênitos mais frequentes que podem necessitar de correções cirúrgicas e da amputação, destacam-se a deficiência longitudinal da fíbula e da tíbia e a deficiência do fêmur proximal. Essas malformações estão geralmente associadas a outras deformidades nos joelhos e nos pés e à grande discrepância de comprimento dos membros, que inviabilizam a marcha normal.[2] Apesar de atualmente existirem boas técnicas e grande experiência no alongamento e na reconstrução óssea, o ortopedista não pode focalizar sua atenção apenas na discrepância de comprimento e esquecer das outras malformações associadas, que são de difícil tratamento, às vezes esteticamente inaceitáveis e pouco funcionais. Quanto menor for a idade da criança, mais difícil será definir, na primeira consulta, qual ou quais procedimentos cirúrgicos devem ser feitos. É fundamental que o ortopedista e os pais estabeleçam metas a serem atingidas e que o tratamento seja definido sempre com a participação de todos. Deve-se selecionar a articulação mais distal possível a ser preservada e, a partir daí, iniciar a correção da discrepância, das deformidades e das instabilidades articulares, tendo-se sempre em mente que a incorporação da órtese ou da prótese nas malformações dos membros inferiores deverá começar, em geral, no final do primeiro ano de vida, quando a criança inicia sua aventura ortostática, reduzindo-se assim o risco de rejeição da prótese[3] (Figuras 1, 2 e 3).

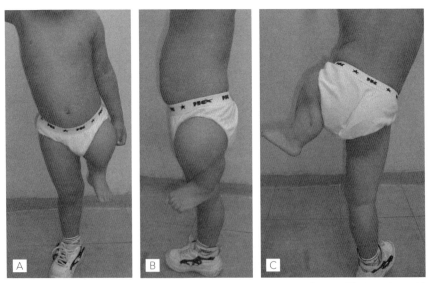

Figura 1 Criança com deficiência femoral proximal. (A) Vista de frente. (B) Vista de perfil. (C) Vista de costas com abdução ativa do quadril afetado.

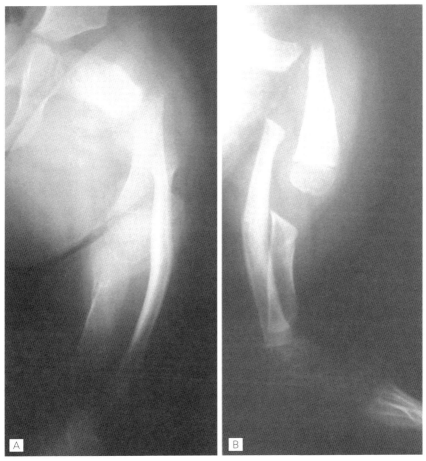

Figura 2 (A) Radiografia em anteroposterior do membro afetado. (B) Radiografia em perfil do membro afetado.

Hemimelia tibial e fibular

Nas hemimelias tibiais longitudinais (completas), indica-se normalmente a desarticulação do joelho, e nas hemimelias fibulares, a amputação do tipo Boyd ou Syme, apesar desta última ter maior risco da migração proximal do coxim do calcanhar.[5,6] McCarthy et al. (2000) apresentaram os resultados de um estudo de 25 crianças com hemimelia fibular que foram submetidas a alongamento ósseo (10 delas) e à amputação tipo Syme ou Boyd.[7] Essas crianças foram acompanhadas por 6,9 anos e 7,1 anos, respectivamente. Apesar de os autores terem tido bons resultados com o alongamento ósseo, concluíram que as crianças amputadas

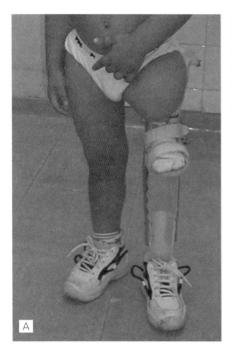 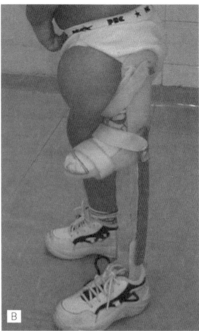

Figura 3 (A) Criança adaptada com a órtese. (B) Notar a posição do pé com o tornozelo em 90°.

eram mais ativas, tinham menos dor, estavam mais satisfeitas, tinham tido menos complicações e o custo final do tratamento, do ponto de vista financeiro, tinha sido menor. Em recente metanálise foram comparados os resultados obtidos pela amputação e reconstrução.[8] A satisfação com o tratamento foi maior nos pacientes amputados e a taxa de complicações menor em relação aos pacientes submetidos a reconstrução osteoarticular. Foram avaliados 169 pacientes oriundos de sete estudos retrospectivos. No entanto, estas conclusões devem consideradas com alguma restrição, já que os protocolos de tratamento não foram uniformizados, dificultando a comparação dos resultados. Além disso, as técnicas de reconstrução mais efetivas são relativamente recentes e ainda vão necessitar de mais algum tempo para serem devidamente avaliadas. De qualquer modo, este estudo indica que a amputação precoce em casos complexos continua sendo uma opção a ser considerada.

Deficiência femoral proximal

Nesse tipo de deformidade, é comum a associação de outras malformações, como hemimelia fibular, ausência do ligamento cruzado anterior, displasia acetabular, troclear ou malformações dos pés.[6,8] As indicações para amputação, nessa deformidade, estão reservadas para os casos em que a discrepância de comprimento final esperada seja superior a 17 cm.[2] Nessas circunstâncias, pode-se realizar a artrodese do joelho, com a preservação das cartilagens de crescimento da tíbia e do fêmur, associada à amputação do tipo Syme. Desse modo, o membro resultante funcionará como o da desarticulação do joelho. É importante que a articulação do quadril esteja estável, caso contrário será necessário obter a estabilidade com procedimentos cirúrgicos prévios. Uma alternativa de tratamento para esses pacientes é a cirurgia de Van Nes, descrita inicialmente por Borggreve na Alemanha.[3,6] O procedimento combina a artrodese do joelho (com a preservação das placas de crescimento) com a rotação lateral da tíbia em 180°, para colocar o pé virado para trás. Assim, a articulação do tornozelo passa a ter a função do joelho e o pé a da perna, para a adaptação da prótese. A denotação espontânea da tíbia com o crescimento pode ser evitada realizando-se as transferências musculares descritas por Torode e Gillespie.[9]

O tratamento das deformidades congênitas pode levar muitos anos, já que a criança, teoricamente, deverá ser acompanhada enquanto estiver em crescimento. Órteses ou próteses não convencionais são muitas vezes necessárias para dar à criança malformada condições de exercer suas atividades motoras. Elas podem ser indicadas quando os responsáveis ou o próprio paciente não aceitam o tratamento cirúrgico quando este não está indicado pela falta de maturação esquelética ou porque o ortopedista ainda está inseguro da melhor indicação. No início do tratamento das deficiências longitudinais fibulares ou tibiais, as órteses são rotineiramente indicadas e nos períodos entre as cirurgias de reconstrução ou, finalmente, quando existirem deformidades associadas tanto no membro inferior quanto no superior, fazendo com que o paciente necessite das mãos ou dos pés para suas atividades diárias (Figura 4).

Causas adquiridas

As amputações de causa adquirida, em sua maioria, são produzidas por trauma com máquinas agrícolas (como serras, tratores e cortadores de grama), com materiais explosivos, armas de fogo ou queimaduras (elétricas ou térmicas), acidentes com aro de bicicleta ou automobilísticos.[1-4,6] Campanhas de esclarecimento e prevenção devem ser frequentemente veiculadas pelos meios de comunicação com a finalidade de educar e mostrar que as crianças ainda são as maiores vítimas da negligência e da irresponsabilidade dos adultos.

As amputações produzidas por agentes infecciosos, como *Streptococcus* sp., *Haemophilus influenzae* e *Meningococcus*, causam a púrpura fulminante, com isquemia das extremidades e gangrena seca (Figuras 5 e 6).[3,10]

168 Amputações de membros inferiores

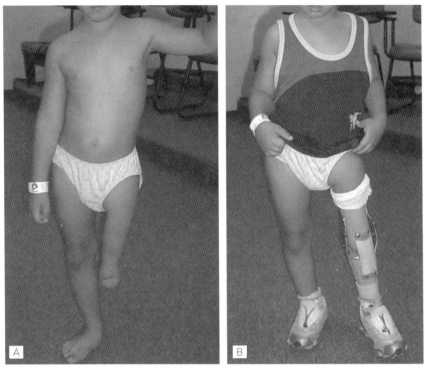

Figura 4 Desarticulação do joelho esquerdo por hemimelia tibial. (A) Aspecto de frente do membro com desarticulação no nível do joelho. (B) Perfeitamente adaptada com uso de órtese articulada.

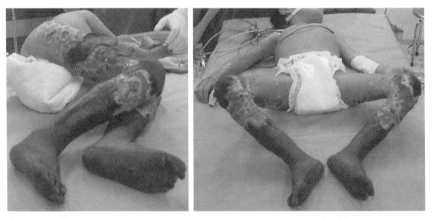

Figura 5 Criança com púrpura fulminante pós-meningococcemia. Notar as extensas áreas de necrose.

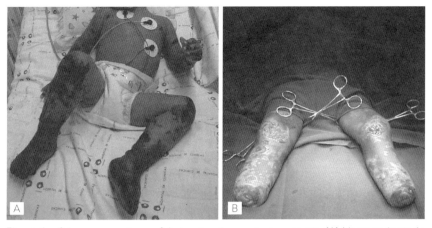

Figura 6 Criança com púrpura fulminante pós-meningococcemia. (A) Notar as áreas de necrose. (B) Após o primeiro desbridamento das lesões necróticas. Cotos em condição de serem fechados.

Doenças de origem neurológica, como a insensibilidade congênita à dor, a mielomeningocele e a ausência congênita do sacro, oferecem condições propícias para a formação de úlceras nos pés, que podem evoluir com infecção e serem resolvidas somente com a amputação.[11]

CONSIDERAÇÕES TÉCNICAS RELATIVAS À AMPUTAÇÃO NA CRIANÇA

Todo coto de amputação deve ter boa cobertura cutânea e de partes moles, ausência de neuromas, boa mobilidade articular e bom equilíbrio muscular entre os grupos agonistas e antagonistas. Nas crianças, as próteses se adaptam mais fácil e rapidamente, mesmo quando não são sofisticadas, o que tem particular interesse para os países com recursos econômicos escassos:

- **Preservar todas as epífises possíveis.** A placa de crescimento mantida na desarticulação preserva o crescimento ósseo e a cartilagem articular remanescente evita o sobrecrescimento ósseo aposicional. Assim, é importante para o ortopedista pediátrico estar familiarizado com as técnicas de desarticulação do membro inferior.[2,3,10]
- **Considerar o sobrecrescimento ósseo.** Nas amputações transdiafisárias, o canal medular permanece aberto, com consequente diminuição da pressão intramedular, atrofia óssea e formação de espículas ósseas na extremidade do coto, que, provavelmente, vão necessitar de revisões durante o crescimento.

A espícula óssea formada na ponta do coto é o resultado do crescimento ósseo aposicional, que pode ser tanto no nível do osso cortical como do osso esponjoso. Esse fenômeno, denominado sobrecrescimento e demonstrado em estudos experimentais e clínicos, tem uma incidência de 20 a 80% dos casos, sendo mais frequente no úmero, seguido por fíbula, tíbia e fêmur. É interessante notar que o fenômeno do sobrecrescimento é menor nas amputações realizadas após os 12 anos de idade e que a simples retirada das espículas ósseas resulta na recidiva do processo em até 50% das vezes. Do ponto de vista clínico, essa complicação é potencialmente grave, pois pode levar a criança a abandonar o uso da prótese ou dificultar sua reabilitação.[12-16] (Figura 7). Para reduzir ou evitar essa complicação, Marquardt, em 1974,[17] descreveu a utilização de enxerto osteocartilaginoso, retirado da porção amputada para ocluir o canal medular do coto. Assim, era possível restabelecer a pressão intramedular, reduzir a atrofia óssea e criar um coto cuja extremidade fosse semelhante à desarticulação. Bernd et al. (1991) apresentaram os resultados dessa técnica em 50 amputações realizadas em pacientes com esqueleto imaturo, sendo 19 no membro inferior (11 na tíbia e 8 no fêmur) e 31 no membro superior.[14] Após 7,3 anos de acompanhamento médio, todos os pacientes com amputações no membro inferior continuavam usando suas próteses e não tinham sido submetidos a reoperações por sobrecrescimento ósseo. Dos 31 procedimentos realizados no úmero, 6 necessitaram de reoperação. Os autores concluíram que a obliteração do canal medular é um procedimento que deve ser realizado de rotina nas amputações transdiafisárias primárias e nos casos de revisão, pois acreditam que seja a melhor forma de tratar e evitar

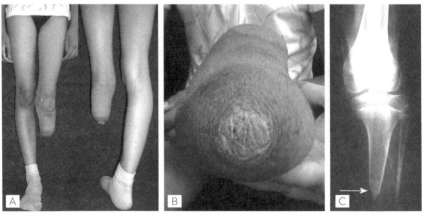

Figura 7 (A) Amputação do terço proximal da perna. (B) Calosidade na área de apoio do coto por esporão ósseo. (C) Radiografia do coto mostrando a espícula óssea (seta).

o sobrecrescimento ósseo na criança. Nas amputações transtibiais, deve-se realizar a sinostose tibiofibular para aumentar a área de apoio ósseo e evitar a movimentação da fíbula durante a marcha. Essa sinostose é realizada com um retalho osteoperiosteal retirado da tíbia para unir esses ossos. Em publicação recente, Drvaric e Kreger (2001) concluíram que a sinostose tibiofibular é facilmente obtida nas crianças, mas que não evita o sobrecrescimento ósseo.[18] Uma outra opção interessante, quando possível, descrita por Livani et al.[19] é usar o calcâneo com o seu coxim e pele que tem características específicas para suportar carga. Essa pele tem melhores características para suportar carga do que a pele de coto convencional transtibial. O calcâneo é fundido na extremidade distal da tíbia, evitando-se assim os efeitos do sobrecrescimento do coto tibial e permitindo que a prótese seja moldada ao seu redor, facilitando a fixação da mesma (Figuras 8 e 9).

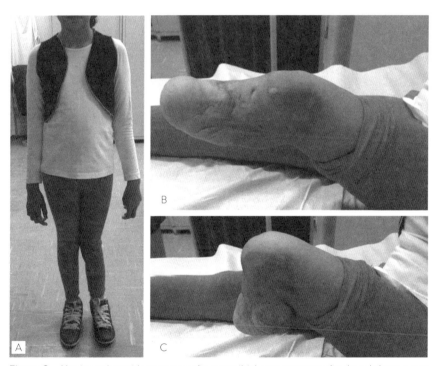

Figura 8 Menina submetida a amputação transtibial com preservação do calcâneo e seu coxim. (A) Posição ortostática com discreto valgo do joelho esquerdo. (B) Extensão completa. (C) Flexão completa.

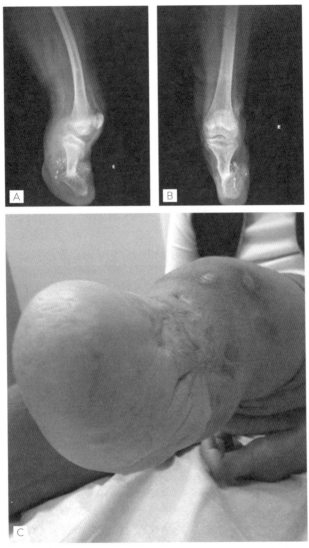

Figura 9 Menina submetida a amputação transtibial com preservação do calcâneo e seu coxim. (A) Radiografia em perfil na qual se identifica o calcâneo consolidado com a tíbia distal. (B) Radiografia em anteroposterior com o calcâneo alinhado com a tíbia. (C) Aspecto do coxim que foi mantido com o calcâneo.

- **Considerar o processo exuberante de cicatrização e de adaptação.** Na criança, é possível realizar a sutura sob tensão e a utilização de enxertos de pele mesmo nas áreas de apoio, a fim de se obter cotos com maior comprimento. Por outro lado, as aderências intra-articulares, o neuroma doloroso e a dor fantasma são complicações raras nessa idade. Nas amputações de causa adquirida, na criança com menos de 6 anos de idade, a dor fantasma é inexistente, rara entre os 6 e 12 anos e tem a mesma frequência da dos adultos a partir dos 12 anos de idade, mas sempre com menor intensidade. Os neuromas dolorosos têm incidência também menor, em torno dos 3%, aproximadamente.[2-4,10]
- **Considerar a amputação diafisária quando for possível ter um coto com maior comprimento.** Caso as amputações ou desarticulações do tipo Syme ou Boyd não sejam possíveis, deve-se optar pela amputação na tíbia em vez da desarticulação do joelho.[15,19] Não se deve menosprezar o potencial de crescimento da placa proximal da tíbia; assim, cotos que possam parecer curtos na época da amputação, com o crescimento da criança, acabam tornando-se adequados.

NÍVEIS USUAIS DE AMPUTAÇÃO NA CRIANÇA

Amputações no nível do pé e do tornozelo

Em geral, se um ou mais artelhos tiverem de ser retirados, é preferível a desarticulação à amputação transfalângica, exceto no caso do hálus, em que esse procedimento poderá fornecer ainda boa capacidade de desprendimento do solo durante a marcha. Nas desarticulações, deve-se preservar a cartilagem hialina e não se deve realizar a sutura conjunta dos tendões flexor e extensor e nem a tenodese, a fim de se evitar a deformidade em flexão pelo predomínio desse grupo muscular. Do ponto de vista funcional e para a boa adaptação protética, deve-se preservar pelo menos o primeiro e o segundo raios, parcial ou completamente, ou então o terceiro, o quarto e o quinto raios, parcial ou completamente.

Quanto às amputações do mediopé (entre a articulação de Chopart e Lisfranc) e do retropé (nível próximo à articulação de Chopart), a manutenção do balanço muscular é importante, pois o desequilíbrio provocado pela perda da inserção do músculo tibial anterior e dos extensores dos dedos frequentemente leva o coto a adotar a posição de equino, que dificulta o uso de prótese e favorece o aparecimento de úlceras por sobrecarga. Por esse motivo é que as amputações do tipo Syme[20,21] ou de Boyd[20,21] são as mais adotadas na criança. A amputação de Syme[20] produz um coto que permite apoio terminal e a deambulação sem prótese, porém com encurtamento do membro. A complicação mais comum nessa técnica é a migração posterior do coxim plantar pela tração do tendão do calcâneo, que pode ser minimizada pela tenotomia dele.

Na amputação de Boyd[20] retira-se o tálus e realiza-se a artrodese do calcâneo com a epífise distal da tíbia, preservando-se a placa de crescimento distal. Após a consolidação da artrodese, não há risco de ocorrer a migração do coxim plantar e, como o encurtamento final é menor, pela manutenção do calcâneo a pessoa pode fazer apoio e deambular sem a prótese com mais facilidade[22] (Figuras 10, 11 e 12).

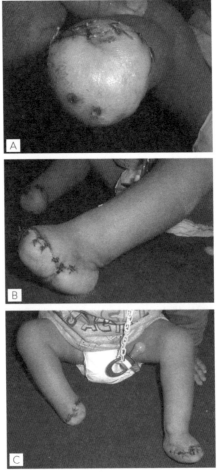

Figura 10 Criança com amputação de Boyd (A) e no nível da Lisfranc (B).

10 Amputações dos membros inferiores na criança 175

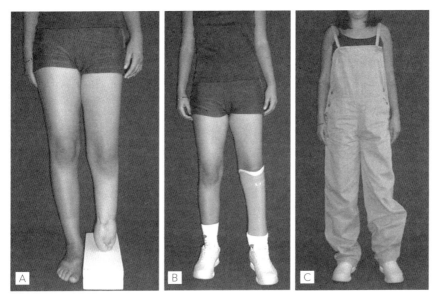

Figura 11 Criança com amputação de Boyd. (A) Apoio sem a prótese. (B) Apoio com a prótese. (C) Aspecto com roupa de passeio.

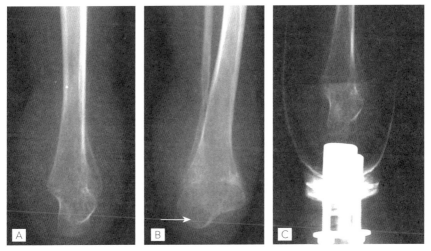

Figura 12 Radiografia da criança com amputação de Boyd. (A) Vista de frente. (B) Vista de perfil; a seta aponta para o calcâneo. (C) Vista de frente do coto com a prótese.

Amputação transtibial

Nas amputações transtibiais, é recomendável a realização da ponte óssea para criar uma barra paralela ao solo a fim de aumentar a área de contato e favorecer o apoio terminal e indolor do coto. Além disso, esse procedimento reduz a flacidez da musculatura remanescente, pelo desaparecimento do movimento de abdução e adução da fíbula, em relação à tíbia, durante as fases de balanço e apoio.[19,23] Em geral, o coto ideal deve ter em torno de 6 mm de tecido mole entre a extremidade óssea e a pele, que deve deslizar livremente sobre os tecidos mais profundos e não apresentar redundâncias nas extremidades da sutura, já que a fixação da prótese é feita por meio do contato da pele e das partes moles subjacentes com o cartucho.

Desarticulação do joelho e amputação transfemoral

Como a epífise distal do fêmur é responsável por aproximadamente 70% do crescimento total desse osso, a amputação transfemoral não é boa opção de tratamento, principalmente nas crianças de pouca idade. Quanto menor a idade do paciente, menor o comprimento do coto ao término do seu crescimento. Mesmo que na época da amputação o coto tenha comprimento suficiente para o uso da prótese, este poderá tornar-se insuficiente na idade adulta. Assim, sempre que possível, deve-se preferir a desarticulação do joelho, fazendo-se todo o possível para preservar a cartilagem de crescimento, mesmo que se tenha que lançar mão da rotação de retalhos ou de reconstruções microcirúrgicas (Figura 13).

Havendo necessidade de realizar a amputação da coxa, deve-se tomar cuidado e estar atento para as deformidades em flexão e abdução que podem ocorrer secundariamente. A miodese e a mioplastia dos flexores e adutores sob tensão são os dois passos mais importantes da cirurgia para se restaurar o equilíbrio muscular, necessário na desaceleração da flexão do quadril e extensão do joelho.[19]

PROTETIZAÇÃO DA CRIANÇA AMPUTADA

A prótese deve ser colocada antes que a criança comece a ficar em pé ou inicie o ortostatismo, que geralmente ocorre ao redor dos 9 meses de idade. As próteses para a desarticulação do joelho em crianças que ainda engatinham não devem ser com movimento articular. Esse movimento só deverá ser liberado após os 3 ou 4 anos de idade.[3]

Como a criança está em constante crescimento e desenvolvimento motor, a prótese deve ser adaptada a essa situação. O crescimento dos membros inferiores se faz tanto longitudinal como circunferencialmente e o alinhamento ósseo no

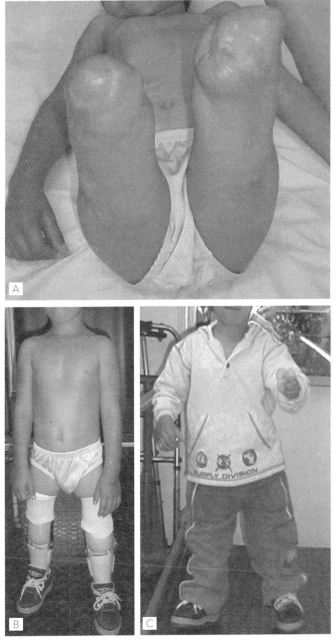

Figura 13 Criança com desarticulação bilateral dos joelhos pós-meningococcemia. (A) Aspecto dos joelhos desarticulados. (B) Criança com as órteses articuladas e com bom alinhamento dos membros. (C) Criança realizando treinamento de marcha.

178 Amputações de membros inferiores

plano frontal também muda. Normalmente, a criança nasce com os joelhos em varo e passam para valgo ao redor dos 3 ou 4 anos, adquirindo o alinhamento final ao redor dos 6 anos de idade.[23] A prótese deve acomodar todas essas mudanças fisiológicas e, para tanto, as artimanhas mais usadas são a colocação de várias meias que compensam o maior diâmetro dela e o uso de almofadas no fundo do cartucho, que são retiradas à medida que a criança vai crescendo. Por esse motivo, as próteses necessitam às vezes de sistemas de fixação que se utilizam de cintos ou extensões supracondilares. A criança necessitará, em média, de uma nova prótese a cada 18 meses. O acompanhamento deve ser com retornos frequentes (cada 3 ou 4 meses) e deve-se estar atento para as solicitações anatômicas e funcionais, já que esse paciente só reclamará quando os problemas forem muito significativos.

Como a criança é extremamente ativa e, muitas vezes, não tem noção exata dos perigos que a cercam, é importante que sua prótese seja relativamente leve, reforçada e segura para que ela própria não produza lesões na criança e proteja as articulações remanescentes de solicitações mecânicas exageradas.

O técnico em prótese e o ortopedista devem levar em consideração que suas instruções serão provavelmente ignoradas ou esquecidas, que os componentes soltos da prótese se perderão e que problemas de adaptação só serão referidos quando forem muito evidentes. O treinamento para o uso, a colocação e a retirada da prótese, assim como a avaliação constante das condições da pele, devem ser feitos pelos responsáveis, os quais devem acompanhar toda a fase de treinamento e reeducação.

Por fim, deve-se sempre fortalecer a presença da família junto com a criança, ponto de partida e equilíbrio para todo esse processo de adaptação.

📖 REFERÊNCIAS BIBLIOGRÁFICAS

1. Belangero WD, Livani B, Angelini A, Davitt M. Amputação dos membros inferiores na criança. Relato e experiência em 21 casos. Acta Ortop Bras. 2001;9(3):6-10.
2. Herzenberg JE. Congenital limb deficiency and limb lenght discreepancy. In: Canale ST, Beaty JH. Operative pediatric orthopaedics. 2. ed. St Louis: Mosby, 1995. p. 192-255.
3. Krajbich JI. Lower-limb deficiencies and amputation in children. J Am Acad Orthopaed Surg. 1998;6(6):358-678.
4. Müller G. Amputation in children. In: Weber BG, Brummer CH, Freuler F (eds.). Treatment of fractures in children and adolescents. Berlin: Springer Verlag; 1980. p. 394-9.
5. Birch JG, Walsh SJ, Small JM, Morton A, Koch KD, Smith C, et al. Syme amputation for the treatment of fibular deficiency. An evaluation of long term physical and psychological functional status. J Bone Joint Surg Am. 1999;81(11):1511-8.
6. Herring JA, Birch JG. The child with a limb deficiency. Rosemont: AAOS; 1998. 480 p.
7. McCarty JJ, Glancy GL, Chnag FM, Eilert ER. Fibular hemimielia comparison of outcome measurements after amputation and lengthening. J Bone Joint Surg. 2000;82-A(l2):1732-5.

8. Elmherig A, Ahmed AF, Hegazy A, Herzenberg JE. Amputation versus limb reconstruction for fibula hemimelia: a meta-analysis. J Pediatr Orthop. 2020 Sep;40(8):425-30.

9. Torode IP, Gillespie R. Rotationplasty of the lower limb for congenital defects ofthe femur. J Bone Joint Surg. 1983;65-B:569-73.

10. Neff G. Amputation in the growth period including deficiencies present at birth. In: Murdoch G, Wilson Jr. AB. Surgical practice and patient management. Oxford: Burtterworth Heinemann; 1996. 391 p.

11. Rang M. Neuromuscular disease. In: Wenger DR, Rang M. The art and practice of children 's orthopaedics. New York: Reven Press; 1993. p. 534-87.

12. Abraham E, Pellicore R, Hamilton RC, Hallman BW, Ghosh L. Stump overgrowth in juvenile amputees. J Pediatr Orthop. 1986;6:66-71.

13. Benevenia J, Makley JT, Leeson M, Benevenia K. Primary epiphyseal transplants and bone overgrowth in childhood amputations. J Pediatr Orthop. 1992;12(6):746-50.

14. Bernd L, Blasius K, Lukoschek M, Lüke R. The autologous stump plasty. Treatment for bony overgrowth in juvenile amputees. J Bone J Surg. 1991;73-8(2):203-6.

15. Crenshaw AH. Cirurgia ortopédica de Campbell. 7. ed. São Paulo: Manole, 1989. 3533 p.

16. Smith J, Thompson JM. Phanton limb pain and chemotherapy in pediatric amputees. Mayo Clin Proc. 1995;70(4):357-64.

17. Marquardt EG. The autogenous stump capping procedure. In: Murdoch G, Wilson Jr. AB. Surgical practice and patient management. Oxford: Burtterworth Heinemann; 1996. 39l p.

18. Drvaric DM, Kruger M. Modified Ertl osteomyoplasty for terminal overgrowth in childhood limb deficiencies. J Pediatr Orthop. 2001;23:392-4.

19. Livani B, Castro G, Tonelli Filho JR, Morgatho TR, Mongon MLD, Belangero WD, et al. Sensate composite calcaneal flap in leg amputation: a full terminal weight-bearing surface-experience in eight adult patients. Strategies Trauma Limb Reconstr. 2011 Aug;6(2):91-6.

20. Jain AS. The Syme ankle desarticulation. In: Murdoch G, Wilson Jr. AB. Surgical practice and patient management. Oxford: Burtterworth Heinemann; 1996. p. 80-6.

21. Speer D. The pathogenesis of amputation stump overgrowth. Clin Orthop Relat Res. 1981;159:294-307.

22. Fulp T, Davids JR, Meyer LC, Blackhurst DW. Longitudinal deficiency of the fibula. Operative treatment. J Bone Joint Surg Am. 1996;78(5):674-82.

23. Salenius P, Vankka E. The development of the fibiofemoral angle in children. J Bone Joint Surg. 1975;57-A:259-61.

11

Avaliação funcional dos pacientes amputados

José André Carvalho

INTRODUÇÃO

A avaliação de um paciente amputado tem como finalidades definir e mensurar as capacidades e as incapacidades, desde as atividades simples até as mais complexas. A presença da amputação é óbvia e não oferece dificuldade de diagnóstico, porém o mais importante é avaliar o estado geral desse indivíduo e sua motivação para a reabilitação. O objetivo de uma equipe multidisciplinar composta por médicos, enfermeiros, psicólogos, assistentes sociais, fisioterapeutas, terapeutas ocupacionais, educadores físicos e protesistas, entre outros, consiste em proporcionar, no mínimo, uma vida com mais independência e menos limitações para esses pacientes.

O paciente amputado deve ser avaliado o quanto antes para que se possa dar início aos programas de reabilitação precoce. Em muitos casos, essa reabilitação começa até mesmo antes da própria amputação, como nos casos de amputações eletivas (Figura 1).

A avaliação transcorrerá desde o primeiro contato com o paciente até sua despedida. Os pacientes amputados, independentemente da idade, do nível e da etiologia da amputação, poderão apresentar-se por diversos meios: carregados, em cadeira de rodas, usando muletas, saltitando, deambulando com apoio do segmento amputado ou mesmo já protetizados.

Os pacientes que se apresentam carregados ou sentados em cadeira de rodas empurrada por familiares geralmente estarão em piores condições físicas ou clínicas, quando comparados aos que, no mínimo, manejam suas próprias cadeiras. Para os que utilizam muletas axilares, bengalas canadenses ou andadores, melhores condições cardiorrespiratórias e musculoesqueléticas serão

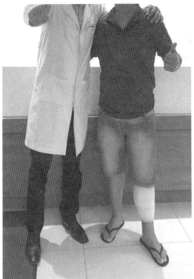 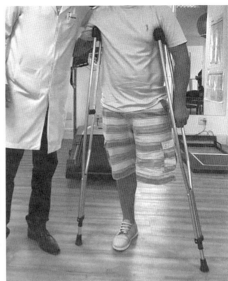

Figura 1   Paciente no pré e pós-amputação.

encontradas durante a avaliação. Os que se apresentam deambulando poderão estar utilizando próteses auxiliados ou não por bengalas, muletas axilares ou canadenses. Quanto às muletas e às bengalas, atenção especial deve ser dada à altura e ao lado a serem utilizadas. As muletas axilares devem apresentar sua altura compreendida entre a axila e a borda inferior do maléolo lateral, enquanto o apoio das mãos deverá estar na altura do grande trocanter. Quando utilizadas unilateralmente, deverão estar posicionadas no lado contralateral ao da amputação. Para os usuários de próteses, atenção especial deve ser dada principalmente à qualidade dos cartuchos protéticos e alinhamento. Para os pacientes que se apresentarem fazendo marcha sem prótese, como nas amputações parciais de pé e de tornozelo, devem ser observadas as áreas de apoio, principalmente nos amputados com alterações sensitivas e com amputações por diabetes. Aos que saltitam apresentando boa força muscular, equilíbrio e coordenação, a protetização será apenas uma questão de tempo (Figuras 2, 3 e 4).

Na abordagem, é importante observar o grau de motivação do paciente com a situação atual e com o futuro programa de reabilitação. Os pacientes podem estar deprimidos e abatidos ou animados e motivados com o início do processo de reabilitação. Os pacientes que não procuram os centros por vontade própria, mas sim por imposição ou agrado aos familiares, geralmente não são colaborativos com a reabilitação. O encaminhamento para um psicoterapeuta é fundamental em alguns casos.

182 Amputações de membros inferiores

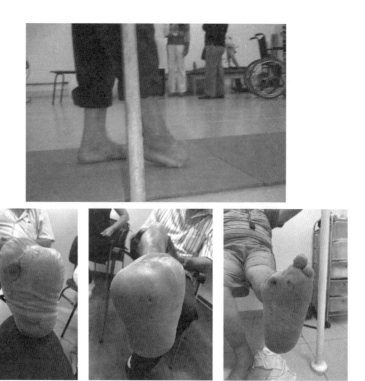

Figura 2 Pacientes com amputações parciais de pé com lesões plantares devido a descarga de peso durante marcha.

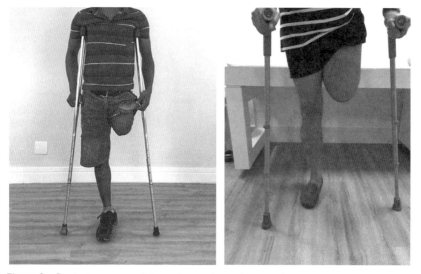

Figura 3 Pacientes com muletas axilares e bengalas canadenses.

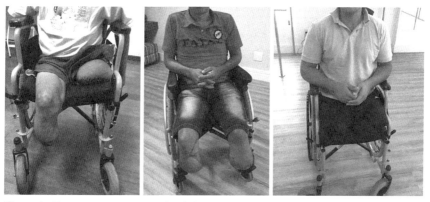

Figura 4 Pacientes com amputações bilaterais dos membros inferiores utilizando cadeira de rodas para locomoção.

COLETA DE DADOS

Dados pessoais devem ser colhidos, como nome, idade, sexo, peso, altura, atividade profissional, local de moradia e grau de instrução, entre outros. Essas informações são muito importantes e podem até modificar alguns aspectos da reabilitação e protetização.

Durante a anamnese, deve-se enfatizar a descrição das patologias pregressas e atuais, a qual será utilizada para o planejamento do programa de reabilitação. Na história de patologias pregressas, pode-se encontrar distúrbios que modificarão a reabilitação ou até impedir uma protetização, como uma insuficiência coronariana grave. Na história da moléstia atual, deve-se ter informações das condições em que o paciente se encontrava no período da amputação. Tratando-se de amputações traumáticas, se ocorreram outras lesões importantes no acidente (Figura 5); em amputações vasculares, questionar a duração da enfermidade e tratamentos realizados; nas amputações por neoplasias, informar-se sobre a doença e o tratamento.

EXAME FÍSICO GERAL

Após a coleta de todos os dados, deve-se iniciar o exame físico geral, investigando, além do aparelho musculoesquelético, algumas alterações funcionais, como arritmias, picos hipertensivos e obesidade. Contudo, uma avaliação do aparelho respiratório e cardiovascular deverá ser realizada pelos profissionais especializados, principalmente nos pacientes idosos e amputados por doenças vasculares e diabetes.

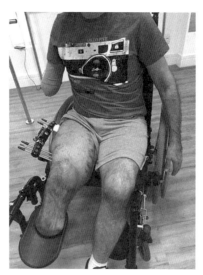

Figura 5 Paciente politraumatizado com amputação dos membros superior e inferior, além de fratura em fêmur com uso de fixador externo.

Membros superiores

No exame dos membros superiores é importante avaliar a força muscular e a amplitude de movimentos (ADM) das principais articulações e a presença de deformidades, lesões e até amputações, sendo importantes para transferências, assim como para uso de auxiliares de locomoção (Figura 6).

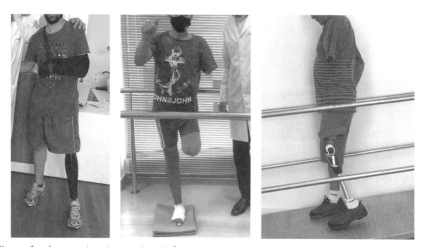

Figura 6 Amputados de membros inferiores com lesões de plexo braquial e amputação.

Membro inferior não amputado

Os pacientes portadores de amputações por doenças vasculares isquêmicas e neuropáticas devem ser minuciosamente avaliados e orientados quanto os cuidados preventivos, considerando que os riscos de complicações e amputações nesses membros são bastante altos (Figuras 7 e 8).

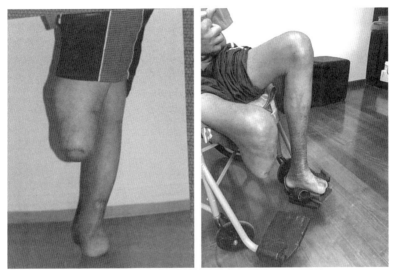

Figura 7 Pacientes portadores de neuropatia diabética com amputações bilaterais.

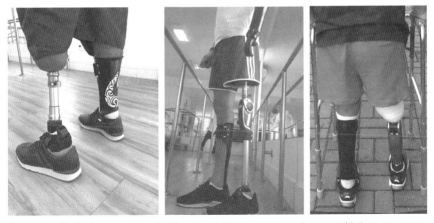

Figura 8 Pacientes com amputações traumáticas com sequelas neurológicas em membros inferiores não amputados.

Ao examinar o membro inferior contralateral à amputação, deve-se observar:

- condições da pele: fina ou espessa, normal ou desidratada. Pele seca pode apresentar fissuras, o que acaba aumentando os riscos de infecção. Nesses casos, recomenda-se o uso de hidratantes;
- temperatura: deve ser comparada com o membro contralateral. Diminuição térmica pode estar relacionada com doenças obstrutivas. O aumento da temperatura pode estar relacionado a processos inflamatórios;
- coloração do membro: normal, pálida ou cianótica. A coloração terá íntima relação com a vascularização;
- sensibilidade: térmica, vibratória, tátil e dolorosa devem ser avaliadas principalmente nos pacientes diabéticos. A perda proprioceptiva e da sensibilidade protetora aumenta os riscos de lesões;
- pulsos arteriais: condições das artérias femoral, poplítea e pediosa, principalmente nos pacientes amputados por doenças vasculares;
- equilíbrio e mobilidade: realização de testes de equilíbrio sobre o membro não amputado e transferências de deitado e sentado para em pé;
- força muscular e amplitude de movimento (ADM): testes com resistência nos principais grupos musculares, analisando o tônus, o trofismo e a amplitude de movimento das principais articulações;
- presença de deformidades: por contratura muscular, fraturas, alterações reumáticas, vasculares e neuropáticas;
- paresia, plegia, anestesia ou hipoestesia em quadros neurológicos.

Coto de amputação

O exame do membro residual, ou seja, do coto de amputação, deve também ser criterioso. Sempre que possível, deve-se ter em mãos as imagens radiográficas do membro amputado para observar as condições em que se encontra o tecido ósseo.

O coto de amputação deve ser classificado conforme o tipo e o nível de amputação, pois, para diferentes níveis, são encontrados diversos locais de cicatrização, de descarga de peso e deformidades, como já abordado anteriormente (Figura 9).

As condições de pele, coloração, pulsos arteriais, força muscular e amplitude de movimento (ADM) articular serão examinadas conforme o membro contralateral.

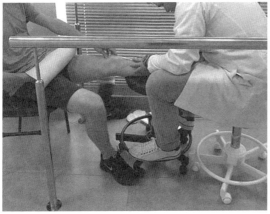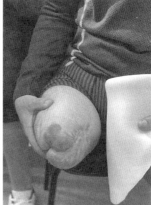

Figura 9 Avaliação do coto de amputação.

Pele

Durante a avaliação, deve-se observar no coto a existência de lesões abertas, especificando tamanho, forma e presença de exsudatos. A sensibilidade é de extrema importância, podendo ser classificada como ausente, diminuída, normal ou aumentada. Lesões dermatológicas como psoríases, eczemas, dermatites, furúnculos e cistos devem ser observadas e, sendo necessário, o paciente deverá ser encaminhado para o profissional responsável (Figura 10).

Edema

O edema está presente em todos os pacientes amputados nunca protetizados. Em determinados níveis, observa-se maior ou menor aumento de volume. Os pacientes amputados transtibiais, transfemorais e desarticulados de joelho exibem cotos bastante volumosos em relação aos outros níveis de amputação (Figuras 11 e 12). Os que recebem um enfaixamento gessado ou curativo rígido imediatamente após a amputação apresentam cotos menos edemaciados. Nos pacientes que já estiverem utilizando enfaixamento para redução do edema e modelação do coto, deve-se verificar principalmente a técnica de enfaixamento e o tipo de faixa utilizado. Vale a pena ressaltar que um enfaixamento inadequado pode prorrogar o início de uma protetização.

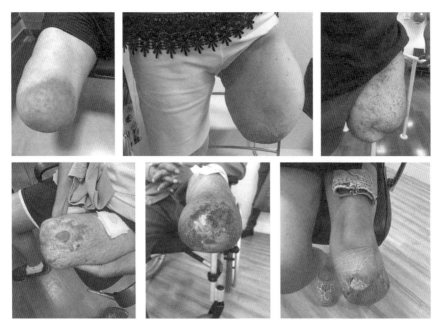

Figura 10 Cotos de amputações com lesões de pele ocasionadas por cartuchos protéticos inadequados.

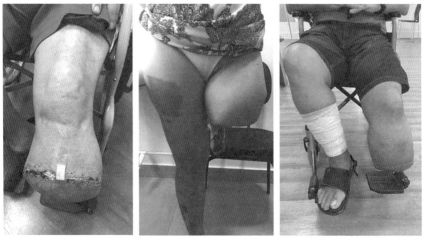

Figura 11 Cotos transtibiais e transfemorais edemaciados.

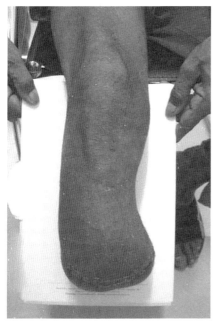 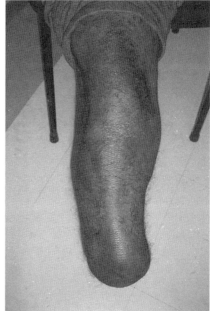

Figura 12   Diferença de volume entre cotos com edema e já maturado.

Cicatrização

Quanto à incisão e à cicatrização, há locais clássicos para cada nível de amputação. O ideal seria que as cicatrizes fossem fechadas, livres e regulares, porém podemos encontrá-las ainda em fase de cicatrização, com enxertos, deiscências de suturas, irregulares, hipertróficas, aderidas a planos profundos, invaginadas, inflamadas, infectadas e com presença de secreções (Figuras 13 a 16).

Coxim terminal

O coxim terminal pode ser definido como o revestimento musculocutâneo da região distal de um membro amputado o qual, além de proteção óssea, desenvolve também funções ativas no controle e na suspensão da prótese, melhora a propriocepção e favorece a circulação local. O coxim terminal deve ser firme, não devendo ser escasso e tampouco volumoso (Figura 17).

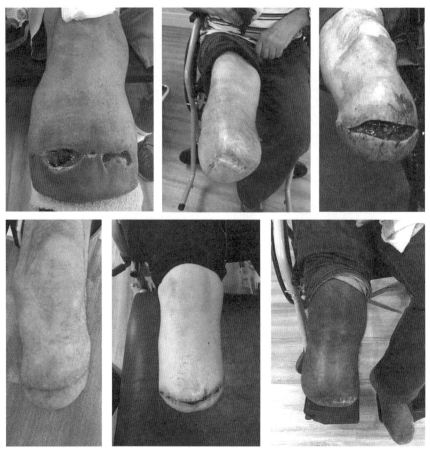

Figura 13   Cotos transtibiais em fases distintas de cicatrização.

Tônus, trofismo e força muscular

O membro inferior amputado deve apresentar musculatura com tônus e trofismo preservados, os quais desempenharão papel importante no controle da prótese. Sabe-se que o desuso da musculatura pode levar à perda de tônus e massa muscular (Figuras 18 e 19). A musculatura do coto de amputação também deve ser estimulada com contrações isométricas.

Descarga de peso

Para diferentes níveis de amputações, temos áreas específicas para descarga de peso. É importante salientar que enxertos cutâneos e falta de sensibilidade

11 Avaliação funcional dos pacientes amputados **191**

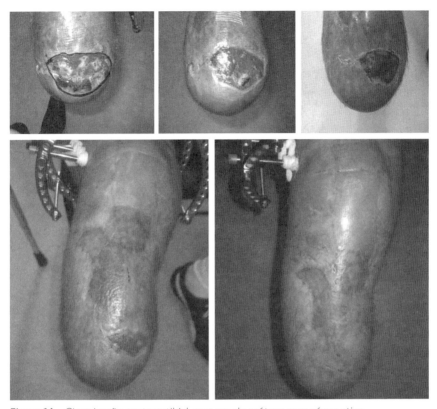

Figura 14 Cicatrização em transtibial com uso de prótese com vácuo ativo.

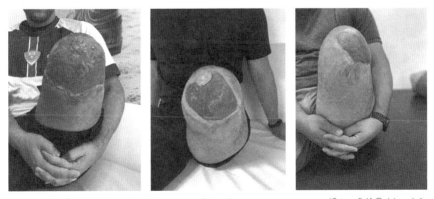

Figura 15 Coto de amputação cicatrizado após tratamentos específicos (VAC, hiperbárica e enxerto).

192 Amputações de membros inferiores

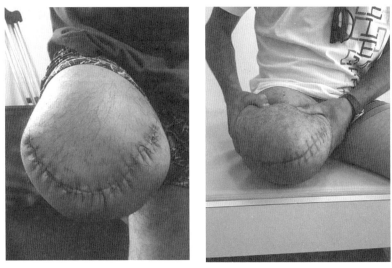

Figura 16   Cotos transfemorais com e sem pontos de sutura.

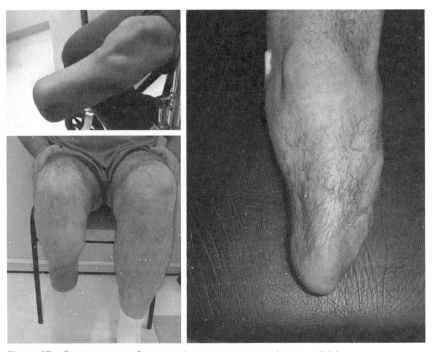

Figura 17   Coxim escasso, firme e volumoso em amputados transtibiais.

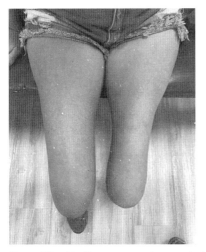 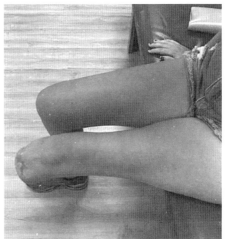

Figura 18 Atrofia no segmento amputado.

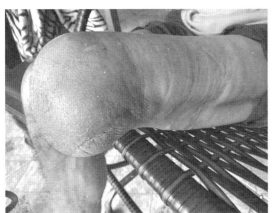 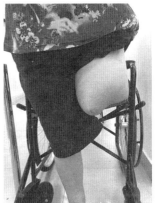

Figura 19 Cotos com hipotonia.

em regiões de apoio devem ser avaliados com critério, assim como fraturas em níveis de amputações em que a descarga de peso distal é permitida. Os cotos devem ser avaliados para definir a possibilidade de uma protetização precoce e também o tipo de cartucho a ser utilizado (Figura 20).

Deformidades

Os pacientes podem apresentar deformidades decorrentes de encurtamentos musculares e contraturas articulares proximais à amputação, como flexão plan-

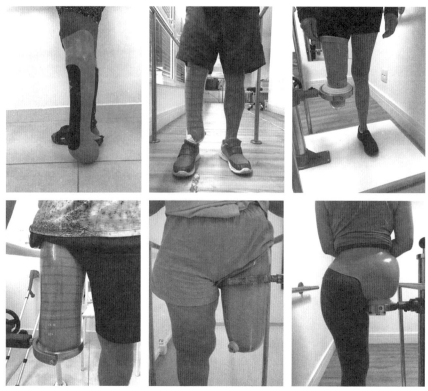

Figura 20 Descarga de peso sobre cartuchos em amputados de membros inferiores (Chopart, Syme, transtibial, desarticulado de joelho, transfemoral e desarticulado de quadril).

tar em pacientes com amputação de Lisfranc, flexão de joelho em amputados transtibiais ou flexão e abdução do quadril em amputados transfemorais. No entanto, deformidades como genu varo ou genu valgo, desvios posturais ou deformidades decorrentes de fraturas também podem estar presentes, sem relação direta com a amputação. Essas deformidades apresentadas deverão ser tratadas individualmente durante o processo de reabilitação e de protetização (Figura 21).

Membro e dor fantasma

Em 1551, Ambroise Paré descreveu o fenômeno da sensação do membro fantasma. O membro fantasma é definido como uma sensação não dolorosa do membro amputado, notada no período imediatamente após a amputação e que

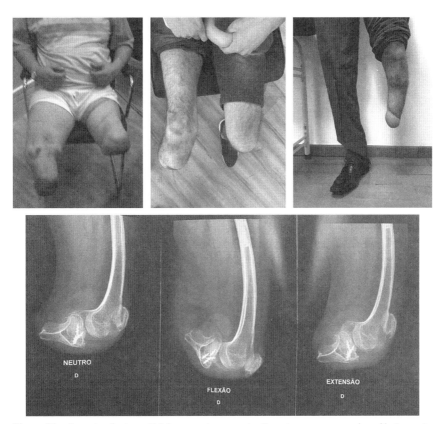

Figura 21 Amputação transtibial com coto em rotação externa, varo e valgo. Abaixo, raio X com coto em extensão completa e flexão demostrando deformidade em flexo de joelho.

tende a diminuir gradativamente com o início da reabilitação. Em alguns casos, no entanto, pode persistir por toda a vida. A sensação fantasma pode ser descrita como pressão, formigamento, dormência, posição do membro e temperatura. Essas impressões, geralmente notadas na região distal do membro já amputado, podem mudar de posição e de características conforme os estímulos externos.

Estudos relatam a existência de sensação fantasma até em pacientes com malformação congênita e com amputações logo após o nascimento.

A dor fantasma é definida como uma sensação dolorosa do membro amputado. Ela ainda é amplamente pesquisada e discutida, porém sem nenhuma causa bem definida. A dor geralmente está localizada na região distal em virtude da grande representação cortical. Os pacientes geralmente relatam disparos dolorosos, apertos, cãibras e queimações. Essas sensações tendem a desaparecer, principalmente após início do enfaixamento elástico compressivo e do uso da prótese.

Espículas ósseas

Observadas por imagens, podem ser as responsáveis por dores localizadas durante a palpação ou o uso da prótese. Dependendo da região, podem comprometer a protetização. Em crianças, é comum o crescimento ósseo com a formação de grandes espículas em razão de a epífise de crescimento ainda estar aberta, deixando, em alguns casos, o coxim bastante escasso. Geralmente, as crianças são submetidas a algumas intervenções cirúrgicas durante a fase de crescimento para ressecção das espículas (Figura 22).

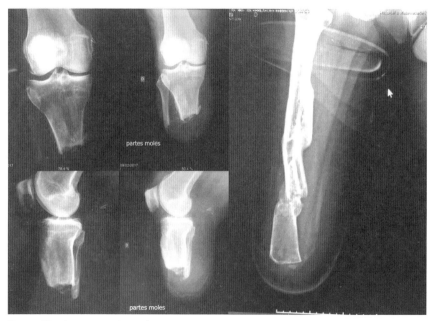

Figura 22 Imagens radiográficas em cotos transtibiais com espículas ósseas e fêmur com desvios em amputação transfemoral.

Neuromas

O desenvolvimento de neuromas é um fenômeno natural de reparação que ocorre em qualquer transecção de um nervo periférico. Durante a fase de reparo, o nervo cresce de modo desorganizado, formando um botão terminal. A importância da formação de um neuroma está em seu tamanho e em sua localização. Quanto mais distal ele for, maior a sensibilidade notada pelos pacientes, os quais relatam uma sensação de choque ao toque em regiões específicas do coto de amputação. No procedimento cirúrgico, os ramos nervosos são seccionados com uma lâmina de bisturi após uma tração, para que o nervo se retraia e forme um neuroma mais proximal, o qual ficará protegido por tecidos moles. A tração deve ser gentil, para que não ocorra lesão no trajeto do nervo. Em alguns casos específicos, são indicadas neurectomias mais proximais. Caso o paciente tolere o contato com a região onde se encontra o neuroma, a própria protetização ajudará na dessensibilização dele (Figura 23).

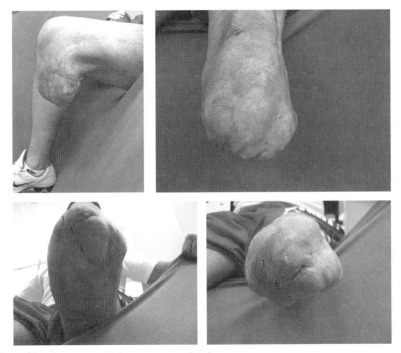

Figura 23 Coto transtibial em neuroma distal.

Enxertos cutâneos

Os enxertos de pele têm sido muito utilizados na tentativa de melhorar a manutenção de cotos mais distais, como no caso de pacientes amputados por processos traumáticos. Durante a avaliação, deve-se observar o local, a maturação dos enxertos e a sensibilidade, principalmente nas áreas de descarga de peso (Figuras 24 e 25). Essa técnica, realizada por meio de microcirurgias, tem colaborado com a manutenção de níveis de amputações mais funcionais.

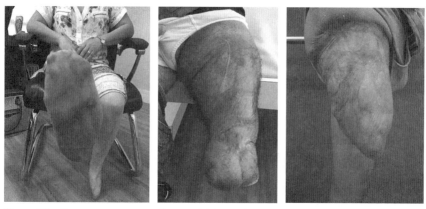

Figura 24 Enxertos em amputados parcial de pé, desarticulado de joelho e transfemoral.

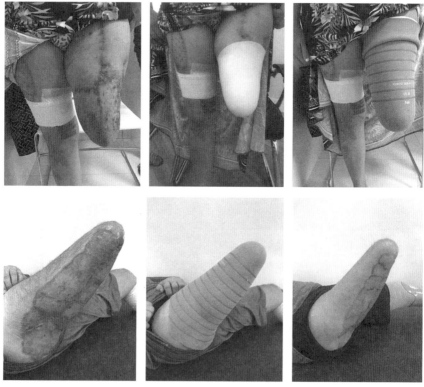

Figura 25 Cotos de amputação com enxertos cutâneos durante processo de protetização com sistema a vácuo com contato total.

Anomalias congênitas

As avaliações dos pacientes portadores de anomalias congênitas podem ser bastante específicas, dependendo do tipo da malformação. Devemos, nesses casos, observar sempre as radiografias, a função do membro afetado e de suas articulações proximais, além dos locais que suportam descarga de peso (Figura 26).

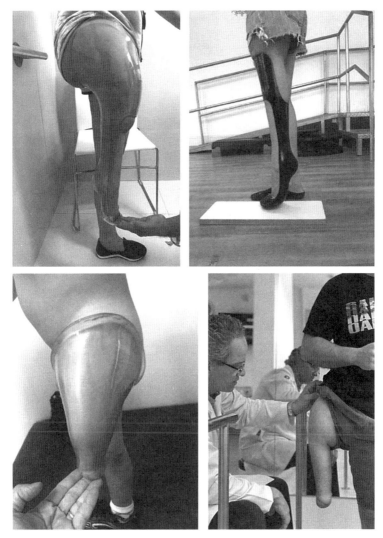

Figura 26 Cartuchos customizados para descarga de peso em casos de malformação congênita.

Complicações e intercorrências

Durante a reabilitação de um paciente amputado, pode-se ter contato com algumas situações que dificultam o processo terapêutico, como complicações do próprio coto, neurológicas, sensoriais, psicológicas e clínicas (Figura 27).

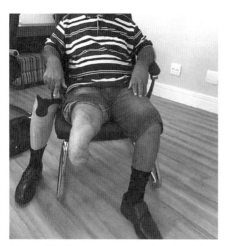
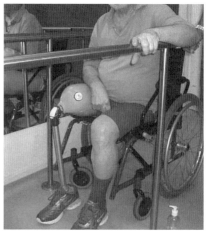

Figura 27 Pacientes com déficit visual (à esquerda) e hemiplegia (à direita).

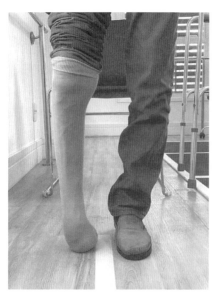
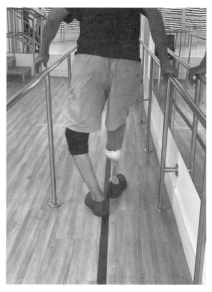

Figura 28 Coto com desvio e deformidade distal.

Figura 29 Paciente com osteoartrose avançada em membro contralateral à amputação.

12

Reabilitação nos pacientes amputados de membros inferiores

José André Carvalho

INTRODUÇÃO

Reabilitar um amputado não significa necessariamente protetizá-lo, e sim resgatar ao máximo a funcionalidade por meio de técnicas terapêuticas associadas ou não às tecnologias assistivas.

Para os pacientes que desejam fazer uso de próteses durante o processo de reabilitação, temos como objetivo final a utilização com total estabilidade, segurança, conforto e independência nas atividades diárias, profissionais ou recreativas, dependendo dos objetivos específicos de cada usuário. Para que isso seja alcançado, devemos:

- conseguir um bom equilíbrio muscular;
- potencializar os grupos musculares debilitados;
- recuperar a função muscular prévia;
- impedir e eliminar contraturas;
- impedir deformidades secundárias;
- diminuir e eliminar estados dolorosos;
- modelar e maturar o coto;
- prescrever uma prótese compatível com as necessidades e objetivos específicos de cada paciente;
- fornecer uma prótese em perfeitas condições de fabricação e com alinhamentos estático e dinâmico adequados;
- realizar treinamento para colocação e remoção, transferências, equilíbrio e marcha em superfícies planas e inclinadas;
- corrigir possíveis defeitos de marcha encontrados.

202 Amputações de membros inferiores

O processo de reabilitação, indispensável a qualquer amputado, pode ser dividido em duas etapas. A reabilitação pré e pós-amputação geralmente é realizada em ambiente hospitalar e a reabilitação pré e pós-protetização geralmente em ambulatórios, clínicas e centros de reabilitação, e será apresentada nos capítulos seguintes.

Em algumas situações, é possível prevenir as amputações por meio de orientações e de programas de reabilitação preventiva, considerando que 85% das amputações por neuropatia diabética são precedidas por úlceras plantares e que aproximadamente 50% dessas úlceras são ocasionadas por calçados inapropriados ou por descuidos dos pacientes.

Tabela 1

Nível hospitalar	Nível ambulatorial
Reabilitação preventiva	
Pré-amputação	Pré-protetização
Pós-amputação	Pós-protetização

REABILITAÇÃO PREVENTIVA

Os pacientes portadores de pés diabéticos neuropáticos, angiopáticos ou mistos apresentam um risco maior de lesões plantares por alterações vasculares, neurológicas e/ou autonômicas, as quais, se não forem prevenidas e tratadas corretamente, poderão resultar em amputações.

A conscientização dos riscos de lesões e as orientações quanto aos cuidados preventivos a serem tomados resultam em uma redução expressiva nos altos índices de amputações. Esse cuidado preventivo deve ser realizado pelos próprios pacientes, familiares e por uma equipe multiprofissional empenhada em proporcionar redução dos riscos de complicações e consequentemente uma melhor qualidade de vida.

REABILITAÇÃO PRÉ-AMPUTAÇÃO

Essa fase da reabilitação é realizada em pacientes que serão submetidos a amputações eletivas, como em casos de sequelas traumáticas não funcionais, pseudoartroses, osteomielite recorrente e malformação das extremidades, entre outras.

Em geral, os maiores candidatos a esse tipo de tratamento são os pacientes que já apresentam sequelas graves ou alguma patologia em evolução e que não tiveram bons resultados com tratamentos conservadores, apresentando na grande maioria uma impotência funcional e uma comorbidade que debilita e diminui a funcionalidade do segmento lesado (Figura 1).

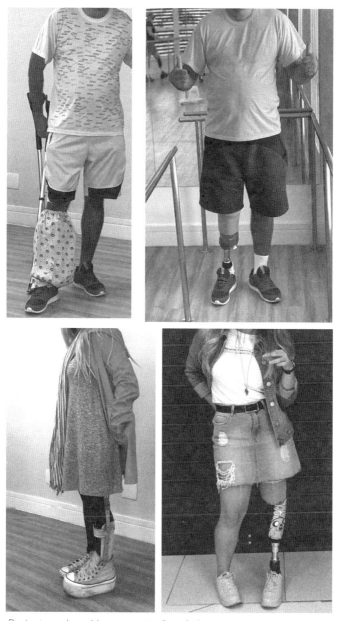

Figura 1 Pacientes submetidos a amputações eletivas.

Nessa fase da reabilitação, temos como principais objetivos:

- Aliviar o quadro de ansiedade do paciente: a amputação é uma cirurgia de restauração do membro enfermo e o início de uma nova fase na qual o paciente geralmente readquire uma melhora na sua qualidade de vida e autoestima.
- Conscientizar o paciente sobre os recursos protéticos: atualmente, as técnicas terapêuticas associadas à fabricação de próteses extremamente funcionais permitem aos pacientes uma vida independente e sem limitações, com breve retorno às atividades habituais.
- Mobilidade: a mobilidade do paciente enquanto ainda estiver no leito tem como objetivo evitar complicações como úlceras de decúbito, enfraquecimento global, encurtamento muscular e deformidades articulares, muitas vezes acarretadas por posições antálgicas buscadas pelo paciente. Uma atenção maior deve ser dada aos pacientes com alterações sensitivas e com longos períodos de internação.
- Exercícios de fortalecimento: exercícios para membros superiores, pelve, tronco e core facilitarão os deslocamentos no leito e transferências. O fortalecimento do membro inferior contralateral à amputação é importante para os deslocamentos na posição vertical e equilíbrio durante o uso de auxiliares de marcha.
- Manter ou aumentar a amplitude de movimentos (ADM) das principais articulações dos membros superiores e inferiores: a manutenção da amplitude de movimentos das principais articulações tem como objetivo evitar as retrações e as deformidades. Muitas vezes, as mobilizações articulares facilitam o ato cirúrgico e melhoram a reabilitação futura do paciente. Sempre que possível, devemos solicitar ao paciente mobilização ativa, visando a um aumento do tônus e do trofismo muscular.
- Estabelecer as reservas cardiorrespiratórias: a posição estática encontrada pelo paciente no leito favorece uma redução da expansão torácica com diminuição da capacidade respiratória. Deve-se dar ênfase aos exercícios respiratórios e à higiene brônquica, principalmente em pacientes idosos, preparando o indivíduo para atividades físicas futuras.
- Treinar independência nas atividades diárias: o paciente acamado não pode se tornar dependente de tudo e de todos. Ele deve ser estimulado e encorajado a realizar atividades simples sem a ajuda de terceiros.
- Treinar transferências, equilíbrio e marcha: as transferências para as posições sentada e em pé devem ser estimuladas. Quando o paciente se encontrar nesse estágio, poderemos iniciar trabalho de fortalecimento muscular, treino de equilíbrio, exercícios de endireitamento postural e marcha com ajuda de dispositivos auxiliares, quando possível.

REABILITAÇÃO PÓS-AMPUTAÇÃO

Nessa fase da reabilitação, deve ser realizado um trabalho similar ao da fase pré-amputação com uma atenção especial ao coto de amputação. A visita de um paciente amputado já protetizado e reabilitado é muito importante nessa fase, na qual testemunhos e experiências vividas confortam o paciente e reduzem suas dúvidas e ansiedades (Figura 2).

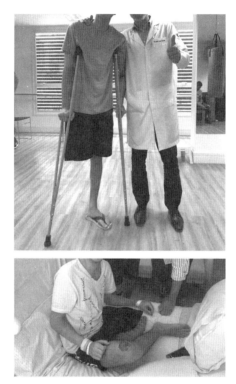

Figura 2 Pacientes em ambiente hospitalar e ambulatorial.

Durante os exercícios, deve-se ter um cuidado especial com o local da sutura. É importante ficar atento quanto à presença de secreções, deiscências ou processos de necrose local. A necrose na região cicatricial pode ser causada por um ponto excessivamente tenso ou por falta de vascularização no nível de amputação selecionado, sendo mais comum nas amputações vasculares. A cicatrização deve ser lisa e livre, mas isso dependerá muito do procedimento cirúrgico e das condições da pele de cada paciente.

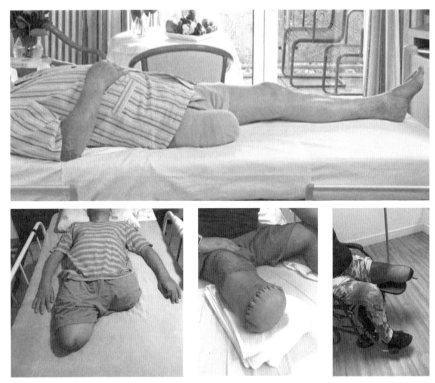

Figura 3 Pacientes durante fase pós-amputação com posicionamento correto dos cotos em extensão.

O paciente também deve ser orientado quanto à tendência das deformidades das articulações proximais ao nível amputado. Deve ser dada atenção à posição do paciente no leito. O coto deve permanecer, sempre que possível, paralelo ao membro contralateral. O paciente deve ser orientado quanto às posições que dificultam ou impedem a instalação de encurtamentos musculares, assim como posturas que favoreçam o aumento do edema. Exercícios isométricos devem ser orientados. O paciente deve evitar a mesma postura por longos períodos, impedindo as atrofias por desuso e o aparecimento de úlceras de decúbito, principalmente em pacientes portadores de vasculopatias e neuropatias.

Os objetivos principais na reabilitação pós-amputação são:

- orientar posicionamento no leito, prevenindo as contraturas articulares;
- controlar edema do coto de amputação;
- fortalecer e mobilizar o membro não amputado;
- fortalecer e mobilizar o tronco;

- fortalecer e coordenar o controle muscular do membro amputado;
- estimular independência;
- estimular a deambulação precoce com auxiliares de marcha.

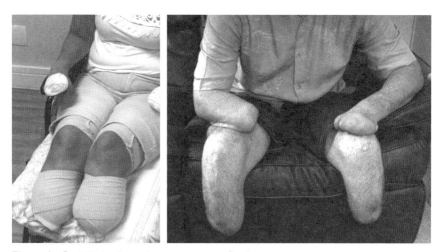

Figura 4 Posição inadequada com cotos em flexão.

13

Protetização imediata e protetização precoce

José André Carvalho

INTRODUÇÃO

No início da década de 1960, Berlemont introduziu na Europa a técnica de protetização imediata pós-operatória. Ela foi modificada e popularizada por Weiss et al. em 1966. Trata-se de um programa com protetização imediata, pós-operatória, executada por médicos cirurgiões e técnicos ortopédicos no próprio centro cirúrgico. Esse procedimento geralmente é realizado em pacientes com amputações programadas e tem como objetivo acelerar o processo de reabilitação em todos os sentidos. Esse procedimento é indicado principalmente para pacientes jovens e com amputações traumáticas para níveis transtibiais.

Nos processos conservadores, os pacientes amputados geralmente permanecem por alguns dias em repouso, aguardando o processo de cicatrização. Nesse período, observam-se principalmente nos pacientes não orientados dificuldade e medo para realização de transferências, grande edema local, atrofias por desuso na musculatura do membro não amputado, queixas em relação à dor e sensações fantasmas e problemas psicológicos associados.

Com o processo de protetização imediata e mobilização precoce é possível ter um maior controle do edema com redução da dor fantasma, deambulação precoce com descarga de peso parcial resultando em maior independência e melhora psicológica.

A protetização imediata inicia-se logo após a amputação. Realiza-se um curativo rígido, ou seja, um enfaixamento gessado após uma preparação do coto com alívio das extremidades ósseas e dos pontos de descarga de peso, confeccionado com manta de algodão e malha tubular. Na região distal do curativo rígido, é preso um adaptador por meio de ataduras gessadas, no qual, posteriormente, serão fixos os componentes modulares (tubo e pé). O paciente, ao se recuperar do efeito anestésico, acordará já com o membro adaptado, diminuindo, dessa forma, o choque da amputação, visto que sua imagem corporal ficou preservada. No segundo dia do pós-operatório, ele já poderá realizar descarga parcial em pé. Em alguns casos, utilizam-se pilões em vez de componentes modulares.

Em alguns dias de pós-operatório, o curativo gessado deve ser trocado para avaliação do coto de amputação, ou seja, estado da pele e cicatrização.

Depois da cicatrização total do coto, pode-se confeccionar uma prótese provisória até a maturação do coto. Este processo, desde a amputação até a protetização provisória, pode levar em média de quatro a seis semanas.

Entretanto, intercorrências podem acarretar aumento de tempo no processo de reabilitação. Como exemplo, citamos as deiscências de sutura e úlceras, as quais podem ocorrer no caso de pistonamento entre o coto e o curativo gessado ou processos infecciosos.

A técnica de protetização pós-cirurgica também pode ser executada com o sistema pneumático, no qual bolsões de ar localizados dentro de uma estrutura rígida realizam compressão dosificada no coto de amputação, mediante controle por manômetro (Figura 1). Esse sistema composto por uma estrutura rígida e bolsões pneumáticos, unido à estrutura modular para conexão de adaptadores e pé protético, possibilita que pacientes amputados transtibiais e desarticulados de joelho consigam ficar em pé com duplo apoio e caminhar precocemente, embora a protetização precoce após remoção dos pontos de sutura com cartuchos provisórios seja mais segura e funcional.

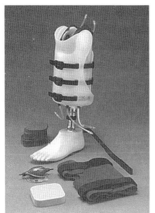
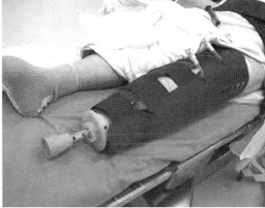

Figura 1 Sistema pneumático para protetização imediata.

CUIDADOS PÓS-OPERATÓRIOS E TREINAMENTO DE MARCHA

O treinamento com a protetização imediata inicia-se com descarga parcial sobre o membro amputado. A marcha será conseguida progressivamente com muletas, andadores ou auxílio de barras paralelas. Em ortostatismo o paciente estará realizando exercícios para membro contralateral, pelves, tronco e membros superiores.

Deve-se estar atento às queixas de dores localizadas e aos deslocamentos do coto dentro do encaixe rígido. Neste último caso, deve-se retirar o encaixe gessado, analisar o coto e confeccionar um novo encaixe. Esse procedimento deverá ser realizado quantas vezes forem necessárias.

A grande desvantagem desse sistema na reabilitação são vícios de marcha e movimentos compensatórios apresentados pelos pacientes em virtude da não utilização da articulação do joelho durante a fase de treinamento de marcha, além de todas as complicações às quais os pacientes acabam sendo expostos.

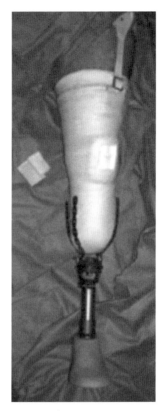

Figura 2   Prótese imediata com soquete em gesso.

PROTETIZAÇÃO PRECOCE

A técnica de protetização precoce tem sido utilizada visando proporcionar uma reabilitação rápida e com maior segurança quando comparada com a técnica de protetização imediata. Os riscos de complicações principalmente nas primeiras semanas antes da retirada dos pontos são minimizados e o controle do coto é facilitado por não estar envolvido por um encaixe gessado rígido.

A protetização precoce pode ser iniciada logo após a cicatrização e redução do edema do coto de amputação, ou seja, a partir da sexta semana de pós-operatório. Neste período o paciente já deve estar envolvido com a reabilitação pré-protetização, realizando enfaixamento elástico compressivo, posicionamento do coto, exercícios de equilíbrio e fortalecimento e treinamento de pelve, tronco e membros superiores para uso de andadores ou muletas/bengalas canadenses.

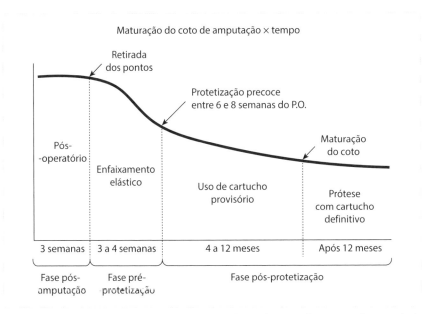

Figura 3 Gráfico demonstrando redução do volume do coto de amputação e período para início do processo de protetização.

A protetização precoce deve ser iniciada com cartuchos provisórios, os quais serão ajustados e trocados sempre que necessário, conforme mudança na forma e no volume do coto de amputação. Definido o perfil funcional e objetivos específicos de cada paciente, as próteses também poderão ser montadas com componentes definitivos, tais como adaptadores, articulações e pés, permitindo desde o início treinamento de marcha precoce (Figuras 4 e 5).

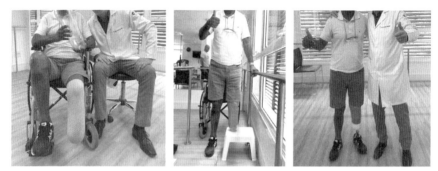

Figura 4 Processo de protetização precoce em amputado por neuropatia diabética após 8 semanas de pós-operatório.

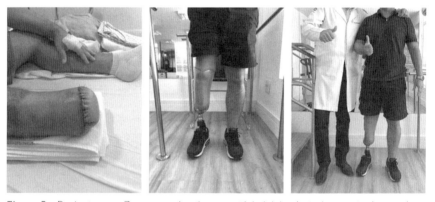

Figura 5 Paciente com 7 semanas de pós-operatório iniciando treinamento de marcha.

14

Reabilitação pré-protetização

José André Carvalho

INTRODUÇÃO

A reabilitação de um indivíduo submetido a uma amputação é uma tarefa interdisciplinar. Exige de todos os profissionais envolvidos um alto grau de compreensão e conhecimento das fases da reabilitação, além do trabalho específico de cada um (técnica cirúrgica, pós-operatório, fases da fisioterapia e protetização). Além disso, deve existir uma boa comunicação e cooperação entre eles.

A fisioterapia é parte integrante e fundamental do programa de reabilitação e deve se iniciar o mais precocemente possível, até mesmo antes da cirurgia de amputação quando possível. Ela estará envolvida significativamente no aconselhamento e na orientação do paciente e seus familiares a uma situação completamente nova. O indivíduo amputado terá que se adaptar e reorganizar física e emocionalmente às alterações na aparência, funcionalidade e na sua vida social. O fisioterapeuta e o protesista irão desenvolver um relacionamento muito próximo ao paciente e de grande confiança mútua. O protesista será responsável por fabricar a prótese que melhor se adapte ao estilo de vida do paciente e durante a fisioterapia ele será preparado para recebê-la, e logo aprenderá a utilizá-la.

Durante o período inicial da fase pós-cirúrgica o paciente geralmente sente-se muito inseguro e incerto quanto ao seu futuro. O fisioterapeuta e toda a equipe de reabilitação devem explicar todos os eventos do processo de reabilitação e sempre que possível colocar o paciente em contato com outros amputados que já são usuários de prótese e/ou estão mais avançados na reabilitação.

A causa mais comum de amputação de membros inferiores são as alterações vasculares, relacionadas ou não ao *diabetes mellitus*, e acometem principalmente a população mais idosa. As amputações traumáticas aparecem em segundo lugar, seguidas pela tumoral e infecciosa. A população amputada pode apresentar patologias associadas além das alterações físicas decorrentes da perda do membro que podem limitar a mobilidade e influenciar a reabilitação. É importante ressaltar que as alterações fisiológicas relacionadas ao processo de envelhecimento, como as visuais, sensoriais e osteomusculares são concomitantes à amputação.

Os indivíduos que sofrem uma amputação de etiologia traumática podem apresentar outras sequelas nos membros inferiores ou superiores, como fraturas, amputações ou lesões neurológicas, como por exemplo lesão de plexo braquial, traumatismo cranioencefálico e lesões periféricas, entre outras.

O programa de tratamento fisioterapêutico será definido para cada paciente após minuciosa avaliação. Ele deverá considerar o indivíduo globalmente respeitando sua individualidade. Fatores clínicos e a presença das comorbidades citadas, idade, nível e causa da amputação e as condições físicas influenciam na definição das metas do tratamento.

As metas deverão ser discutidas e em parte definidas conjuntamente com o paciente, considerando seus desejos, estilo de vida, trabalho e aspectos sociais, visando traçar um plano apropriado e motivador.

FASE PRÉ-PROTETIZAÇÃO

O principal objetivo dessa fase é auxiliar o paciente a recuperar sua independência e autonomia e a ter a maior mobilidade possível. O tratamento fisioterapêutico, além de incluir mobilizações, alongamentos e fortalecimentos musculares, treino de propriocepção, equilíbrio e coordenação, deve preparar e ter cuidados especiais com o coto de amputação para receber uma prótese. O estímulo à simetria e a diminuição das compensações realizadas pelo indivíduo após a perda do membro devem ser considerados durante todo o tratamento.

As primeiras orientações da equipe devem focar na prevenção de complicações. O paciente será exaustivamente orientado a eliminar fatores de risco como tabagismo, etilismo, controlar a glicemia (*diabetes mellitus* – DM), ter cuidados com seu membro preservado, prevenir lesões de pele, infecções e traumas que possam levar a complicações do próprio coto de amputação ou no membro contralateral.

Os pacientes diabéticos devem ter cuidados especiais com os pés em decorrência da neuropatia periférica, que causa a diminuição de sensibilidade e da propriocepção. Devem prevenir o aparecimento de lesões interdigitais e nos dedos. Usar de preferência meias brancas e calçados especiais para pés diabéticos. Além disso, a hidratação do seu membro inferior preservado e coto, e a inspeção diária do(s) pé(s) para verificar presença de possíveis lesões são muito

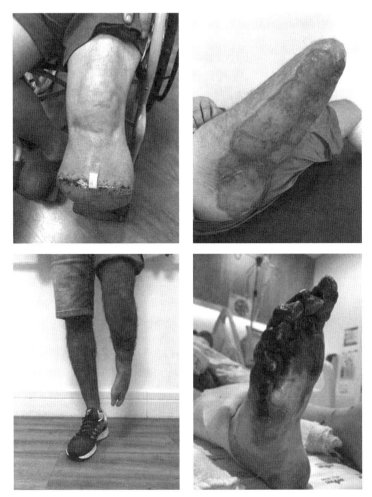

Figura 1 Pacientes com amputações por diabetes, trauma e casos de malformação congênita e doença vascular.

importantes. O uso de um espelho pode auxiliar na inspeção da região posterior do coto e do pé preservado.

O estudo epidemiológico americano de Frieden identificou um risco de 20% de amputações no membro contralateral nos dois primeiros anos após a amputação em pessoas com diabetes, e esse risco aumenta para 46 a 66% nos cinco anos subsequentes. Além disso, observou um aumento na mortalidade de amputados idosos se comparados à população em geral nesse período.

O início precoce do tratamento fisioterapêutico após a cirurgia de amputação evitará o imobilismo, a perda de força muscular em decorrência da diminuição das atividades físicas, a instalação de encurtamentos musculares enfatizada pelo maior tempo na posição sentada ou deitada e o descondicionamento físico.

As atividades funcionais devem ser treinadas brevemente para promover independência, mobilidade na cama, nas transferências e na locomoção.

Ainda no período pós-operatório o paciente deve receber orientações quanto aos autocuidados com o membro residual, curativo e cicatriz e como prevenir o edema e as lesões de pele.

Uma lesão ou ferida na pele pode atrasar o processo de reabilitação e protetização, causando um maior descondicionamento físico futuro.

Os objetivos do programa de reabilitação pré-protetização consistem em proporcionar ao paciente amputado:

- Conhecimentos sobre os cuidados com membro preservado, coto e sua saúde de maneira geral (DM, hipertensão arterial e outros).
- Habilidades para a realização de todas as atividades possíveis sem uso da prótese.
- Coto de amputação indolor, sem edema, com boa mobilidade cicatricial e da pele; amplitude de movimento completa das articulações remanescentes e boa força muscular para que possa ser protetizado.
- Ter um programa de alongamentos e fortalecimento muscular, proprioceptivo, treino de equilíbrio e coordenação visando uma deambulação independente futura com prótese.
- Resgatar a condição física e o estilo de vida pré-mórbido e prevenir futuras adversidades.

Durante a fase pré-protética do tratamento pode-se encontrar algumas intercorrências, como problemas cicatriciais, neuromas, edemas, dores fantasmas, deformidades e contraturas, as quais terão que ser tratadas com a equipe da reabilitação.

Nos pacientes com doença vascular periférica e presença de comorbidades é muito importante ter um monitoramento da pressão arterial e frequência cardíaca durante todo o treinamento, assim como ter controle sobre os níveis de glicemia nos pacientes diabéticos.

Cicatrização

O ponto de partida será a cicatrização do coto de amputação. Deve-se ensinar o paciente a massagear a região da incisão para melhorar a mobilidade do tecido, preparando-o para utilização futura de prótese. A massagem deve ser realizada acima e abaixo da incisão, tendo o cuidado de não cruzá-la para evitar

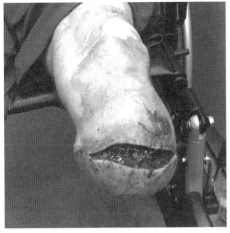 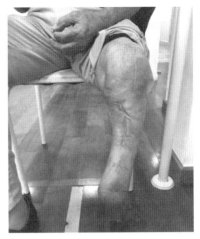

Figura 2   Coto com deiscências da ferida após queda. Coto com desvio tibial.

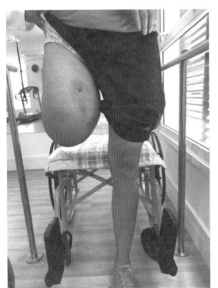 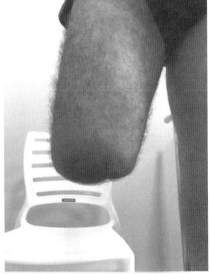

Figura 3   Coto transfemoral com edema. Coto com deformidade em flexão e abdução.

deiscência. Após a total cicatrização, o paciente deve mobilizar toda a cicatriz e realizar massagem de fricção, principalmente quando houver aderências.

Nas cicatrizes com aderências ou retrações, pode-se intervir utilizando os seguintes métodos fisioterapêuticos: massoterapia, eletroterapia e hidroterapia.

- Massoterapia: essa técnica envolve a restauração habilidosa da mobilidade dos tecidos moles. É essencial a qualquer técnica aplicada ter boa precisão, sensibilidade, cuidado e concentração. As técnicas utilizadas são a compressão, o deslizamento superficial e profundo, o amassamento, o enrolamento e a fricção. Elas são contraindicadas em deiscências de suturas e em alguns casos de neuromas superficiais. Pomadas tópicas também podem ser utilizadas durante o procedimento, principalmente nos casos de cicatrizes hipertróficas.
- Eletroterapia: ultrassom pulsado e laser são recomendados, com bons resultados em alguns casos, observando-se a extensibilidade do colágeno em cicatrizes e os processos de regeneração em tecidos, porém os objetivos terapêuticos devem ser predefinidos antes de qualquer aplicação.
- Hidroterapia: como auxílio terapêutico, o uso do turbilhão tem ajudado na liberação de cicatrizes retráteis e aderidas.

Eventuais pontos de deiscências devem ser examinados para verificar se não foram causados por traumas diretos, processos isquêmicos, infecciosos ou por corpos estranhos não absorvíveis.

Neuromas

Os neuromas, quando superficiais, são facilmente estimulados e acabam desencadeando sinais dolorosos aos pacientes. Geralmente encontram-se nas regiões distais do membro e impossibilitam, muitas vezes, o contato ou a descarga

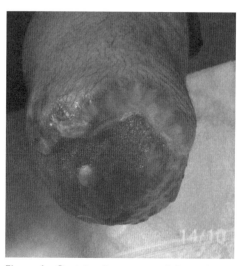
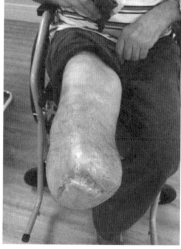

Figura 4 Cicatrização por segunda intenção.

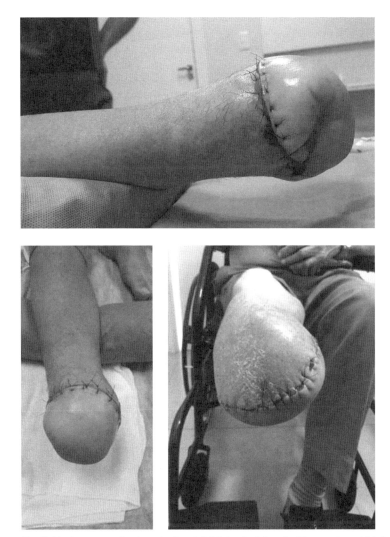

Figura 5 Cuidados com coto durante fase inicial de cicatrização (Syme e transtibial).

terminal do coto no encaixe protético. O tratamento cirúrgico é indicado quando outras técnicas convencionais não apresentam bons resultados. As técnicas de dessensibilização utilizadas durante o tratamento fisioterapêuticos são:

- Massoterapia: as técnicas de deslizamento superficial e profundo e as fricções são indicadas com intensidade progressiva de acordo com a tolerância ao toque pelo paciente. Conforme a dessensibilização seja conseguida, maior pressão deverá ser aplicada.

- Eletroterapia: a utilização do ultrassom pulsado e o uso da estimulação transcutânea (Tens) têm mostrado resultados significativos, mediante a despolarização de fibras nervosas aferentes.
- Hidroterapia: a estimulação local causada pelo turbilhão também tem contribuído para a dessensibilização local.
- Percussão: a percussão manual gradativa também é empregada para dessensibilização do neuroma terminal.

O estímulo com objetos de diferentes texturas, como, por exemplo, algodão, escovas com cerdas flexíveis, escovas com cerdas grossas e esponjas ásperas, entre outros, também é usado de forma lenta e progressiva com ótimos resultados para a dessensibilização do neuroma doloroso.

Edema

Definido como aumento anormal do volume de um membro, está presente em todos os pacientes ainda não protetizados (Figura 6). O coto edemaciado impossibilita a confecção de um encaixe protético ou torna a vida útil dele curtíssima, não sendo viável para o paciente e para o protesista. A redução do edema resultará em uma melhor forma do coto. As técnicas utilizadas para a redução do edema são descritas a seguir:

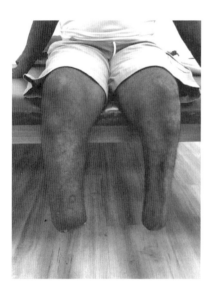
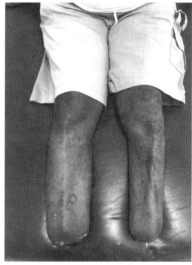

Figura 6 Comparação de volume entre coto de amputação à direita com 6 semanas de pós-operatório e coto à esquerda com 3 anos de amputação, já maturado.

- Orientação postural: o paciente deve ser orientado a manter o coto em posição de drenagem para controle do edema na fase pós-operatória. Prancha de posicionamento deve ser utilizada quando ele se encontrar sentado ou uma pequena elevação do coto ou dos pés da cama quando estiver deitado. Deve-se ter cuidado em relação às deformidades em flexão de joelho e de quadril.
- Meios físicos: a utilização do turbilhão é indicada com bons resultados através da estimulação periférica local.
- Massoterapia: a técnica de bombeamento pode ser empregada em posição de drenagem. Cuidados devem ser tomados com a cicatrização e as regiões sensíveis do coto. Essa técnica deve ser utilizada com muita cautela em casos de amputações por etiologia vascular.
- Cinesioterapia: a orientação de contrações isométricas em posição de drenagem aumenta a circulação local e proporciona a redução do edema.
- Meias compressivas: podem ser utilizadas para modelar o coto. Deve-se mensurar o volume do coto para escolher o tamanho da meia adequada. Elas apresentam variações em relação a comprimento e largura e podem ser utilizadas para amputações transtibiais, desarticulações de joelho e transfemorais.
- Enfaixamento: as técnicas de enfaixamento devem ser realizadas sempre com bandagens elásticas com critérios.

Enfaixamento elástico compressivo

Dependendo do nível de amputação, será necessário, para um correto enfaixamento, unir de duas a quatro faixas elásticas. Os enfaixamentos com faixa crepe não apresentam resultados compressivos, por não diminuírem o edema e não modelarem o coto. Os enfaixamentos devem ser realizados com a técnica em oito com maior pressão na região distal e diminuir progressivamente até a proximal, realizando voltas circulares, ancorando-se nas articulações proximais, evitando formação de cinturas. As paredes laterais devem ser regulares, não deve existir tecido descoberto e não deve causar dor ou desconforto ao paciente.

Nas amputações transtibiais, a faixa deverá envolver todo o coto e poderá também envolver a região distal da coxa em cotos curtos, evitando que a faixa elástica desça. A patela e consequentemente o movimento de flexão do joelho devem estar livres.

Nas amputações transfemorais o enfaixamento deve ser realizado envolvendo até a região inguinal. Em pacientes com coto curto o enfaixamento pode passar pela cintura acima da asa ilíaca para aumentar sua fixação e diminuir a possibilidade de que escape e resulte na formação do rolo adutor.

Para a colocação de maneira independente das faixas o paciente pode estar em pé ou sentado na borda da cama com o coto em posição neutra, e de preferência utilizando roupas largas.

Os cuidadores ou familiares devem ser orientados a realizar o enfaixamento compressivo com o paciente em pé ou em decúbito dorsal quando houver dificuldade na colocação pelo próprio paciente.

Pacientes com cotos curtos ou muito volumosos e que geralmente apresentam dificuldade em realizar tal enfaixamento podem utilizar meias compressivas ou o próprio liner de silicone/uretano a ser utilizado na protetização.

O enfaixamento, além de diminuir o edema, previne a estase venosa, auxilia a modelagem do coto, protege a pele de traumas e diminui o desconforto causado pelos neuromas, a sensação e a dor fantasma (Figura 7).

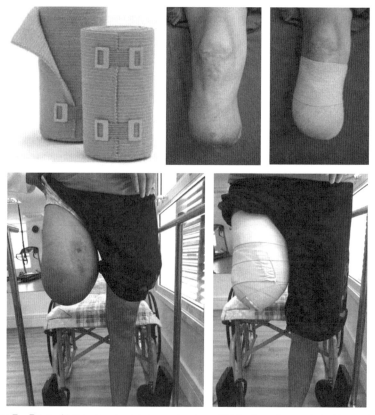

Figura 7 Faixa elástica compressiva e cotos transtibial e transfemoral devidamente enfaixados.

Os pacientes devem ser orientados a manter o enfaixamento durante todo o dia, retirando-o somente para banho, para realização de exercícios ou para inspeção do coto. A opção em dormir com a faixa fica a critério do paciente, visto que na posição deitada não há maores riscos de edema no coto. Inicialmente, até que o paciente ou cuidador aprenda corretamente a técnica de colocação e a intensidade de pressão a ser realizada durante o enfaixamento, pode ser necessária a repetição do enfaixamento algumas vezes durante o dia.

A faixa elástica deve ser utilizada até o início da protetização, porém só devemos encaminhar o paciente para a confecção de uma prótese quando não houver mais uma flutuação volumétrica importante do coto.

Cuidados devem ser tomados quanto ao tipo de enfaixamento, à alergia ao material elástico, à compressão excessiva, à isquemia e aos ferimentos. Havendo alergia ao material elástico, o paciente pode utilizar meia de algodão entre a pele e a faixa elástica.

As técnicas de enfaixamento realizadas para amputações transtibiais e transfemorais serão descritas a seguir.

Técnicas de enfaixamento para amputação transtibial

- Com o paciente sentado e mantendo o coto semifletido, coloca-se a extremidade da faixa posteriormente abaixo da linha poplítea. Com a faixa parcialmente esticada, tome-a distalmente em direção à extremidade do coto, levando-a até a face anterior na tuberosidade da tíbia.
- Realiza-se uma volta ao redor do coto passando a faixa por sobre sua extremidade na face posterior. Ao final dessa volta, desça com a faixa diagonalmente sobrepondo metade da faixa sobre o primeiro enfaixamento e a outra metade sobre a região distal do coto descoberta, com uma leve tensão elástica.
- Realize novamente outra volta, cruzando a face posterior do coto e descendo na diagonal com a faixa cruzando a face anterior sobre o outro lado descoberto. Repita mais duas vezes o enfaixamento diagonal, sempre envolvendo a extremidade do coto.
- Assim que a extremidade distal estiver bem firme, realizam-se voltas pelo coto até a borda inferior da patela (Figura 8).
- Ao final do enfaixamento devemos observar se não existe tecido fora da faixa, se as paredes estão regulares, se a pressão distal é maior que a proximal, se a articulação do joelho está livre e se o paciente está se sentindo confortável.
- Liner de silicone pode ser utilizado como método preventivo contra pequenas lesões causadas por pressão local em pacientes idosos e com a pele muito fina.
- Alterações na forma do coto, dores e desconfortos podem ser acarretados por enfaixamento inadequado.

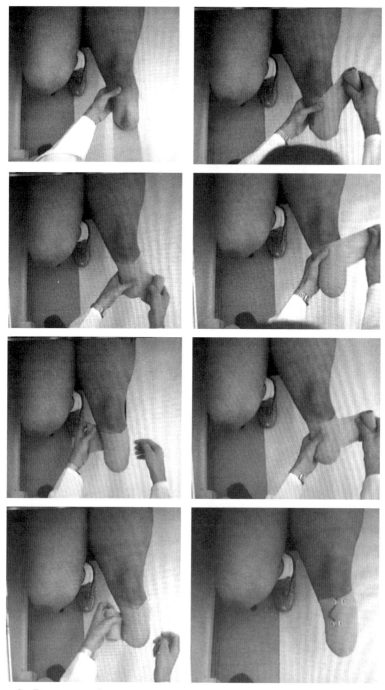

Figura 8 Técnica de enfaixamento para amputação transtibial.

Técnicas de enfaixamento para amputação transfemoral

- Coloca-se a extremidade da faixa na face posterior, próximo à linha glútea. Parcialmente esticada, a faixa deve ser levada distalmente, retornando para a face anterior. Realiza-se uma volta completa sobre o coto, fixando a extremidade da faixa.
- Desça com a faixa na diagonal sobre a extremidade distal do coto retornando para o ponto de partida. Repita esse procedimento em oito, algumas vezes até a extremidade distal do coto ficar bem enfaixada.
- Finalizar o enfaixamento com voltas com menor pressão até a região inguinal. É de extrema importância que todos os tecidos estejam envoltos pela faixa, principalmente na região adutora (Figura 9).
- Cuidados devem ser tomados com a tensão dada na faixa elástica durante o enfaixamento. Um excesso de pressão pode causar pregas no tecido, desconforto e ulcerações. Atenção com a sobra de tecidos moles na região adutora (Figuras 11 e 12).

Dor e sensação fantasma

A sensação fantasma pode ser definida como a sensação do membro que não está mais presente, ou como percepção de sensações não dolorosas na porção do membro amputado. Essa sensação é descrita como formigamento, sensação de pressão ou adormecimento. Por causa da sensação fantasma muitos pacientes em fases iniciais da amputação têm grande risco de quedas, principalmente pela manhã ao acordar.

A dor fantasma é descrita como sensações de compressão, câimbras ou queimação abaixo do segmento amputado. Essa dor pode ser contínua ou intermitente, difusa ou localizada e deflagrada por estímulo externo. A experiência de dor varia de um indivíduo para outro. A dor fantasma tende a diminuir com o tempo, mas em poucos casos pode se tornar intensa, incapacitante e de difícil tratamento. A abordagem interdisciplinar nesses casos é bastante importante.

O controle da dor ou da sensação fantasma pode ser conseguido por meio de alguns recursos terapêuticos, como:

- Enfaixamento: a sustentação e a firmeza do coto associadas ao melhor retorno venoso, causadas pelo enfaixamento compressivo, têm contribuído com a redução da dor fantasma.
- Ginástica a distância: esse termo refere-se à sensação dos movimentos executados pelo paciente nas articulações amputadas. O paciente deve imaginar

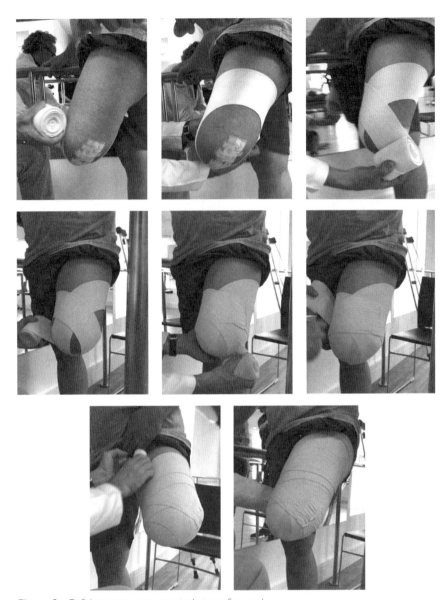

Figura 9 Enfaixamento em amputado transfemoral.

o membro e movimentá-lo de maneira lenta e sem tensão, e pode realizar simultaneamente o mesmo movimento com o lado contralateral (preservado).
- Terapia com espelhos: um espelho é colocado entre os membros do paciente de maneira com que a imagem do membro preservado seja refletida e dê a impressão do membro amputado estar completo. O paciente é orientado

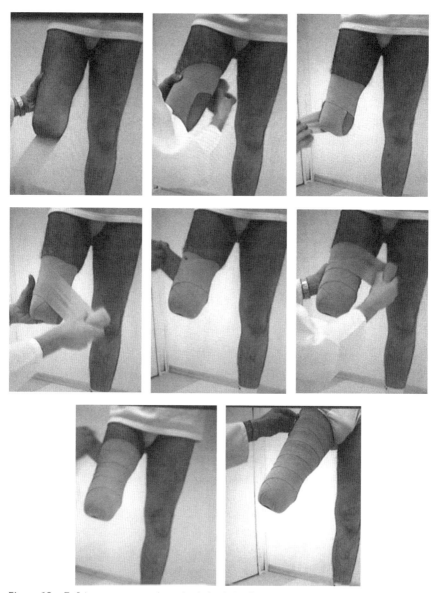

Figura 10   Enfaixamento para desarticulado de joelho.

a mover o membro preservado e a imaginar o mesmo movimento com o membro fantasma visando diminuir sensações de desconforto no membro amputado.
- Eletroterapia: o emprego de ultrassom e Tens pode auxiliar a diminuir eventuais desconfortos.

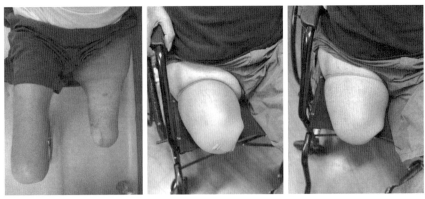

Figura 11 Cotos com edema proximal ocasionado por enfaixamento elástico inadequado.

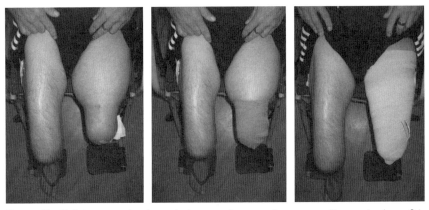

Figura 12 Enfaixamento inadequado à esquerda com edema na região proximal e enfaixamento correto à direita envolvendo todo o coto de amputação.

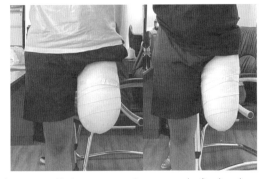

Figura 13 Enfaixamento elástico compressivo com redução do edema do coto após uma semana.

A sensação fantasma pode ser utilizada para realização de exercícios de maneira mais simétrica por usar padrões de movimentos formados anteriormente.

Deformidades e contraturas

As deformidades e contraturas estão presentes em grande número de pacientes e muitas vezes acabam comprometendo a protetização e dificultando a reabilitação pós-protética. A manutenção da amplitude de movimento (ADM) das principais articulações envolvidas na marcha é importante para o sucesso da reabilitação. O tratamento composto por orientação postural e cinesioterapia deve ser recomendado a todos os pacientes.

As principais tendências a encurtamentos musculares nas amputações transfemorais são em flexão com abdução e rotação externa do quadril e nas amputações transtibiais a deformidade em flexão do joelho. Nas amputações parciais de pé geralmente ocorrem deformidades em equinovaro (Figura 14).

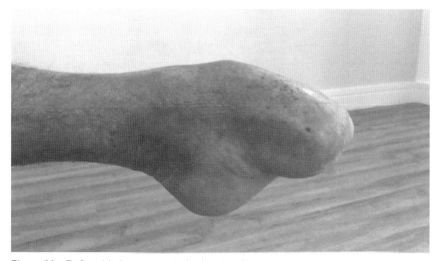

Figura 14 Deformidade em amputado de antepé.

Orientação postural

A própria amputação e a posição adotada pelos pacientes quando deitados, sentados ou em pé favorecem a instalação de contraturas e deformidades. O paciente amputado deve ser orientado a posicionar-se de forma que o membro fique em posições contrárias às que predisponham a contraturas e deformidades. De acordo com o nível de amputação, as seguintes posições devem ser assumidas:

Amputado parcial de pé

Sempre quando estiver sentado, o paciente deve manter o pé apoiado ao solo. Quando deitado, deve apoiar o pé em um travesseiro ou uma cunha, evitando a posição em equino.

Amputado transtibial

Quando estiver na posição sentada, deve manter o joelho do membro amputado em extensão, apoiando o coto em uma cadeira, almofada ou prancha. Alternar essa posição com movimentos de flexão e extensão do joelho.

Deverá evitar permanecer sentado durante muito tempo com o joelho fletido e, quando em pé, deve evitar ajoelhar-se sobre o coto. Na posição deitada em decúbito dorsal deve evitar colocar travesseiro embaixo do joelho e, em decúbito ventral, colocar travesseiro na extremidade do coto (Figuras 15 a 17).

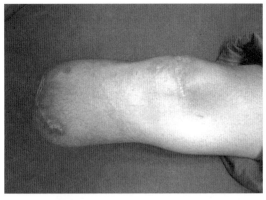

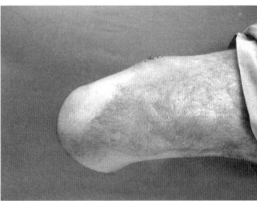

Figura 15 Coto transtibial em extensão à esquerda e com deformidade em flexão à direita.

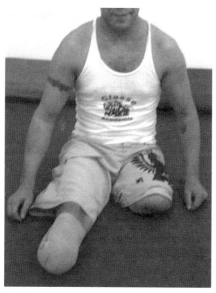

Figura 16 Postura que deve ser adotada pelos pacientes transtibiais quando sentados.

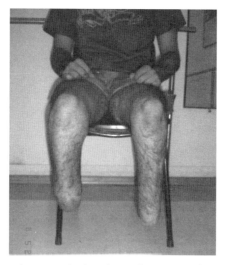

Figura 17 Postura que deve ser evitada pelos pacientes transtibiais.

Amputado transfemoral

Quando em posição supina, o paciente deve procurar manter o coto aduzido sem rotação e encostado no leito. Evitar colocação de almofadas abaixo do coto para não acentuar a flexão do quadril.

Em pé, deve manter o coto alinhado ao tronco, com quadril em extensão, rotação neutra e adução.

Não é recomendado apoiar o coto sobre bancadas, mesas ou até sobre o suporte da bengala canadense, da muleta ou do andador (Figuras 18 a 20).

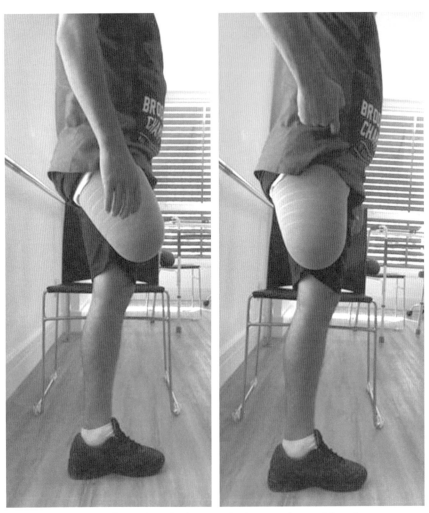

Figura 18 Coto transfemoral em flexão excessiva à esquerda e posicionado corretamente à direita.

14 Reabilitação pré-protetização 233

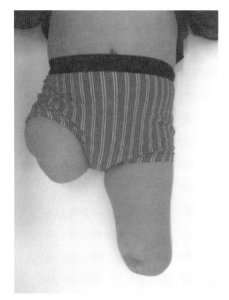
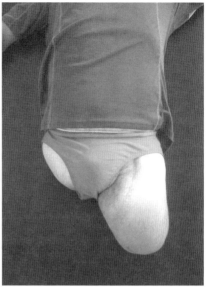

Figura 19 Posturas que devem ser adotadas pelos pacientes transfemorais quando em decúbito dorsal.

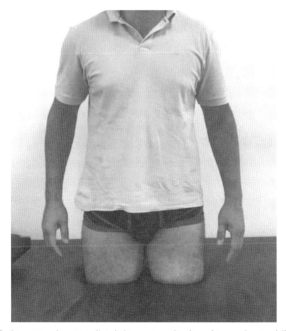

Figura 20 A descarga de peso distal deve ser evitada pelos pacientes bilaterias transfemorais.

Observação: muitos pacientes utilizam cadeiras de rodas nas fases pós-operatória e pré-protetização. Cuidado deve ser redobrado nos amputados desarticulados de quadril, transfemorais curtos ou mesmo nos amputados bilaterais, pois nesses casos o centro de massa corpórea encontra-se posteriorizado, deixando-o muito próximo dos eixos de rotação das rodas posteriores da cadeira de rodas. Neste caso, o risco de queda para trás é maior quando os amputados tocam suas próprias cadeiras. A colocação de rodinhas posteriores antitombo pode auxiliar a aumentar a segurança dos usuários.

Cinesioterapia: técnicas de mobilização das articulações proximais e alongamentos dos grupos musculares encurtados devem sempre preceder exercícios de fortalecimento. A orientação de exercícios de contração isométrica dos músculos dorsiflexores, extensores de joelho, extensores de quadril e adutores deve ser dada, respectivamente, aos pacientes amputados parciais de pé, transtibiais e transfemorais.

TRATAMENTO GLOBAL

O tratamento global tem como finalidade conseguir o maior potencial funcional do paciente amputado visando uma futura protetização. Nessa fase, são orientados exercícios de fortalecimento para membros superiores, tronco e membros inferiores, equilíbrio, coordenação e propriocepção. Durante os exercícios não devemos nos prender ao número de repetições ou ao tempo de treinamento, mas sim saber dosá-los para cada paciente, sempre buscando seu melhor desempenho.

É fundamental que o tratamento seja realizado sempre na presença de um terapeuta e em um ambiente claro, limpo, alegre e espaçoso composto por alguns elementos básicos, tais como bolas, pesos, rolos, colchonetes, bastões, espelhos, prancha de propriocepção, balança e barras paralelas (Figura 21). Antes da execução de cada exercício, convém explicar e demonstrar ao paciente o procedimento proposto quantas vezes forem necessárias. Quando tais exercícios estiverem sendo executados corretamente, um programa específico deverá ser formulado para que o paciente possa realizar algumas atividades em casa de forma independente.

Mobilidade e transferências

Para os pacientes que se encontram acamados ou com amputações bilaterais, é importante orientá-los quanto a:

- posicionar corretamente os membros, prevenindo possíveis encurtamentos musculares;

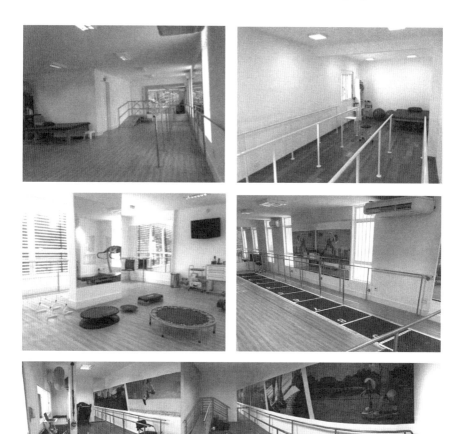

Figura 21 Área de treinamento fisioterapêutico nas unidades IPOBRASIL.

- estimular a troca de decúbitos e o sentar de maneira independente;
- treinar transferências da cama para cadeira de rodas;
- fortalecimento do core e membros superiores;
- conscientização do paciente sobre os riscos das úlceras, principalmente naqueles portadores de neuropatias e de doenças vasculares.

Controle postural

A perda de um membro altera a posição do centro de massa corpórea, deslocando-o para diferentes direções de acordo com a posição em que se encontra. Esse deslocamento também dependerá do nível da amputação.

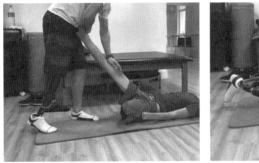
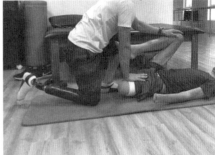
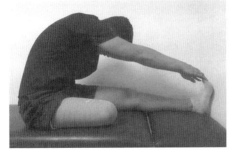
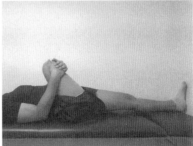

Figura 22 Exercícios de alongamento em pacientes transfemorais.

Exercícios que estimulam respostas de reação postural poderão ser realizados com o paciente sentado ou em pé, em superfícies rígidas ou instáveis por meio de atividades simples como deslocamentos de objetos (Figura 23).

Locomoção

Os pacientes devem ser encorajados a utilizar dispositivos de marcha, como andadores ou muletas para melhorar o controle postural, fortalecer o membro inferior preservado e o tronco e também melhorar o condicionamento cardiovascular. É importante lembrar que um amputado sem prótese utilizando um acessório de marcha geralmente gasta mais energia durante a deambulação quando comparado com a marcha com prótese, portanto, deambular com muletas não é um pré-requisito para uma futura protetização.

O paciente deve ser sempre treinado a utilizar meios auxiliares para que possa se movimentar também com segurança nos momentos em que optar por não usar a prótese, como, por exemplo, ao retirar a prótese no final do dia ou ao acordar para usar o toalete durante a noite.

Para os amputados bilaterais treinamentos com cadeiras de rodas auxiliam no condicionamento aeróbico.

14 Reabilitação pré-protetização **237**

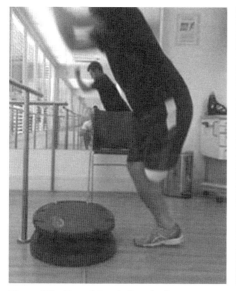
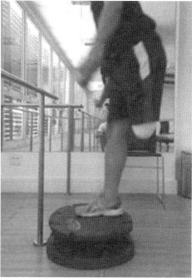

Figura 23 Exercícios de fortalecimento e controle postural em superfície estável.

O critério de seleção do meio auxiliar a ser utilizado levará em consideração a capacidade e o equilíbrio de manter-se em pé sem apoios, força muscular nos membros superiores, coordenação e cognição (Figura 24).

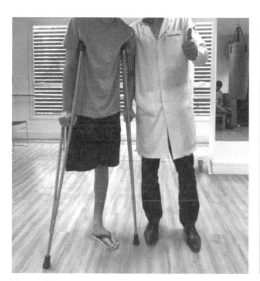
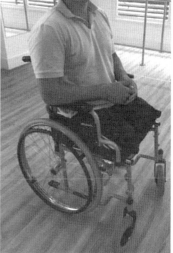

Figura 24 Auxiliares de locomoção para amputados de membros inferiores.

O andador deve ser escolhido quando o paciente apresentar déficit de equilíbrio e forca muscular, geralmente em casos de pacientes idosos.

Cinesioterapia

Todos os grupos musculares dos membros superiores, tronco e membros inferiores devem ser trabalhados sem exceção. No membro inferior amputado não devemos fortalecer somente os músculos que são contrários às deformidades. O fortalecimento de todos os grupos musculares é incontestável. Como exemplo citamos o equívoco em fortalecer apenas os músculos extensores do joelho (quadríceps) em um paciente amputado transtibial somente pela tendência em apresentar uma deformidade em flexão do joelho. Nesse caso, os músculos flexores do joelho, flexores e extensores de quadril, adutores e abdutores e abdominais, entre outros, também deverão ser fortalecidos, pois são importantes na deambulação, com um papel importante em determinadas fases da marcha.

Os exercícios podem ser realizados em cadeia cinética aberta ou fechada e devem estimular as contrações musculares concêntricas e excêntricas (Figura 25).

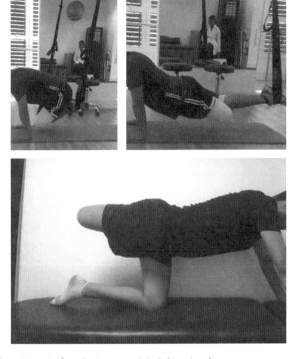

Figura 25 Exercícios de fortalecimento global. (*continua*)

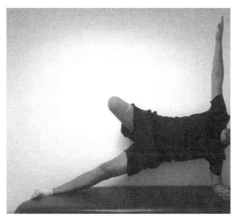

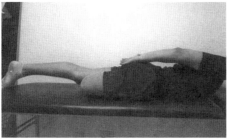

Figura 25 Exercícios de fortalecimento global. (*continuação*)

Membros superiores

Os músculos dos membros superiores devem ser trabalhados por serem importantes nas transferências e essenciais para o uso de auxiliares de marcha. Devemos sempre manter a amplitude de movimento e a força desses segmentos, podendo trabalhar esses músculos com polias, pesos, elásticos e uma grande variedade de recursos cinesioterápicos (Figura 26).

Os músculos extensores de cotovelo são muito importantes e devem ser os mais exigidos no trabalho de fortalecimento, como, por exemplo, na realização de exercícios para elevação das nádegas, quando sentado, a partir da extensão dos cotovelos. Vale a pena lembrar que a dissociação entre as cinturas escapular e pélvica é importante para uma marcha mais natural.

Tronco/pelves

Segundo Elia Panturin, as funções de membros superiores e inferiores dependem da estabilidade dinâmica do tronco.

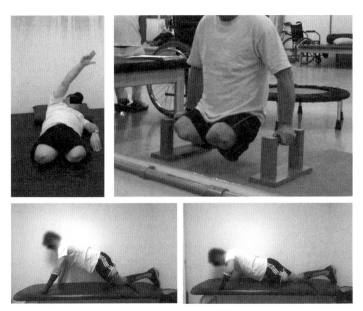

Figura 26 Exercícios para fortalecimento de membros superiores.

O tronco deve ser trabalhado para que forneça estabilidade no eixo central do corpo, mas ao mesmo tempo mobilidade para a liberação dos membros superiores e inferiores para a função. Na marcha, o tronco inferior deve dar sustentação para a liberação do membro inferior na fase de balanço e estabilidade durante a fase de apoio.

Um estudo de Ehde et al. verificou que 52% da população analisada de indivíduos com amputação de membro inferior apresentava dor lombar e a dor foi um importante fator causador de incapacidade secundária à amputação.

A sobrecarga mecânica sobre a coluna lombar durante a marcha é alta por causa do aumento dos desvios do tronco (assimétricos). Essa sobrecarga requer uma maior ativação dos músculos internos do tronco para manter a estabilidade e equilíbrio na coluna vertebral, o que aumenta o risco de dor lombar.

Devan et al. observaram que, mesmo com o uso de próteses de alta qualidade, a simetria da biomecânica da marcha mantém-se permanentemente alterada. E o efeito conjunto da marcha assimétrica, redução da massa e força muscular, aumenta o estresse na coluna lombar.

O fortalecimento dos músculos estabilizadores do core deve ser introduzido gradativamente, visando controle de tronco, orientação lombopélvica e ganho de equilíbrio no corpo todo por meio do fortalecimento dos músculos transverso do abdome e *multifidius*. O fortalecimento da musculatura do core pode minimizar ou prevenir alguns efeitos negativos, incluindo dor lombar, disfunção na marcha e perdas funcionais, após a amputação de membro inferior.

Uma infinidade de exercícios pode ser criada e orientada em diversos planos de movimento, respeitando a capacidade e o limite de cada paciente. Podemos citar como exemplos os exercícios de rolamento, as transferências de decúbitos, a ponte, os exercícios para abdominais e paravertebrais, os exercícios de equilíbrio sentado utilizando-se atividades com bolas, os exercícios de dissociação de cinturas escapular e pélvica, entre muitos outros.

Membro inferior não amputado

Devemos procurar manter nesses pacientes a amplitude de movimento das articulações, o tônus e o trofismo muscular, pois em muitos casos encontramos alterações, acarretadas principalmente pelo desuso. Os exercícios de alongamento e de fortalecimento devem ser realizados conforme a necessidade ou a condição física de cada paciente. Os pacientes que fazem uso de cadeiras de rodas irão apresentar maiores dificuldades diante dos que utilizam muletas, por exemplo. Exercícios isométricos e isotônicos resistidos poderão ser realizados precocemente e, à medida que o estado geral do paciente for melhorando, deverão ser intensificados. Podemos trabalhar com esses pacientes em decúbitos dorsal, ventral, lateral, sentados ou em pé (Figura 27). Quando possível, devemos estender os exercícios para as barras paralelas, andadores e bengalas canadenses. Exercícios de saltitamento devem ser ministrados e controlados nos pacientes com problemas cardiorrespiratórios. Para os exercícios em pé estaremos realizando, além de fortalecimento do membro inferior contralateral à amputação, exercícios de equilíbrio e de orientação espacial.

Membro inferior amputado

Os exercícios de alongamento muscular de flexores dos quadris e joelhos devem ser intensificados pela grande tendência ao encurtamento por causa do maior tempo na posição sentada e pelo predomínio muscular após a amputação.

O fortalecimento dos músculos glúteos máximo, médio e adutores é muito importante nas amputações transfemorais, assim como os músculos do tronco. Nas amputações transtibiais os músculos quadríceps e posteriores da coxa devem também ser bastante trabalhados.

Os exercícios para membros inferiores amputados descritos a seguir podem ser realizados individualmente ou em grupo. Entretanto, inúmeros outros também podem ser realizados com os mesmos objetivos, dependendo do método de trabalho de cada terapeuta.

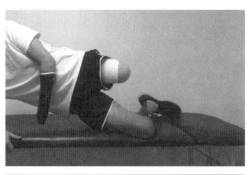
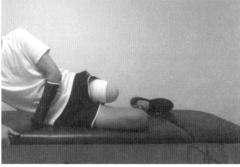

Figura 27 Fortalecimento de glúteo médio do membro não amputado.

Exercícios para amputados transfemorais

Os músculos extensores de quadril são de fundamental importância na marcha de um paciente amputado.

O músculo iliopsoas geralmente encontra-se encurtado, diminuindo, dessa forma, a amplitude de movimento durante a extensão do quadril. Esses pacientes, quando solicitados para realizar o movimento de extensão de quadril, acabam realizando um movimento compensatório com uma anteroversão pélvica e, consequentemente, uma hiperlordose (Figura 28). O teste de Thomas deve ser realizado para mensuração e controle do encurtamento.

Nos amputados transfemorais, a contratura em flexão do quadril pode levar à:

- Alteração da postura em pé.
- Dor lombar crônica pela inclinação pélvica anterior compensatória.
- Flexão de joelho mecânico compensatória, causando instabilidade na marcha.
- Diminuição do comprimento do passo contralateral.

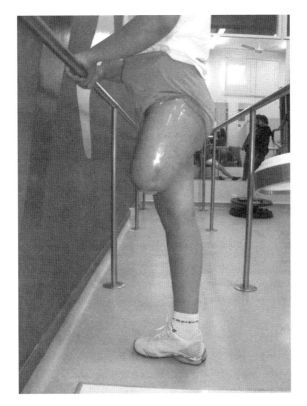

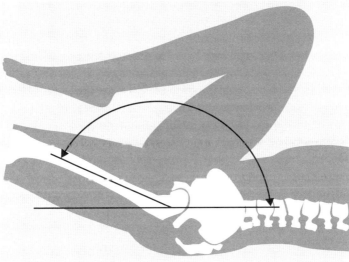

Figura 28 Paciente com amputação transfemoral apresentando encurtamento dos flexores de quadril.

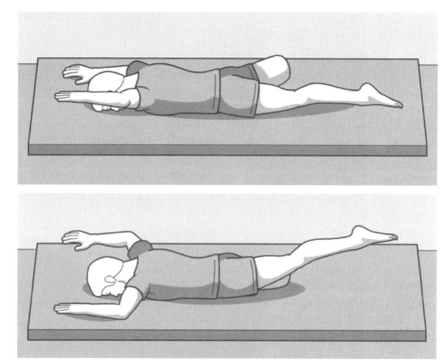

Figura 29 Fortalecimento dos extensores de quadril.

Flexores do quadril

Os músculos flexores do quadril (iliopsoas e reto femoral), na maioria das vezes, apresentam-se encurtados, acarretando flexão de quadril no membro amputado. Devemos alongá-los para diminuir a posição viciosa em flexo, aumentar seu poder de contração e também fortalecê-los. Esses músculos são importantes no apoio médio, nos balanços inicial, médio e terminal.

O paciente amputado transfemoral geralmente apresenta um coto fletido e abduzido. Devemos alongar e fortalecer os grupos abdutores e adutores. Os abdutores do quadril (glúteo médio e glúteo mínimo) são músculos estabilizadores que agem nas fases do apoio médio e do apoio final. Pacientes com essa musculatura fraca apresentam sinal de Trendelemburg durante a marcha.

Abdominais

Os músculos abdominais são importantes para a estabilização do tronco e agem durante todas as fases da marcha.

14 Reabilitação pré-protetização 245

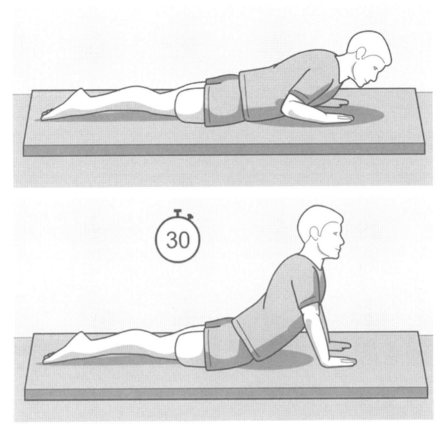

Figura 30   Alongamento em decúbito ventral.

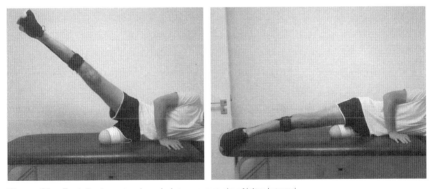

Figura 31   Fortalecimento dos abdutores em decúbito lateral.

Para fortalecer esses músculos, o paciente deve posicionar-se em decúbito dorsal, cruzar os braços sobre o tórax e elevar a cabeça, os ombros e o tronco superior do tablado, repetindo esse movimento várias vezes (Figura 32). Exercícios isométricos, como por exemplo prancha com apoio cruzado entre membro superior e inferior, também podem ser realizados. Exercícios respiratórios devem ser sempre associados aos de fortalecimento muscular.

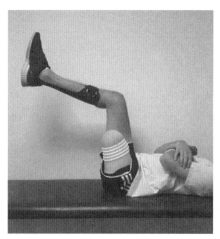
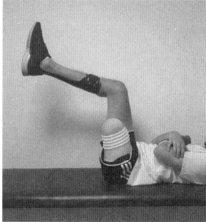

Figura 32 Fortalecimento dos abdominais em decúbito dorsal.

Exercícios para amputado transtibial

A musculatura extensora e flexora do joelho é fundamental na marcha, auxiliando na estabilidade e no controle do joelho durante as fases de apoio e balanço. A fraqueza desses músculos por desuso pode acarretar importantes alterações de marcha com a prótese. Como nas amputações transtibiais há uma tendência em deformidade do joelho em flexão, devemos sempre orientar o posicionamento correto do coto e alongar os músculos posteriores da coxa (Figuras 33 e 34).

Pelves e tronco

Os extensores vertebrais podem ser trabalhados em conjunto com os extensores do quadril, abdutores e adutores. Esses músculos estão ativos em praticamente todas as fases da marcha.

Para evitar uma hiperlordose, o paciente deve ser orientado a realizar exercícios de alongamento e relaxamento dos músculos lombares, como quadrado lombar e paravertebrais (Figura 35).

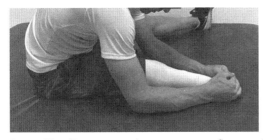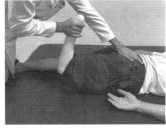

Figura 33 Alongamento dos extensores e flexores de joelho em posição sentada e em decúbito ventral.

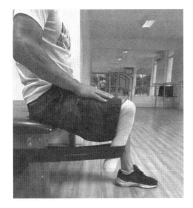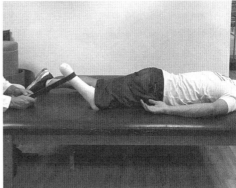

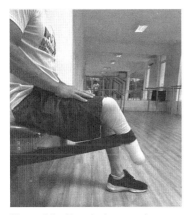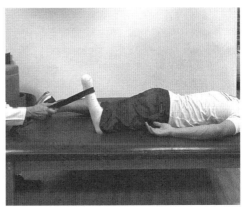

Figura 34 Fortalecimento dos extensores e flexores de joelho com resistência elástica.

ATIVIDADES EM GRUPO

A dinâmica em grupo tem sido utilizada com resultados positivos. O contato e o relacionamento entre amputados com diferentes idades, sexos, tipos e níveis de amputações têm colaborado de forma significativa em relação à reabilitação e aos aspectos emocionais, sociais e até profissionais. Muitos pacientes, ao se

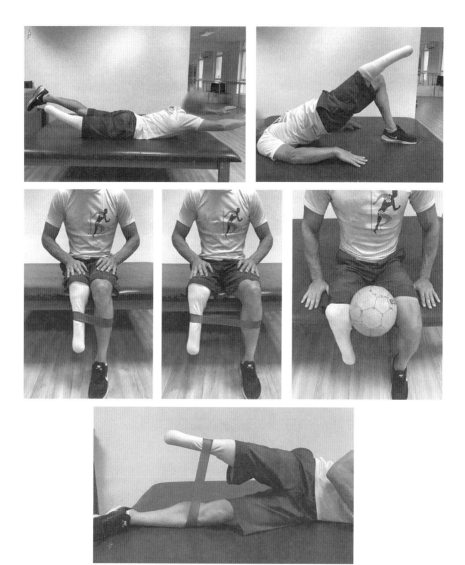

Figura 35 Exercícios para extensores de quadril, adutores e abdutores.

depararem com outros portadores de amputações em diferentes etapas da reabilitação, acabam se espelhando no próximo, ficando ainda mais motivados e confiantes no processo de reabilitação (Figura 36).

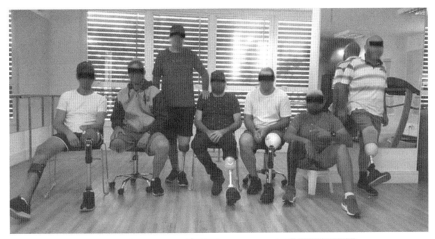

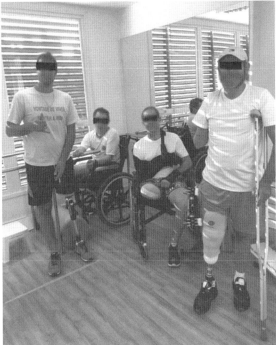

Figura 36 Dinâmicas em grupo com amputados de membros inferiores.

15

Próteses para membros inferiores

José André Carvalho

INTRODUÇÃO

Neste capítulo, serão descritos tipos de próteses específicos utilizados para diferentes níveis de amputação. Serão considerados tipos de encaixes, locais para descarga de peso e dispositivos de suspensão empregados para cada nível.

PRÓTESES PARA AMPUTAÇÕES PARCIAIS DE PÉ E DE TORNOZELO

As próteses para amputações parciais de pé têm como função reequilibrar as estruturas preservadas, restaurar a capacidade de carga e compensar de maneira funcional o segmento amputado. Dependendo do nível de amputação, o desequilíbrio pode apresentar maior ou menor importância. Em princípio, qualquer amputação parcial de pé deveria permitir ao paciente a realização de descarga terminal e deambulação sem prótese, porém algumas deformidades no coto de amputação podem diminuir ou impedir o apoio sob o segmento amputado, principalmente nos casos de amputações por neuropatia diabética. As próteses utilizadas na maioria das amputações parciais de pé são confeccionadas artesanalmente, visto que o emprego de componentes pré-fabricados é limitado. Nas amputações interfalângicas, metatarsofalângicas, transmetatarsais e tarsometatarsais (Lisfranc) poderão ser utilizadas próteses estéticas em silicone ou órteses plantares e calçados especiais confeccionados principalmente com os objetivos de reequilíbrio, sustentação e proteção do segmento amputado. Para as amputações transtarsais (Chopart), Pirogoff, Boyd e Syme, próteses compostas por lâminas ou pés em fibra de carbono são indicadas.

Próteses/órteses para amputações interfalângicas ou metatarsofalângicas de um ou vários dedos

Para esses níveis de amputação, utilizaremos dispositivos que poderão ser chamados de próteses ou órteses, pois teremos funções que competem às duas definições, com os seguintes objetivos:

- preencher a região amputada para evitar os desvios laterais dos artelhos vizinhos;
- reequilibrar os arcos plantares, como o arco transverso anterior e longitudinal medial;
- aliviar regiões com sobrecargas, como a cabeça dos metatarsos;
- prevenir a formação de úlceras plantares;
- proporcionar movimento mais natural durante as fases de apoio e de impulso.

As órteses plantares geralmente devem ser confeccionadas em espumas de polietileno, conhecido comercialmente como plastazote™, compostas por estruturas de células cruzadas e fechadas com densidades diferenciadas. O uso de espuma de EVA não é recomendado, pois tratando-se de uma espuma de células abertas, ocorre a absorção de umidade, suor e exsudato, o que permite a proliferação de bactérias e fungos. A utilização de calçados especiais com maior altura na caixa dos dedos, largura no antepé, forração interna e solado biomecânico permite melhor adaptação das órteses, principalmente nos casos de pés isquêmicos e neuropáticos. Para pacientes com alteração sensitiva e/ou motora e com antepé rígido é fundamental a utilização de calçados com solados rígidos e angulados, também conhecidos como solados em "*rocker*" ou em mata-borrão.

Para os amputados traumáticos ou com anomalias congênitas sem deformidades importantes, há indicação de próteses estéticas em silicone ou órteses adaptadas (Figuras 1 a 3).

Próteses/órteses para amputação transmetatarsiana

As técnicas utilizadas para esse nível de amputação são as mesmas utilizadas para as amputações mais distais, porém, nesses casos, é fundamental o uso de lâminas em fibra de carbono na base das órteses plantares, a fim de impedir uma sobrecarga na região distal do coto de amputação, facilitar o rolamento final e auxiliar no pré-balanço.

Calçados com alterações biomecânicas nos solados também podem ser utilizados em casos com deformidades significativas, sendo que nesses casos não se

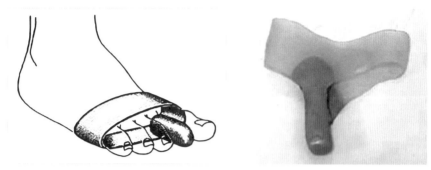

Figura 1 Prótese estética em silicone para artelho. Indicada somente para amputações traumáticas.

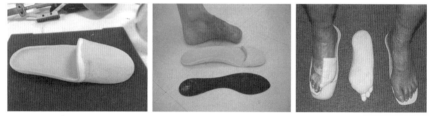

Figura 2 Órtese plantar com preenchimento dos artelhos e base em fibra de carbono.

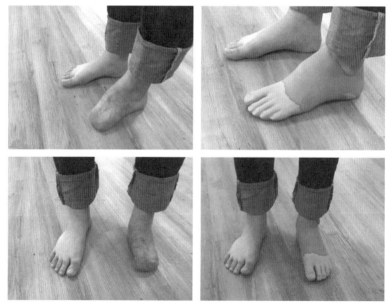

Figura 3 Prótese provisória em silicone para desarticulação metatarsofalangiana.

torna necessário o uso de lâminas de carbono sob as órteses plantares. Próteses em silicone também podem ser indicadas para casos específicos (Figuras 4 e 5).

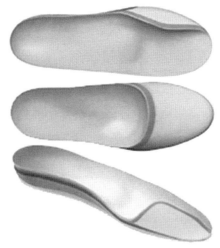

Figura 4 Órteses plantares com preenchimento para amputações transmetatarsianas.

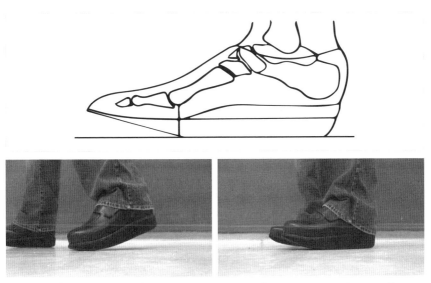

Figura 5 Calçados com *rocker* anterior para amputações transmetatarsianas auxiliam no rolamento final na fase de apoio.

Prótese para amputação de Lisfranc

Nessa amputação, o coto tende a apresentar uma deformidade em equinovaro. A confecção da prótese inicia-se com um molde negativo em gesso do coto de amputação. Devemos nos atentar à presença de deformidades em flexão plantar e inversão, o que levaria a uma sobrecarga na região distal e lateral do médio-pé. A estabilização do calcâneo melhora o posicionamento do retropé, prevenindo ou diminuindo os desvios laterais. É importante não permitir movimentos de atrito entre o coto e a prótese e aliviar áreas com excesso de pressão. As próteses podem ser confeccionadas em silicone ou em fibra de carbono com forração em plastazote™ com preenchimento do antepé. Geralmente utiliza-se a prótese de silicone associada à órtese em fibra de carbono de reação ao solo ou com calçados com alterações nos solados, principalmente nos amputados vasculares e neuropáticos (Figuras 6 e 7).

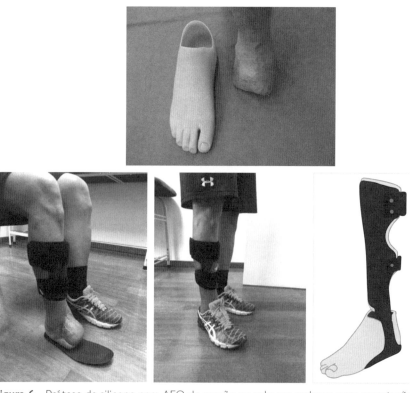

Figura 6 Prótese de silicone com AFO de reação ao solo em carbono para amputação de Lisfranc.

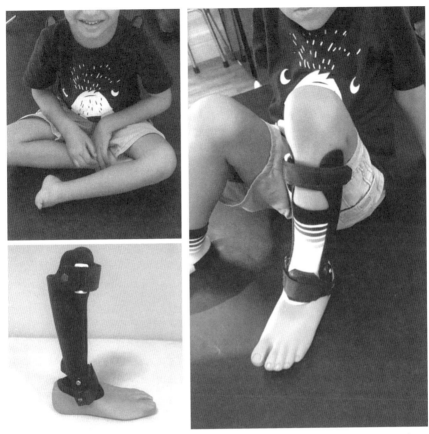

Figura 7 Prótese para Lisfranc congênito confeccionada com articulação livre e cobertura cosmética.

Nos amputados jovens ou traumáticos, deve ser preservada a funcionalidade da articulação tibiotarsal, fixando a prótese acima da tuberosidade do calcâneo e na região dorsal do retropé.

Prótese para amputação de Chopart

A protetização de um paciente com amputação de Chopart é trabalhosa, principalmente em virtude do notável desequilíbrio muscular, levando o coto para um equinovaro. Ela também se torna esteticamente desagradável, por causa do aumento do volume distal do encaixe. Muitos pacientes, em razão da deformidade, não toleram a descarga distal, sendo, portanto, necessário confeccionar um encaixe mais proximal com apoio no tendão patelar. A prótese deve ser confeccionada em resina acrílica e fibra de carbono, com uma abertura do encaixe (posterior ou anterior) para permitir a introdução do coto de amputação. O encaixe pode ser forrado internamente para evitar atritos e ferimentos no membro do paciente. Na base do cartucho deve ser utilizado um pé também em fibra de carbono, composto somente por uma base plana, criando uma alavanca em antepé e facilitando o rolamento durante a fase de apoio. A fixação do encaixe é realizada por velcros em alguns casos. A utilização de liner em silicone também é indicada, visando à proteção do coto ósseo (Figuras 8, 9 e 10).

Prótese para amputação de Syme, Pirogoff e Boyd

As amputações de Syme, Pirogoff e Boyd permitem descarga de peso distal. Se o paciente não tolerar o apoio ou se este for contraindicado, um encaixe com contato total para distribuição de carga deverá ser utilizado. Nos casos com descarga distal, a borda superior do encaixe termina abaixo da borda inferior da patela. Atualmente, existem pés mecânicos pré-fabricados para esses níveis

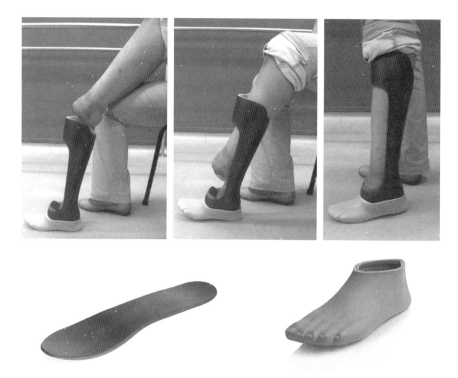

Figura 8   Prótese de Chopart com lâmina de carbono e cover.

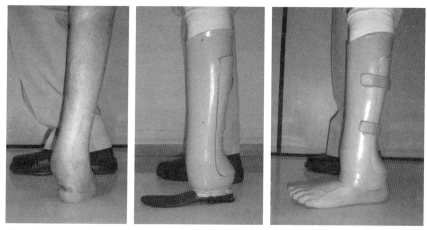

Figura 9 Prótese de Chopart com cartucho bivalvado.

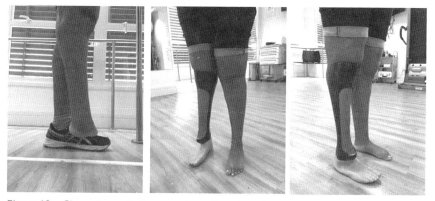

Figura 10 Chopart congênito com pé em fibra de carbono.

de amputação. Do ponto de vista estético, essa prótese ainda apresenta um aumento em sua região distal compreendida pelos maléolos. Os encaixes são confeccionados em resina acrílica e fibra de carbono sobre um encaixe interno flexível em polifórmio ou em silicone e podem revelar uma abertura posterior ou lateral para facilitar a colocação com fechamento por velcros, quando necessário.

Na amputação de Syme, é possível confeccionar um cartucho interno em polifórmio com preenchimentos laterais acima dos maléolos para permitir a introdução e a fixação no cartucho rígido sem a necessidade de abertura no soquete rígido. Outra possibilidade é a utilização de liner de silicone com anel de vedação (*seal in X*) e válvula de expulsão unidirecional para fixação por vácuo.

Por meio dessa técnica é possível aumentar a área de suspensão da prótese, antes realizada somente na região distal acima dos maléolos.

Para as protetizações descritas, é fundamental que ocorra, durante a modelagem, alívio nas extremidades ósseas e pressão em regiões para descarga de peso. Para os cartuchos a vácuo, a modelagem deve ser de contato total. O posicionamento correto do coto geralmente determina seu alinhamento estático (Figuras 11, 12 e 13).

Próteses para amputações transtibiais

As próteses para amputações transtibiais podem ser exoesqueléticas ou endoesqueléticas. Vale salientar que as exoesqueléticas não são necessariamente mais pesadas que as endoesqueléticas, como geralmente é citado. Os encaixes protéticos são responsáveis pelos sistemas para descarga de peso e suspensão da prótese.

Os encaixes devem sempre ser confeccionados com contato total entre coto/cartucho com distribuição de carga ao longo do coto ou com regiões específicas para pressão e alívio, entre as quais se pode destacar as seguintes.

Regiões para descarga de peso e alívio em cartuchos tipo KBM, PTB, PTS

Os tecidos moles podem ser utilizados para receber pressão durante a descarga de peso, como na região do tendão infrapatelar, na região interóssea entre tíbia e fíbula, nos tecidos encontrados na região medial e na musculatura

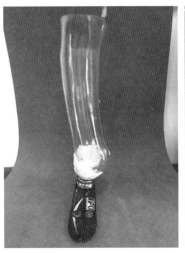
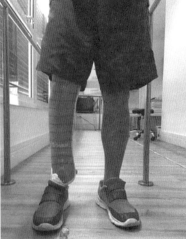

Figura 11 Cartucho provisório para Syme com sistema de suspensão a vácuo.

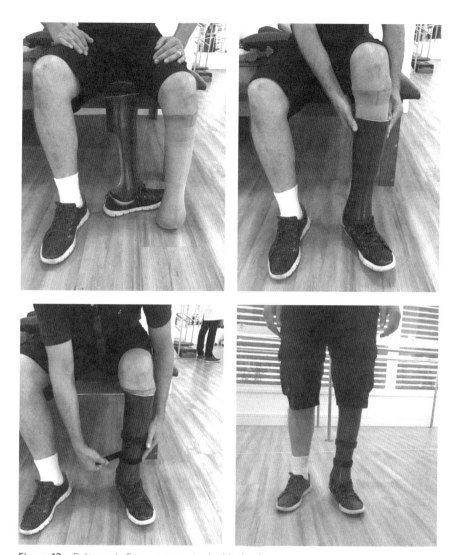

Figura 12 Prótese de Syme com cartucho bivalvado.

posterior. Na região distal do coto não deve existir descarga de peso, porém o contato é de fundamental importância para uma boa propriocepção do paciente e retorno venoso.

As áreas com saliências ósseas devem ser poupadas nos encaixes transtibiais, principalmente nos cotos que apresentam enxertos ou musculatura escassa. As regiões mais vulneráveis são os côndilos femorais, a borda inferior da patela, os côndilos tibiais, a tuberosidade tibial, a região anterior e a extremidade distal da

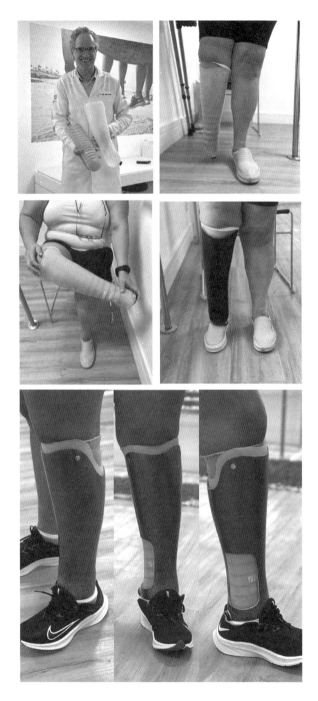

Figura 13   Cartucho flexível para sistema a vácuo em desarticulação de Syme.

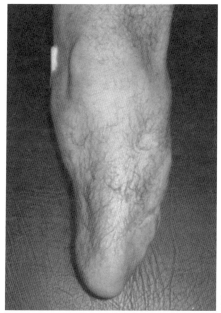 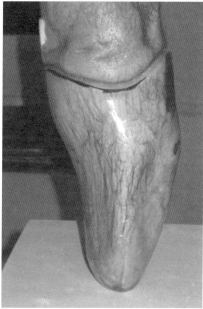

Figura 14 Cartucho de contato total com distribuição de pressão sem áreas de alívio e pressões pontuais.

tíbia e a cabeça e a extremidade distal da fíbula. Os tendões dos músculos bíceps femoral, semitendíneo e semimembranáceo também não devem ser comprimidos.

Encaixes para amputações transtibiais

PTB (*patellar tendon bearing*)

Desenvolvido em 1959 na Universidade de Berkeley, Califórnia, o encaixe PTB apresenta as seguintes características:

- encaixe interno flexível em polifórmio, PU ou silicone;
- borda superior do encaixe cobrindo anteriormente a metade inferior da patela e lateralmente a borda do encaixe, terminando pouco acima da linha articular do joelho;
- descarga de peso realizada no tendão patelar e em tecidos moles;
- suspensão realizada por uma correia supracondiliana.

Uma desvantagem desse encaixe diz respeito à suspensão pela correia supracondiliana, por acarretar grande atrofia do quadríceps e prejudicar o aporte sanguíneo local (Figuras 15, 16 e 17).

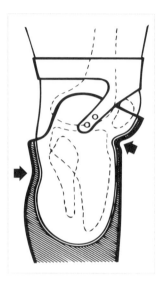

Figura 15 Sistema PTB.

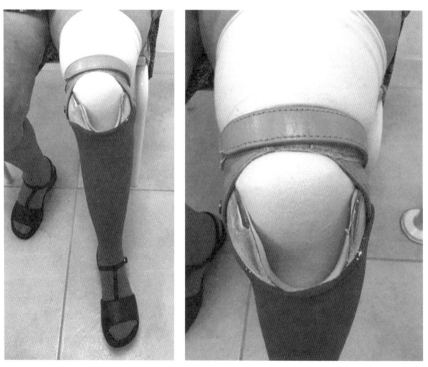

Figura 16 Prótese PTB com correia supracondiliana.

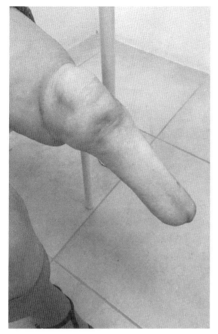 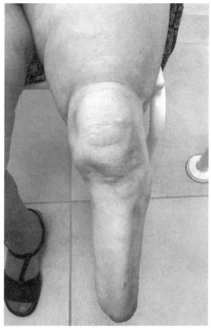

Figura 17 Paciente usuário de prótese PTB com grande atrofia em região distal da coxa.

PTS (prothese tibiale supracondylienne)

No centro de Nancy, em 1964, foi desenvolvido o encaixe PTS. Esse encaixe é bastante indicado para pacientes transtibiais de terço proximal (cotos curtos), mas apresenta uma desvantagem cosmética, pois a borda anterossuperior do encaixe fica extremamente saliente quando o paciente está sentado (Figuras 18 e 19). Esse encaixe apresenta as seguintes características:

- encaixe interno flexível em polifórmio, PU ou silicone;
- borda anterossuperior acima da patela;
- descarga de peso em tendão patelar e em tecidos moles;
- suspensão da prótese realizada acima dos côndilos femorais e acima da patela.

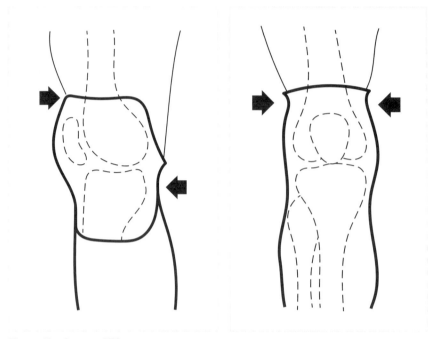

Figura 18 Sistema PTS.

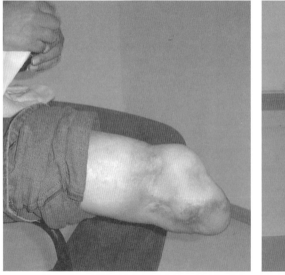
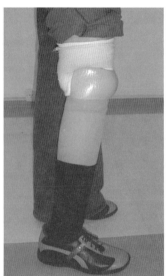

Figura 19 Paciente com coto transtibial curto.

KBM (*kondylen bettung munster*)

Desenvolvido na Alemanha em 1968, o encaixe KBM é muito utilizado nas amputações transtibiais. Suas características são as seguintes:

- encaixe interno flexível em polifórmio, PU ou silicone;
- borda anterossuperior baixa, deixando a patela totalmente livre;
- descarga de peso em tendão patelar e em tecidos moles;
- suspensão da prótese realizada acima dos côndilos femorais pelas orelhas do encaixe protético, principalmente no côndilo medial.

Esse sistema não é muito indicado para pacientes com cotos muito curtos em razão da dificuldade da suspensão. Como vantagem em relação aos encaixes PTB e PTS, pode-se citar a estética.

Uma vantagem das próteses com encaixes internos flexíveis em polifórmio é a durabilidade e a possibilidade de ajustes após alterações no volume dos cotos (Figuras 20 e 21).

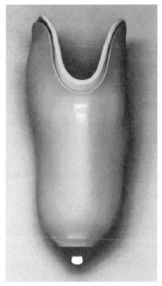
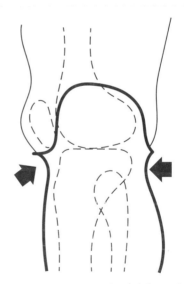

Figura 20 Cartucho tipo KBM.

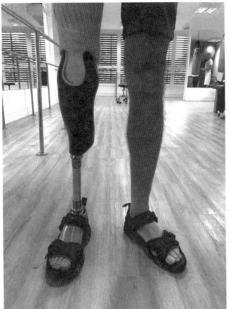 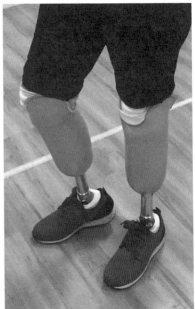

Figura 21   Sistema KBM em prótese transtibial.

Iceross (*iceland roll on silicone socket*)

O sistema com liner de silicone e pino de fixação foi desenvolvido pela empresa Ossur na Islândia em 1986, com o objetivo de aumentar a fixação da prótese de uma maneira simples, sem precisar de correias ou encaixes supracondilianos com bordas laterais altas. Uma meia de silicone, compatível com o volume do coto do paciente, apresenta em sua extremidade distal um parafuso que, conectado a uma estrutura já pré-acoplada na região distal do encaixe, fixa o coto ao cartucho. Para retirar a prótese, o paciente aperta um botão da peça de conexão e o pino, que nela está inserido, solta-se.

Esse sistema permite que os encaixes tenham uma melhor estética com as bordas laterais mais baixas. A descarga de peso é realizada na região do tendão patelar e em tecidos moles, como nos encaixes anteriores.

A facilidade para sua colocação torna o sistema bastante indicado para pacientes idosos.

Esse sistema não é indicado para pacientes ativos, pois além da baixa durabilidade do liner com soltura da base de fixação do parafuso, o sistema "ordenha" o coto de amputação, tracionando os tecidos moles. Como desvantagem desse sistema, pode-se citar o aumento do peso final da prótese (Figuras 22 e 23).

15 Próteses para membros inferiores **267**

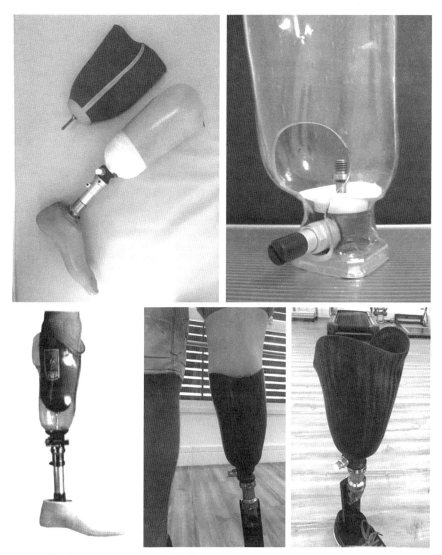

Figura 22 Sistema com pino de fixação.

VASS (*vaccum assistive system socket*)

Soquetes com sistema de suspensão a vácuo revolucionaram o sistema de fixação dos cartuchos transtibiais, introduzindo o conceito de contato total do coto de amputação dentro dos soquetes protéticos, também chamado de TSWB (*total surface weight bearing*). A suspensão é dada por meio de pressão subat-

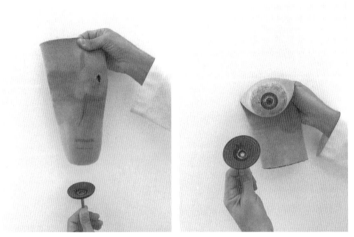

Figura 23   Base de fixação do pino desconectado do liner em usuário bastante ativo.

mosférica ou pressão negativa realizada durante a fase de balanço. A utilização de uma joelheira e de uma válvula de expulsão unidirecional permite a remoção do ar de dentro do cartucho e sua vedação.

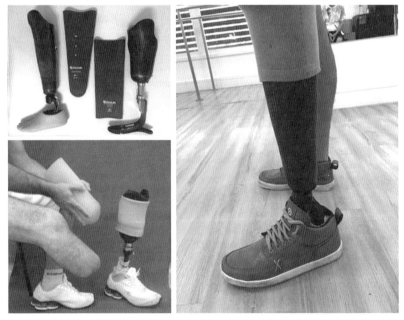

Figura 24   Sistema VASS composto por joelheira, liner e válvula de expulsão unidirecional.

15 Próteses para membros inferiores 269

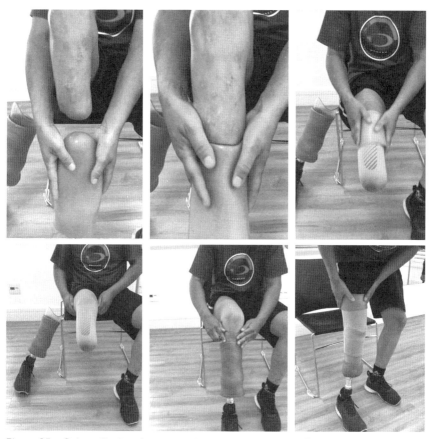

Figura 25 Colocação de prótese com sistema a vácuo com joelheira.

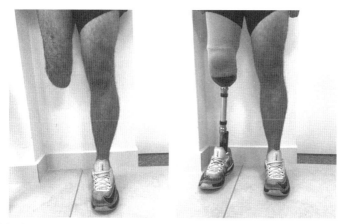

Figura 26 Sistema a vácuo com joelheira em paciente com coto extremamente curto.

Esse sistema proporciona maior conforto aos usuários, pois apresenta maior área para distribuição de carga e consequentemente menor pressão sobre os tecidos, além de estimular o retorno venoso. Esse sistema é indicado para pacientes com qualquer nível de atividade, favorecendo pacientes com vasculopatia e diabetes devido à melhor vascularização do coto de amputação, sendo também recomendado para pacientes ativos e atletas por causa do alto nível de fixação (Figuras 27 e 28).

Bombas de sucção podem ser adicionadas ao sistema de suspensão a vácuo, transformando-o de um sistema de vácuo passivo para um sistema de vácuo ativo. Apresentadas como componentes adicionais, como os adaptadores Harmony™ da empresa Otto Bock, ou como sistemas integrados ao próprios pés protéticos, como o sistema Unity™ da empresa Ossur, aumentam a pressão subatmosférica dentro dos cartuchos, elevando o grau de suspensão das próteses. Para cotos em fase final de cicatrização os sistemas de vácuo ativo contribuem para a diminuição do edema e do exsudato, estimulando a angiogênese, aumentando o tecido de granulação e acelerando a construção da borda da ferida, assim como um maior retorno venoso. Esse sistema tem permitido que cotos com lesões abertas não infectadas apresentem um maior tempo na cicatrização das feridas durante a utilização das próteses, aumentando a independência e diminuindo a comorbidade, principalmente em pacientes portadores de vasculopatias (Figura 29).

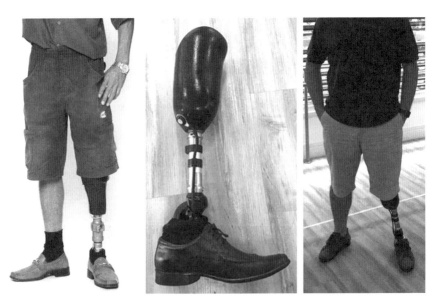

Figura 27 Adaptadores de vácuo ativo.

15 Próteses para membros inferiores **271**

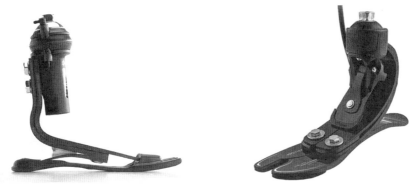

Figura 28 Pés com bombas de vácuo ativo incorporadas aos pés de carbono (sistemas Harmony – Otto Bock e sistema Unity – Ossur).

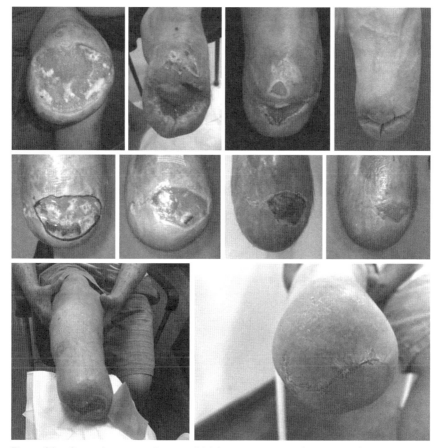

Figura 29 Cotos de amputação transtibial durante processo de cicatrização com sistema de vácuo ativo.

Para realização do molde em gesso para o sistema de suspensão de suspensão a vácuo, recomenda-se utilizar uma bomba de sucção a vácuo (Figura 30).

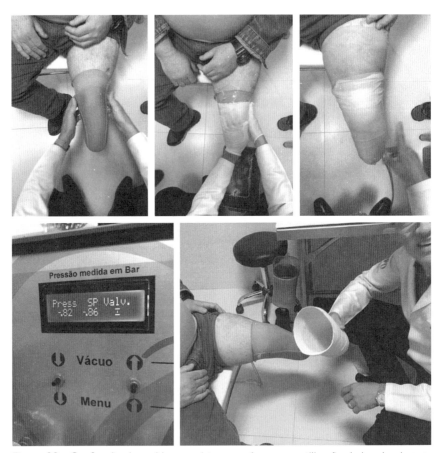

Figura 30 Confecção de molde para sistema a vácuo com utilização de bomba de sucção.

Seal in X5 e Seal in X

O sistema de suspensão por liners de silicone com anéis de vedação unidos ao próprio liner (*Seal in X5*) ou com membrana móvel (*Seal in X*), desenvolvidos pela companhia Ossur, permite um sistema de vedação a vácuo, porém sem a necessidade do uso de joelheiras, resultando em melhor estética e maior liberdade para flexão do joelho. Um sistema de válvula de expulsão unidirecional com botão permite a entrada de ar dentro do soquete quando pressionado,

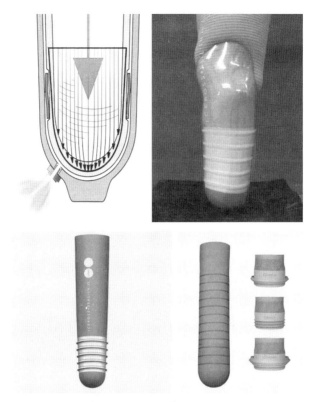

Figura 31 Liner para sistema *Seal in* com anéis fixos e anéis removíveis.

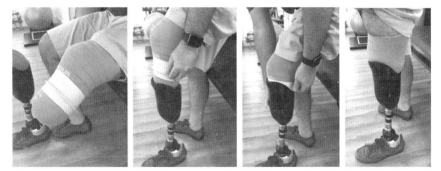

Figura 32 Colocação de sistema *Seal in* com membrana móvel.

permitindo a retirada do coto de amputação dentro do cartucho. Esse sistema é indicado para amputados transtibiais, porém pode ser utilizado em alguns casos de desarticulação de tornozelo (Syme). Cotos de amputação muito curtos não permitem a utilização do sistema, pois os anéis acabam ficando fora do soquete. Nestes casos, o uso de joelheiras é mais indicado (Figuras 31 e 32).

Um novo sistema chamado de *Seal in X locking* permite uma maior fixação através da combinação dos sistemas de pino com o sistema de suspensão a vácuo (Figura 33).

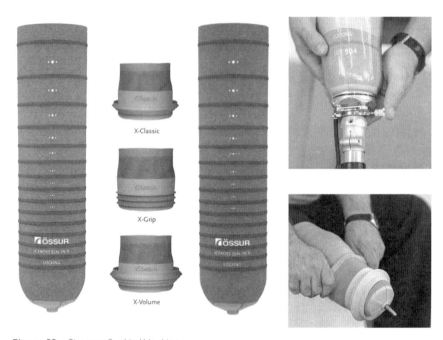

Figura 33 Sistema *Seal in X locking*.

Sistema Revofit

O sistema Revofit utilizado para soquetes transtibiais é composto por janelas que, quando ajustadas por uma catraca, aumentam ou diminuem a pressão interna do coto dentro do cartucho. Vale a pena ressaltar que esse sistema não diminui o volume interno do soquete, sendo indicado para cotos que apresentam variações de volume com frequência (Figura 34).

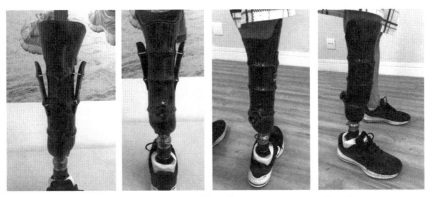

Figura 34 Sistema de cartucho ajustável Revofit com catraca para fixação.

Aerolink

O sistema Aerolink™ desenvolvido pelo Otto Bock consiste em um sistema de fixação a vácuo composto por um liner com dupla camada e pino com válvula direcional integrada que possibilita uma suspensão a vácuo sem o uso de joelheira de vedação. O liner com dupla camada é dobrado sobre a borda do cartucho para criar vedação do sistema. Uma desvantagem do sistema está justamente na fragilidade do liner, que rasga com facilidade na borda do cartucho (Figura 35).

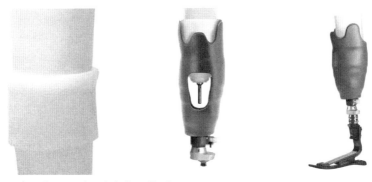

Figura 35 Sistema Aerolink Otto Bock.

ACESSÓRIOS DE SUSPENSÃO PARA PRÓTESES TRANSTIBIAIS

Entre os acessórios de suspensão, pode-se citar os coxais com ou sem apoio isquiático e as joelheiras. Esses dispositivos têm como principais funções auxi-

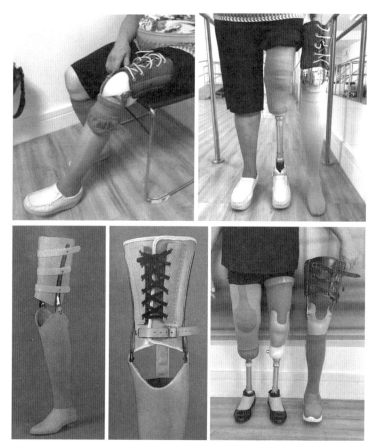

Figura 36 Coxais/manguitos em couro com hastes metálicas.

liar a fixação e a suspensão das próteses. A seguir, são citadas as características desses dispositivos.

Coxais ou manguitos

Os manguitos ou coxais atualmente são pouco utilizados, sendo indicados para casos específicos de instabilidade ligamentar, hiperextensão de joelho ou em cotos extremamente curtos e com deformidade em flexão. Os coxais com apoio isquiático são indicados somente para pacientes que não podem realizar descarga de peso total sobre o membro amputado. Confeccionados com hastes metálicas monocêntricas, sendo que as hastes inferiores se encontram laminadas junto ao encaixe e as hastes superiores fixas a um coxal, geralmente confeccionado em couro, apresentam como desvantagens aumento de peso, estética e atrofia do quadríceps. Quando possível, a indicação de sistema a vácuo é uma ótima alternativa para substituição dos coxais.

Joelheiras

As joelheiras elásticas ou em neoprene são utilizadas para aumentar a suspensão das próteses em pacientes que apresentam certa insegurança durante a marcha ou em pacientes ativos que realizam, por exemplo, atividades esportivas. Usuários de sistema de suspensão a vácuo com anel (*Seal in X* ou X5) podem se beneficiar das joelheiras durante atividades esportivas extremas (Figura 37).

PRÓTESES PARA DESARTICULAÇÕES DE JOELHO

As desarticulações de joelho foram durante muito tempo evitadas e substituídas pelas amputações transfemorais, principalmente pela dificuldade das protetizações. Como não existiam joelhos modulares policêntricos, a protetização com joelhos convencionais deixava o eixo de rotação do joelho protético mais baixo que a articulação do joelho contralateral, aumentando o comprimento da coxa. Essa discrepância de comprimento tornava-se bastante visível, principalmente com o paciente na posição sentada. Uma solução adotada na época

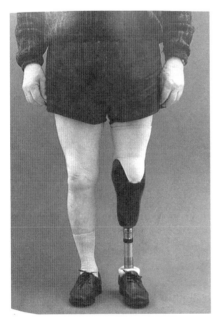 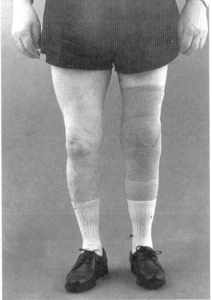

Figura 37   Joelheira elástica em usuário de prótese com sistema KBM.

para diminuir a discrepância de comprimento era a substituição dos joelhos protéticos por articulações externas. Essa técnica, além de menos funcional, aumentava o peso da prótese e comprometia a estética.

Os cartuchos das próteses para desarticulação de joelho podem apresentar suspensão supracondiliana ou a vácuo e devem apresentar as seguintes características:

- permitem descarga de peso distal, proporcionando ao paciente uma ótima propriocepção durante o ortostatismo e a marcha;
- borda proximal do cartucho no nível da prega glútea, sem envolvimento isquiático.

Geralmente são indicados para esse nível de amputação joelhos policêntricos ou joelhos monocêntricos com distância reduzida entre eixo de rotação e base de fixação.

Os cartuchos com fixação supracondiliana são compostos por dois encaixes, sendo um flexível confeccionado em polifórmio e o outro externo rígido confeccionado em resina acrílica e fibra de carbono. Já os cartuchos a vácuo são confeccionados em fibra de carbono com válvula de expulsão unidirecional e uma interface em liner de silicone com membrana de vedação.

É importante ressaltar que, para pacientes que não suportam a descarga de peso distal ou para os quais essa carga é contraindicada, como nos casos de fraturas de fêmur, tornam-se necessários cartuchos a vácuo com contenção isquiática (Figuras 38, 39 e 40).

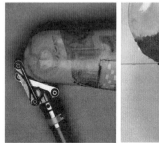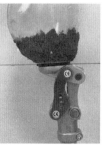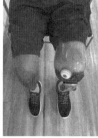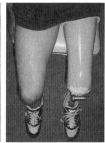

Figura 38 Articulação policêntrica para desarticulação de joelho melhorando a estética na posição sentada.

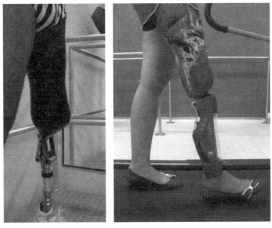

Figura 39 Articulação monocêntrica e policêntrica nas próteses para desarticulações de joelho.

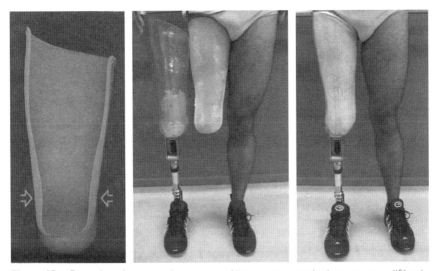

Figura 40 Cartuchos de suspensão supracondiliana com cartucho interno em polifórmio (esquerda) e em silicone (direita).

Próteses para amputações transfemorais

Nas amputações transfemorais preconiza-se a utilização de componentes endoesqueléticos.

Neste nível não é permitida descarga de peso distal, porém o contato total entre coto de amputação e soquete deve sempre existir, independentemente do

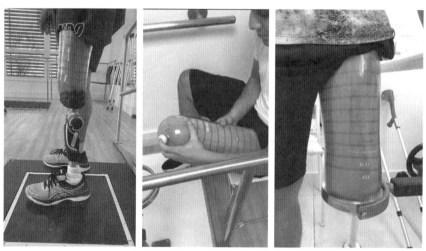

Figura 41   Sistema de suspensão a vácuo com liner e válvula de expulsão.

formato distal do membro residual. Para esse nível de amputação há diferentes tipos de encaixes com apoio isquiático, contenção isquiática e apoio subisquiático. Eles podem ser confeccionados com interface flexível em *thermolyn clear*, silicone vulcanizado ou laminados em 100% carbono.

Cartucho quadrilateral

O encaixe quadrilateral pode ser indicado para todos os pacientes transfemorais, embora o cartucho de contenção isquiática seja sempre a melhor opção. Pacientes com cotos curtos e flácidos podem ser candidatos a esse tipo de cartucho.

Esse encaixe apresenta no bordo posterior uma mesa isquiática responsável pela descarga de peso do paciente e um anteparo realizado pela parede anterior para manter esse apoio. Em sua forma, podemos observar uma dimensão mediolateral maior que a anteroposterior. O bordo lateral apresenta-se mais alto, aproximadamente 5 cm em relação à mesa isquiática, e o anterior, 2 cm. Já o bordo medial apresenta-se mais baixo, aproximadamente 1 cm, em relação à mesa isquiática.

Como desvantagens desse encaixe, podemos enumerar:

- a não fixação óssea entre fêmur e pelve;
- possibilidade de rotação do coto dentro do cartucho;
- abdução do fêmur;
- deslocamento do centro de massa corpóreo;
- desconforto provocado por grande pressão em uma pequena área óssea (ísquio);
- desconforto pela pressão causada pela abdução do fêmur dentro do cartucho.

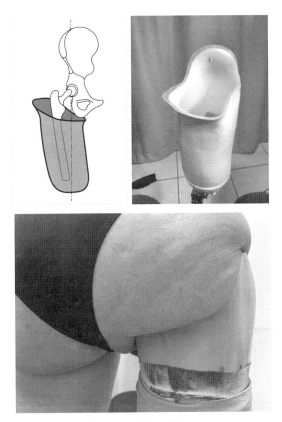

Figura 42 Cartucho quadrilateral com apoio isquiático.

Cartucho de contenção isquiática

O cartucho de contenção isquiática foi desenvolvido em meados de 1980 para manter o fêmur em uma posição mais fisiológica e proporcionar uma marcha mais natural e com menor gasto energético nos pacientes transfemorais.

Esse encaixe apresenta diferentes características, comparado com o quadrilateral, tais como:

- diâmetro mediolateral menor que o anteroposterior;
- diminuição da dimensão mediolateral, forçando o fêmur em adução e mantendo o glúteo médio em tensão;
- abertura na dimensão anteroposterior, compensando a redução do diâmetro mediolateral e permitindo a contração dos músculos extensores e flexores;
- menor pressão sobre o triângulo de escarpa e os tendões dos músculos adutores;

- contenção isquiática aliviando a pressão na tuberosidade isquiática e aumentando o apoio na musculatura glútea;
- bordo lateral envolvendo o grande trocanter e os tecidos abaixo da crista ilíaca.

A adução do fêmur é conseguida graças à fixação óssea chamada *bone lock*, realizada entre o ramo isquiático e a região subtrocantérica no sentido mediolateral. Em virtude dessa fixação, é possível exercer uma pressão lateral, conseguindo-se uma adução fisiológica do fêmur (Figura 43). Deve-se ter cui-

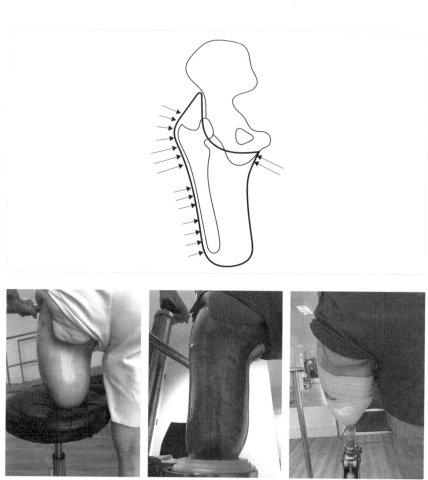

Figura 43 Vista posterior de cartuchos de contenção isquiática.

dado para impedir uma diminuição excessiva da dimensão mediolateral. Essa dimensão é específica para cada paciente, por se tratar de uma medida entre dois pontos ósseos. Se esse espaço for estreito, ocorrerá uma pressão sobre o ísquio e o paciente poderá sentir desconforto e dificuldade durante a marcha.

Cartucho subisquiático

O cartucho subisquiático não apresenta nenhum envolvimento sobre o ísquio, sendo indicado para pacientes com cotos longos e tônicos. Com esse sistema, a estabilidade da prótese deve ser realizada pela própria musculatura pélvica. A utilização de liner de silicone com sistema de suspensão por vácuo ativo, como os sistemas Unity™ da Ossur ou Harmony™ da Otto Bock, resultam em aumento da fixação e estabilidade femoral. Quanto ao conforto e a estética, os pacientes acabam sendo beneficiados com o ísquio não envolvido pelo cartucho (Figura 44).

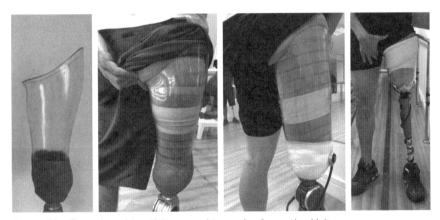

Figura 44 Cartucho subisquiático com sistema de vácuo ativo Unity.

Sistema Revofit

O sistema Revofit também pode ser utilizado nos soquetes transfemorais, sendo composto por janelas que, quando ajustadas por uma catraca, aumentam a pressão interna do coto dentro do cartucho flexível. Vale a pena ressaltar que esse sistema não diminui o volume interno do soquete, sendo indicado para cotos que costumam apresentar variações de volume (Figura 45).

Sistemas de suspensão nas próteses transfemorais

As próteses transfemorais geralmente são fixadas aos cotos dos pacientes através de um sistema a vácuo. Para essa suspensão, são utilizadas válvulas de sucção. Para obtermos uma suspensão adequada, precisaremos de um contato

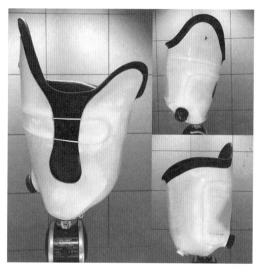 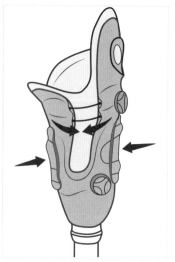

Figura 45 Sistema Revofit em cartucho de contenção isquiática.

total entre coto e encaixe e uma perfeita colocação da prótese. Por se tratar de um sistema de sucção, deve-se sempre ter um contato distal para evitar estase venosa na extremidade do coto.

Em alguns casos, o sistema de suspensão a vácuo pode não apresentar bons resultados, como em pacientes com cotos extremamente curtos, mas o contato total deve ser mantido. Nesses casos, outros sistemas de suspensão podem ser utilizados, tais como sistema KISS, com pino de fixação ou com cinto.

Válvulas de sucção

As válvulas de sucção localizam-se na região distal dos encaixes protéticos, permitindo a liberação do ar de dentro do encaixe durante a colocação da prótese e descarga de peso. Válvulas de expulsão automática utilizadas nos sistemas com liners de silicone não precisam ser removidas durante a colocação e pressionadas para liberação do ar durante o uso da prótese (Figura 46). Para os sistemas sem silicone (*skin fit*), as válvulas devem ser removidas para colocação da prótese através do uso de faixa elástica ou da sacola de colocação (*easy fit*) e depois reposicionadas.

Liners de silicone com anéis de vedação

Atualmente os sistemas de fixação a vácuo por meio de liners de silicone são cada vez mais utilizados, proporcionando uma colocação e remoção da prótese com maior facilidade quando comparados com os sistemas convencionais com necessidade do uso de salocas de colocação, como o easy-fit. Sistemas com anéis

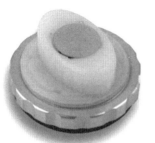 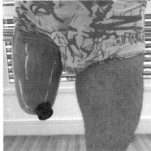 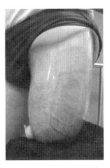

Figura 46 Válvula de sucção com expulsão automática à esquerda e no centro; válvula de vedação em silicone à direita.

fixos aos próprios liners, como o sistema *Seal in X5* e *Seal in X* da Ossur™ ou com anéis fixos ao próprio cartucho, como o sistema *Pro Seal* da Otto Bock, devem ser escolhidos para cada paciente após avaliação do volume e comprimento do coto de amputação (Figuras 47 e 48).

Sistema KISS (*Keep It Simple Suspension*)

O sistema KISS, composto por um tirante com velcro conectado na extremidade distal do liner e fixação proximal através de um orifício no terço proximal do cartucho, permite aos usuários a introdução da prótese na posição sentada e reduz movimentos de pistonamento e rotação do coto dentro do cartucho, quando comparado com os sistemas de liner com pino de fixação. Esse sistema

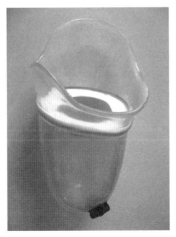 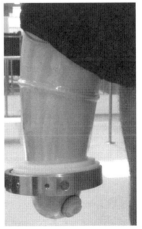

Figura 47 Sistema de fixação *Pro Seal* com membrana de vedação fixa ao cartucho.

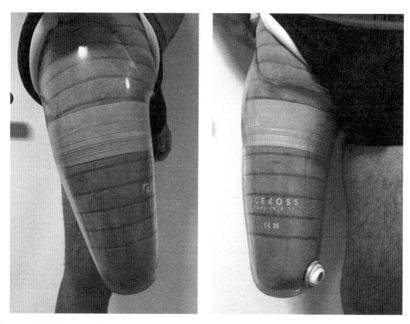

Figura 48 Sistema de suspensão a vácuo com sistema *Seal in*.

deve ser indicado para pacientes pouco ativos, como pacientes idosos ou casos com cotos curtos (Figura 49).

Cintos pélvicos

Os cintos pélvicos foram muito utilizados no passado para suspensão das próteses transfemorais, em razão principalmente da anatomia dos cartuchos protéticos. Raramente encontrados atualmente, eram compostos por uma articulação monocêntrica na altura da articulação coxofemoral com uma haste inferior fixada ao encaixe e superior ao cinto de couro com fivelas para fixação acima das cristas ilíacas. Como desvantagens desse sistema, podemos citar o aspecto cosmético e o peso acrescentado à prótese.

Cintos silesianos e de neoprene

Os cintos podem ser utilizados em conjunto com as válvulas de sucção, para pacientes com cotos muito curtos para auxílio na fixação das próteses. O cinto silesiano é composto por um cinto flexível em couro fixado diretamente ao cartucho. O cinto de neoprene fixado ao encaixe por compressão e à pelve do paciente por meio de velcros pode ser indicado em situações específicas, nas quais se torna necessária uma maior fixação da prótese ao paciente, como durante práticas esportivas (Figura 50).

15 Próteses para membros inferiores **287**

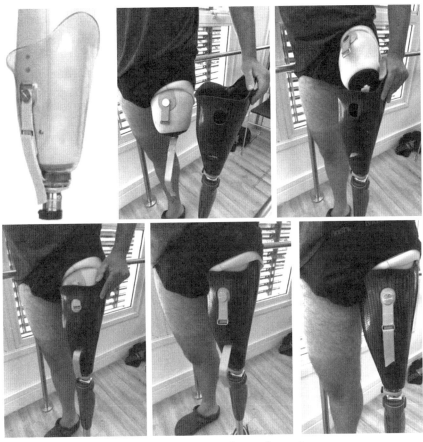

Figura 49 Sistema de fixação KISS em amputado transfemoral.

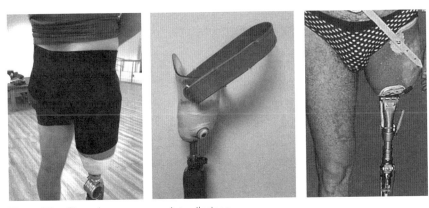

Figura 50 Cinto de neoprene e cinto silesiano.

Silicone com pino de fixação

Os liners de silicone também podem ser utilizados nas próteses para amputados transfemorais, facilitando a colocação e a segurança da prótese. Indicados exclusivamente para pacientes pouco ativos e crianças. A grande desvantagem desse sistema é permitir movimentos rotacionais entre o coto de amputação e o cartucho, além de tracionar os tecidos distalmente (Figura 51).

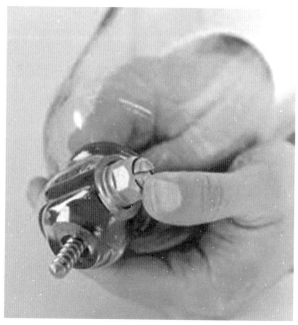

Figura 51 Sistema de pino em prótese transfemoral.

PRÓTESES PARA DESARTICULAÇÕES DE QUADRIL E DESARTICULAÇÃO SACROILÍACA

Os pacientes desarticulados de quadril devem optar pelas próteses endoesqueléticas, principalmente pelas diferentes opções de articulações de joelho e quadril e também pela redução de peso da prótese. O cesto pélvico é a peça responsável pela fixação da prótese à pelve e também pela distribuição de carga local. O cesto deve englobar a região pélvica, exercendo uma suspensão entre as cristas ilíacas e o ísquio e realizando apoio na face lateral do coto, pressão anteroposterior e contenção isquiática. A abertura do cesto é anterior e a fixação é feita por meio de passantes e velcros.

Sistemas menos invasivos e com recortes e fixações com cintas, como o sistema Bikini, podem ser utilizados em casos específicos, não sendo, portanto, indicados para todos os pacientes (Figuras 52, 53 e 54).

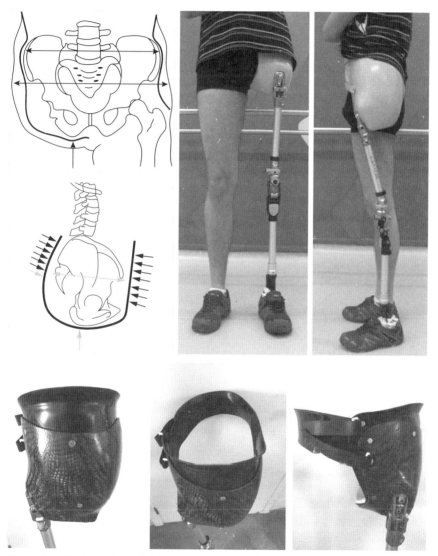

Figura 52 Cesto pélvico clássico em paciente com desarticulação de quadril.

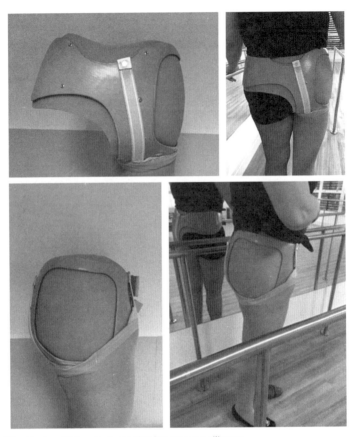

Figura 53 Cesto pélvico com encaixe interno em silicone.

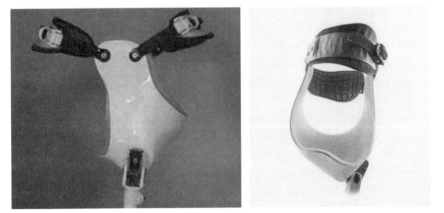

Figura 54 Cesto Bikini para desarticulação de quadril.

Para os pacientes com desarticulação sacroilíaca, na qual há retirada de metade da pelve, a descarga de peso deverá ser realizada no sentido anteroposterior.

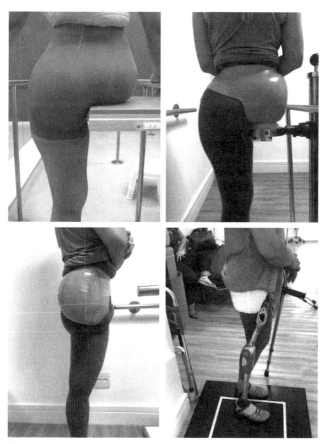

Figura 55 Paciente com hemipelvectomia.

PRÓTESES PARA PACIENTES COM ANOMALIAS CONGÊNITAS

As anomalias congênitas são inúmeras e suas protetizações, muito particulares. A protetização nesses casos dependerá se o segmento malformado apresenta função, se é possível realizar descarga de peso distal total ou parcial ou até mesmo se haverá melhora funcional.

As anomalias congênitas transversais geralmente permitem soluções protéticas mais simples, quando comparadas às longitudinais. A protetização, se possível, deve ser realizada precocemente durante os primeiros anos de vida, favorecendo aceitação e maior independência dos pacientes durante o desenvolvimento. Atenção deve ser dada ao crescimento do paciente para ajustes tanto do encaixe quanto da altura da prótese. Confeccionar a prótese ligeiramente mais longa e compensar a altura do membro contralateral com uma palmilha pode ser uma solução durante etapas do crescimento. O termo ortoprótese, nesses casos, é mais bem empregado considerando-se que o dispositivo possui ao mesmo tempo características tanto das órteses (fixação, apoio, compensação de encurtamento) quanto das próteses (substituição do membro) (Figuras 56 a 59).

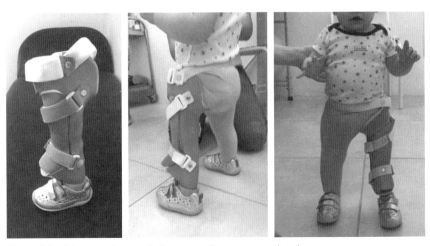

Figura 56 Fêmur curto congênito com prótese convencional.

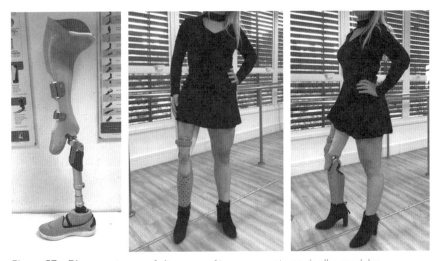

Figura 57 Fêmur curto congênito com prótese composta por joelho modular.

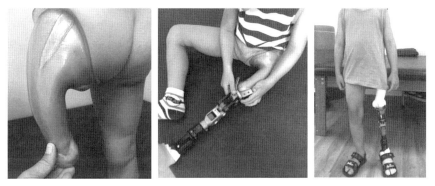

Figura 58 Fêmur curto congênito com desarticulação de Syme.

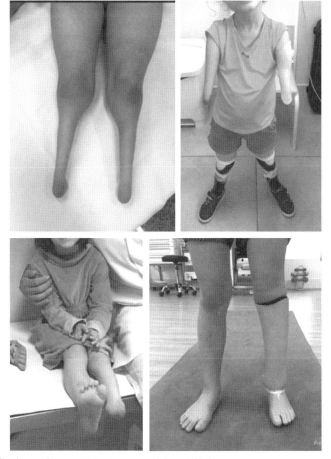

Figura 59 Anomalia congênita transversal: transtibial.

A plástica de inversão de Van Nes pode ser utilizada em alguns casos de anomalias congênitas. Trata-se de uma osteotomia com inversão de 180° na qual o pé acaba assumindo de forma ativa a função do joelho. O paciente apresenta, na altura da articulação do joelho, o tornozelo em posição invertida. No calcâneo, é realizada a descarga de peso distal, e a flexão e a extensão do joelho são substituídas, respectivamente, pela dorsiflexão e flexão plantar. A fixação da prótese é realizada por meio de um coxal. Sua confecção é complexa, porém proporciona uma boa funcionalidade (Figura 60).

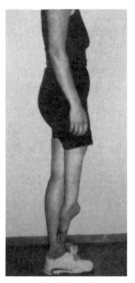
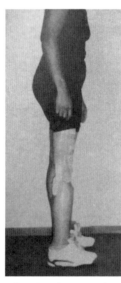
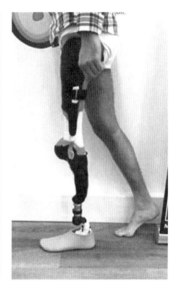

Figura 60 Van Nes com função ativa do tornozelo.

PROTETIZAÇÕES NA INFÂNCIA

As protetizações na infância devem ocorrer a partir do primeiro ano de vida, quando crianças da mesma faixa etária já ficam em pé e caminham de forma independente, resultando em ótimos resultados quanto à reabilitação e à adaptação das próteses. A adaptação de joelhos protéticos geralmente deve ser utilizada a partir do 5° ano de vida, quando as crianças já apresentam maior capacidade de compreensão para controle dos movimentos da articulação.

As próteses de membros inferiores em crianças reduzem as assimetrias, deformidades durante crescimento e movimentos compensatórios durante a marcha.

Nas protetizações, são utilizados componentes miniaturizados e de peso reduzidos como os pés tipo SACH, pés infantis em carbono, adaptadores em alumínio, joelhos com trava manual ou joelhos policêntricos como mola incorporada, proporcionando maior segurança nas crianças protetizadas.

O crescimento rápido e a perda frequente das próteses muitas vezes levam os pais a retardarem o início do uso das próteses, porém técnicas específicas podem ser utilizadas com o objetivo de aumentar o tempo de uso das próteses.

Na reabilitação é importante sempre avaliar o comprimento das próteses e estimular o uso por meio de jogos e brincadeiras. Os pais também deverão aprender a colocar e retirar as próteses corretamente, inspecionar o coto de amputação e a prótese e avisar os membros da equipe de reabilitação sobre qualquer tipo de alteração (Figuras 61 a 64).

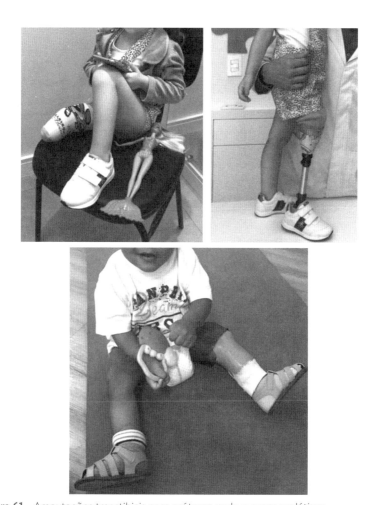

Figura 61 Amputações transtibiais com próteses endo e exoesqueléticas.

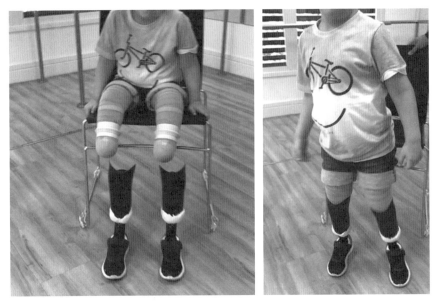

Figura 62 Prótese com sistema de suspensão a vácuo (*Seal in X*) em amputação transtibial bilateral.

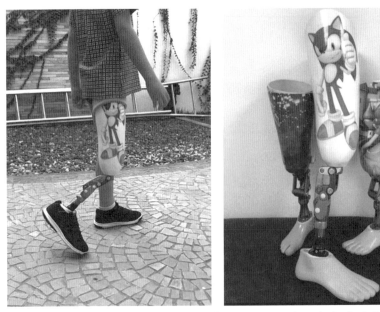

Figura 63 Próteses infantis com joelhos policêntricos para desarticulação de joelho.

15 Próteses para membros inferiores 297

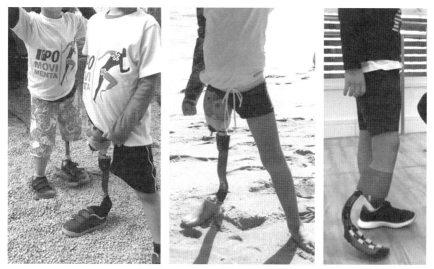

Figura 64 Próteses infantis com lâminas em carbono.

16

Soquete protético: a chave para o sucesso de uma protetização

José André Carvalho

INTRODUÇÃO

O soquete deve ser considerado como o principal componente de uma prótese. Seus principais objetivos são conectar a prótese ao membro residual, distribuir carga durante a fase de apoio, fixar a prótese durante a fase de balanço e transferências, permitir estabilidade durante a marcha, conduzir movimentos e proporcionar conforto ao usuário. Além de soquete, as denominações encaixe ou cartucho também são utilizadas. Popularmente, o soquete também é chamado por alguns usuários como o "copo" da prótese.

Toda prótese confeccionada para amputações de membros inferiores sempre terá em sua construção pelo menos o soquete, como nos *stubbies* (Figura 1).

Nas amputações mais distais, como nas desarticulações de Chopart e Syme, a prótese será composta por um soquete e pé; nas próteses transtibiais, por soquetes, conectores e pés, e nas amputações mais proximais, como nas desarticulações de joelho, amputações transfemorais e desarticulação de quadril, por soquetes, articulações, conectores e pés (Figuras 2 e 3).

16 Soquete protético: a chave para o sucesso de uma protetização 299

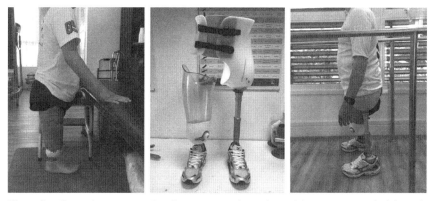

Figura 1 Cartuchos conectados diretamente sobre pé protético em amputado bilateral.

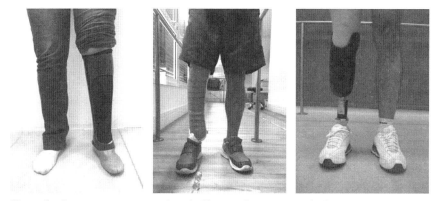

Figura 2 Soquete para amputações de Chopart, Syme e transtibial.

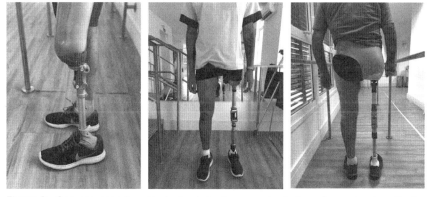

Figura 3 Soquete para desarticulação de joelho, amputação transfemoral e desarticulação de quadril.

O soquete de uma prótese pode apresentar diferentes características dependendo do aspecto do membro residual, do nível de amputação, do comprimento do coto e também dos objetivos e necessidades individuais de cada usuário, conforme exemplos a seguir.

OBJETIVOS DO USUÁRIO

Pacientes com o mesmo nível de amputação podem ter próteses confeccionadas com soquetes específicos, dependendo da necessidade de cada usuário.

Nas amputações transtibiais, por exemplo, podemos ter próteses compostas por cartucho com suspensão supracondiliana (KBM) para uma criança que substitui com frequência a prótese durante a fase de crescimento, cartucho com liner de silicone com pino e *shuttle locker* para um paciente pouco ativo e que necessita de maior facilidade para colocação e remoção, como pacientes idosos, soquete com sistema de suspensão a vácuo para pacientes mais ativos ou que fazem atividades esportivas, sistema com liner de silicone e membrana de vedação (Seal in X^{TM}) para paciente ativos, com cotos mais longos, que preferem suspensão sem joelheira e com melhor cosmética na prótese, como pacientes do sexo feminino (Figuras 4 a 7).

Pacientes com amputações transfemorais e que apresentam diferentes características no coto de amputação em relação ao comprimento, forma e volume podem necessitar de diferentes tipos de cartuchos.

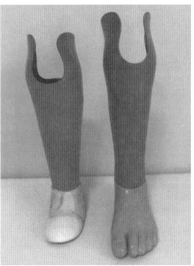 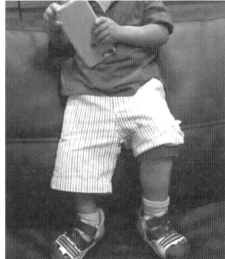

Figura 4 Sistema KBM para protetização em crianças.

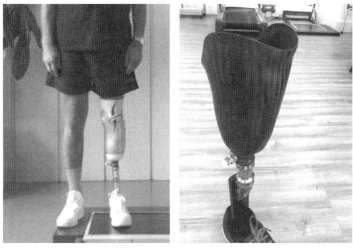

Figura 5 Sistema com pino de fixação e *shuttle lock* em paciente idoso e menos ativo.

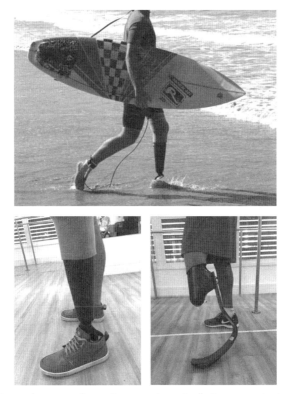

Figura 6 Sistema de suspensão a vácuo passivo e joelheira em pacientes jovens e que realizam atividades esportivas.

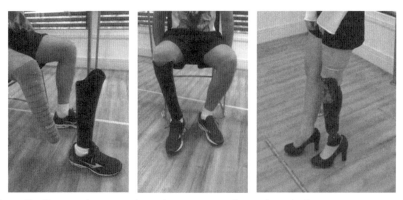

Figura 7 Sistema de suspensão a vácuo com membrana de vedação.

Exemplos de soquetes utilizados nas próteses para amputações transfemorais (Figuras 8 a 12):

- soquete diretamente sobre o coto (*skin fit*) com interface em Thermolyn flexivel e válvula de expulsão para um paciente com coto curto ou com cicatriz invaginada;

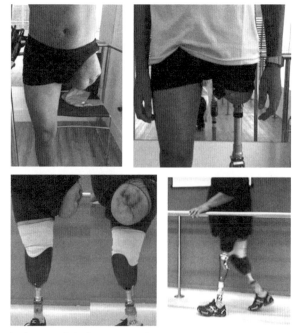

Figura 8 Cartuchos sem interface para cotos extremamente curtos.

16 Soquete protético: a chave para o sucesso de uma protetização 303

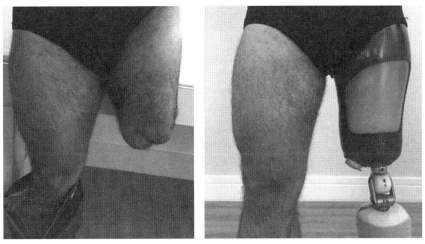

Figura 9 Cartucho duplo diretamente sobre coto com cicatrização invaginada.

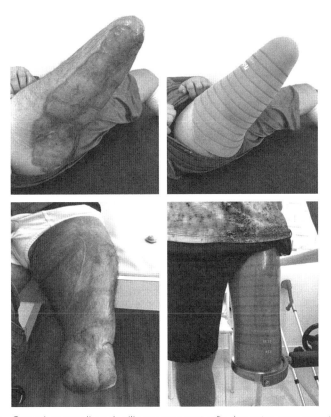

Figura 10 Cartuchos com liner de silicone para proteção dos cotos com enxertia.

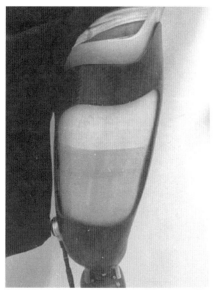 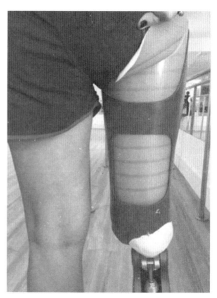

Figura 11   Cartuchos com liner e soquete duplo com Thermolyn *supra-soft*.

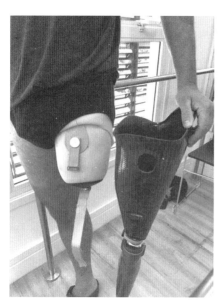 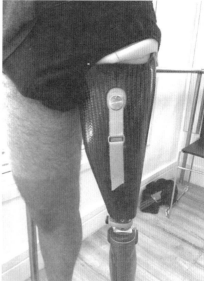

Figura 12   Cartucho com sistemas KISS para coto 1/3 proximal.

- soquete com liner de silicone com anéis de vedação (Seal in X ou Pro-Seal) para um paciente com coto transfemoral com comprimento igual ou superior a 12 cm ou pacientes com pele mais sensível ou enxertada que exigem maior proteção;
- soquete com sistema KISS para um coto transfemoral curto, porém com comprimento suficiente para uso de liner;
- soquete duplo com Thermolyn flexível e liner de silicone para pacientes ativos ou obesos, trazendo mais conforto nas bordas do soquete.

NÍVEL DE AMPUTAÇÃO × SOQUETE

As diferenças estruturais anatômicas nos diferentes níveis de amputação possibilitam variedade nas formas e modelos dos soquetes, como por exemplo:

- soquete bivalvado para amputado de retropé ou a vácuo para Syme;
- soquete com envolvimento da interlinha articular do joelho ou não para transtibiais ou desarticulação de tornozelo;
- confecção de um soquete com apoio terminal em pacientes desarticulados de joelho;
- soquete com contato total e contenção isquiática e subisquiática para amputados transfemorais;
- cesto pélvico para desarticulados de quadril.

FUNÇÕES DE UM SOQUETE PROTÉTICO

O soquete de uma prótese apresenta três funções fundamentais durante a realização da marcha com uma prótese: suspensão durante a fase de balanço, distribuição de carga na fase de apoio e estabilidade e conforto durante a deambulação.

- Suspensão: uma perfeita fixação da prótese ao coto de amputação sempre é um desafio para os protesistas, tornando-se fundamental para que, durante as fases de pré-balanço e balanço, não ocorra nenhum movimento entre o coto de amputação e o soquete. Movimentos de pistonamento (movimento entre coto de amputação e soquete protético) proporcionarão instabilidade ao usuário durante a marcha, movimentos compensatórios, riscos de queda pelo aumento momentâneo no comprimento da prótese, lesões por atrito e também perda do contato total, podendo ocasionar bolhas na extremidade do coto ou lesões por estase venosa. A suspensão também deverá ser eficaz

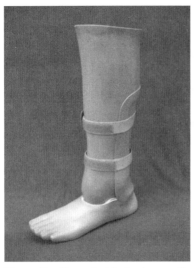 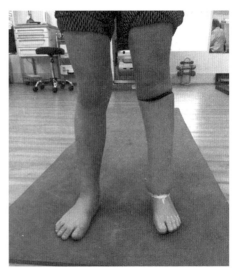

Figura 13 Cartucho bivalvado para Chopart e soquete a vácuo para Syme.

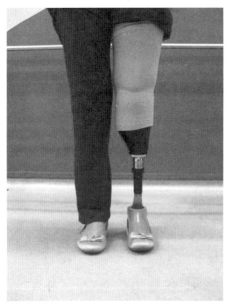 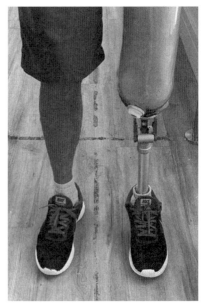

Figura 14 Soquetes de contato total para transtibiais e apoio distal em desarticulado de joelho.

16 Soquete protético: a chave para o sucesso de uma protetização 307

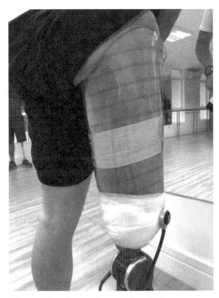
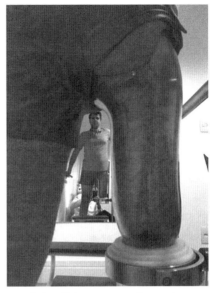

Figura 15 Cartuchos subisquiático e com contenção isquiática para transfemorais.

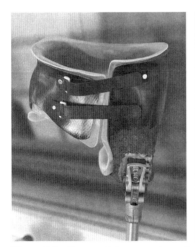
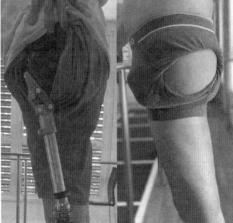

Figura 16 Cesto pélvico para desarticulado de quadril.

quando o paciente estiver na posição sentada ou realizando transferências, como, por exemplo, ao entrar ou sair de um veículo.
- Distribuição de carga: o local da distribuição de carga realizada entre o coto de amputação e o soquete protético durante a fase do apoio dependerá do nível de amputação e das condições clínicas de cada coto. A princípio, todo

desarticulado de retropé (Chopart), no nível do tornozelo (Syme), desarticulado de joelho ou quadril, poderá realizar descarga distal, porém, em algumas situações específicas, como fraturas não consolidadas, procedimentos cirúrgicos recentes e lesões distais por isquemia, poderá estar contraindicada temporariamente. Nos níveis de amputações com transecções ósseas, como nas amputações transmetatarsais, transtibiais e transfemorais, a descarga distal é contraindicada, embora alguns pacientes transfemorais bilaterais consigam realizar descarga terminal parcial. Nesses níveis, deveremos sempre promover contato total entre coto de amputação e soquete protético, mesmo em cotos com cicatrizações invaginadas, queloides e enxertos cutâneos.

- Estabilidade e conforto: a condução dos movimentos será realizada através do membro residual envolvido pelo soquete protético. Obviamente soquetes mal adaptados resultarão em perda da estabilidade durante a deambulação, desvios nos planos frontal, sagital e/ou transversal e movimentos compensatórios, resultando em ineficiência da marcha e por consequência desconforto. Vale a pena ressaltar que alterações no alinhamento estático e dinâmico de uma prótese também interferem diretamente na estabilidade da prótese durante a marcha.

IMPORTÂNCIA DE UM SOQUETE PROTÉTICO ADEQUADO

Geralmente, pacientes recém-amputados e seus familiares ficam sedentos atrás de informações sobre os componentes de alta tecnologia de uma prótese, como os joelhos a prova d'água, com controles eletrônicos, pés em fibra de carbono para atividades esportivas ou pés que permitam uso de calçados com diferentes altura do salto, sistemas com bombas de vácuo ativo incorporados aos pés, entre outras inúmeras inovações, e acabam não dando a devida importância para o principal componente de uma prótese, chamado de soquete protético. Os amputados, ao adquirirem uma prótese e iniciarem seu uso, perceberão o quão importante é a confecção correta e a perfeita adaptação de um soquete, o que geralmente acaba acontecendo somente durante o início da utilização da prótese e frustrando muitos pacientes que investiram em alta tecnologia e não conseguem utilizá-la.

Geralmente, os principais problemas são o oportunismo de empresas que vendem próteses como se fossem simples produtos e a falta de informações, orientações e conhecimento dos amputados em relação à importância da confecção de um bom soquete.

Uma prótese composta por componentes simples, como, por exemplo, um joelho mecânico livre e um pé com núcleo de madeira adaptados em um perfeito soquete e com um bom alinhamento permitirá uma melhor marcha que uma prótese composta por componentes de alta tecnologia como um joelho biônico e pé em carbono montados em um soquete ruim. Se o soquete não estiver perfeitamente adaptado ao coto de amputação durante a primeira prova do soquete provisório, não poderá ser realizada a montagem da prótese e tampouco iniciar os treinamentos de marcha. O paciente nunca deverá sentir dor, desconforto, apresentar lesões e ferimentos ou ter que se acostumar com soquetes mal confeccionados. O cartucho deverá sempre estar adaptado ao coto de amputação e não o coto de amputação ter que se adaptar a prótese. Geralmente o problema na adaptação de uma prótese está relacionado com a confecção inadequada do soquete e não com o coto de amputação, que sempre acaba sendo acusado pelos protesistas como o responsável pela não adaptação. Quantos pacientes foram orientados indevidamente a revisar cirurgicamente o coto de amputação, pois não conseguiam utilizar suas próteses?

Os protesistas deveriam se aperfeiçoar nas técnicas para avaliação dos cotos de amputação e confecção dos soquetes e não em técnicas comerciais, de como conseguir convencer os futuros usuários a utilizar componentes de alta tecnologia para aumentar o número de próteses vendidas. Prótese não é um produto.

Afirmo e tento demonstrar aos pacientes que duas próteses compostas por componentes idênticos do mesmo fabricante e com o mesmo modelo de cartucho serão somente parecidas, porém completamente diferentes se forem confeccionadas e alinhadas por diferentes profissionais. Teremos nestes casos soquetes, alinhamentos e regulagem dos componentes diferentes e, consequentemente, resultados distintos.

Será que o futuro usuário de uma prótese estará devidamente orientado quanto à importância de um soquete perfeito na hora de realizar a compra de uma prótese ou este paciente irá somente comparar os custos das propostas apresentadas? De fato, só teremos sucesso no processo de protetização e reabilitação se a prótese for composta por um soquete anatômico, os componentes pré-fabricados (joelhos, pés, adaptadores) forem escolhidos mediante nível funcional e necessidades específicas de cada paciente, as articulações de joelho mecânicas, pneumáticas, hidráulicas ou eletrônicas forem reguladas durante a evolução do treinamento, se a altura da prótese estiver correta, se o alinhamento biomecânico for adequado e realizado através de plataformas com sensores de carga e por fim se o paciente for submetido às sessões de fisioterapia para aprender a caminhar sem movimentos compensatórios e desvios posturais (Figuras 17 a 23).

CARTUCHOS PROVISÓRIOS E CARTUCHOS DEFINITIVOS

O cartucho provisório é considerado um cartucho de prova, o qual deverá sempre ser utilizado por pacientes que estão iniciando pela primeira vez uma

310 Amputações de membros inferiores

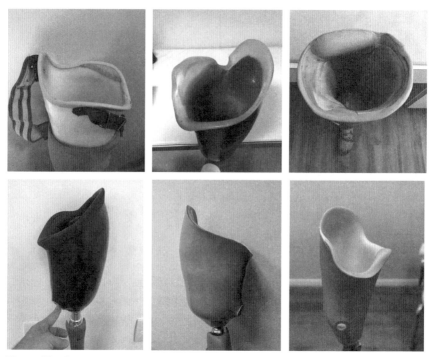

Figura 17 Cartuchos mal confeccionados, não respeitando a anatomia do coto dos pacientes e com recortes inadequados das bordas, impedindo o uso adequado da prótese.

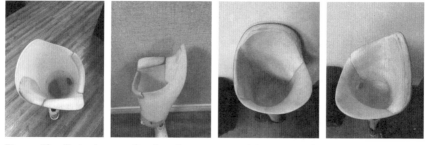

Figura 18 Cartuchos confeccionados com materiais e preenchimentos inapropriados (polipropileno e EVA).

protetização ou por pacientes já usuários de próteses que estão substituindo sua prótese ou seu antigo cartucho por um novo.

Na primeira situação, um cartucho provisório será utilizado até a maturação do coto, pois haverá mudanças significativas na forma e no volume do coto de

16 Soquete protético: a chave para o sucesso de uma protetização 311

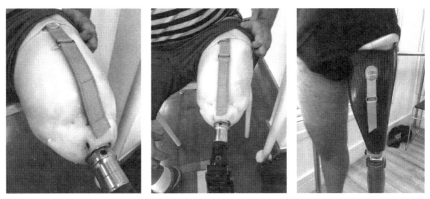

Figura 19 Comparação entre cartuchos transfemorais com sistema KISS (à esquerda e no centro) fabricados em polipropileno e com alinhamento inadequado. À direita, confeccionado corretamente em fibra de carbono com alinhamento biomecânico correto).

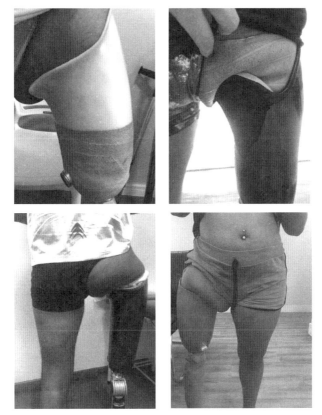

Figura 20 Cartuchos inadequados sem contenção isquiática, levando pressão na região medial do coto.

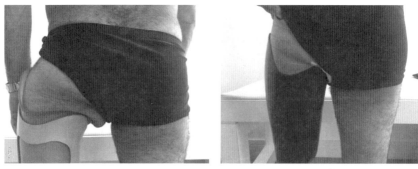

Figura 21 Comparação entre cartuchos de um mesmo paciente. À esquerda, confeccionado de forma inadequada, resultando em dor, lesões e alteração na marcha. À direita, confeccionado e alinhado corretamente.

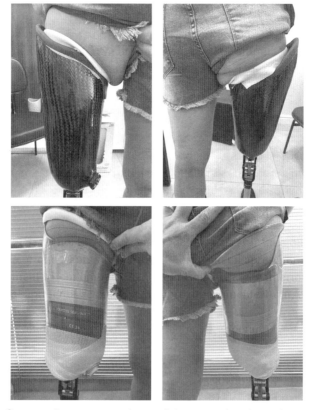

Figura 22 Comparação entre cartuchos e alinhamento da prótese de um mesmo paciente. À esquerda, de forma correta e anatômica; à direita, inadequado, impossibilitando o uso da prótese.

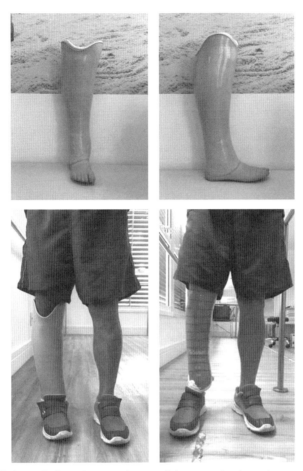

Figura 23 Prótese de Syme à esquerda com alinhamento inadequado nos planos frontal e sagital. À direita, comparação entre cartuchos e alinhamento de próteses de um mesmo paciente com desarticulação de Syme.

amputação. Com essas mudanças, esse soquete deverá ser ajustado sempre que necessário ou, na impossibilidade de ajustes, substituído por um novo soquete provisório, até que o coto esteja estável e não apresente mais alterações no volume. A partir desse momento, o cartucho definitivo poderá ser confeccionado. Esse processo entre a confecção do primeiro cartucho provisório até a confecção do cartucho definitivo poderá ocorrer em um período de seis a doze meses.

Já a indicação do cartucho provisório em pacientes já usuários tem como objetivo apenas definir o volume exato do soquete, checar áreas para distribuição de carga, suspensão e linhas de recorte, sendo utilizado por um período menor, pois nestes casos não deverão ocorrer alterações importantes de volume. Após todos os testes realizados e com a aprovação do paciente, a confecção do cartucho definitivo deverá ser realizada com materiais específicos mais leves e resistentes, como resina acrílica e malhas tubulares em fibra de carbono (Figura 24).

O cartucho provisório deve ser confeccionado com material termomoldável transparente ou translúcido, como o PETG. O uso de materiais como polipropileno não é recomendado para confecção de cartuchos por não permitir visualização do coto dentro do cartucho, não permitir ajustes adequados com soprador de calor, ter emendas e não ser seguro quanto à fixação dos adaptadores (Figuras 25 a 28).

PROBLEMAS MAIS COMUNS ENCONTRADOS DURANTE A CONFECÇÃO DE UM SOQUETE

- Volume do cartucho inapropriado.
- Técnica de realização do molde negativo inadequada.
- Falta de contato total, imprescindível em qualquer nível de amputação.
- Falta de envolvimento isquiático nas amputações transfemorais.
- Escolha inadequada do sistema de suspensão.
- Recorte inadequado nas bordas dos soquetes.
- Materiais inadequados na confecção dos soquetes.

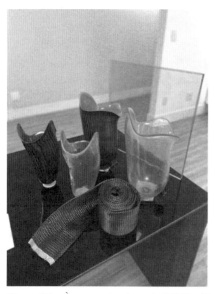
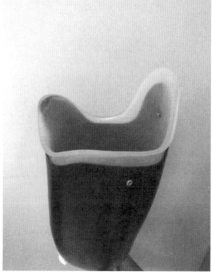

Figura 24 À esquerda, placa de PTEG e fibra de carbono para confecção dos cartuchos provisórios e definitivos. À direita, cartucho definitivo com Themolyn supra-soft e carbono.

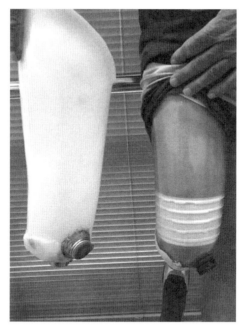

Figura 25 Comparação entre cartucho em polipropileno à esquerda e em PTEG à direita de um mesmo paciente.

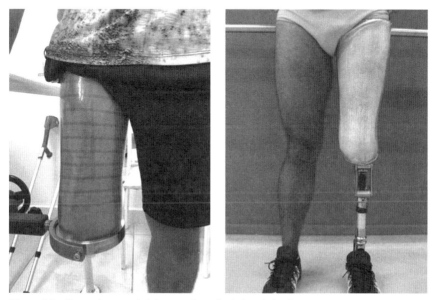

Figura 26 Cartuchos provisórios em desarticulados de joelho.

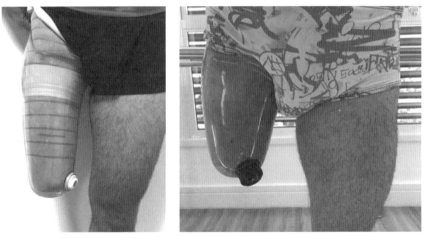

Figura 27 Cartuchos provisórios transfemorais com e sem liner de silicone.

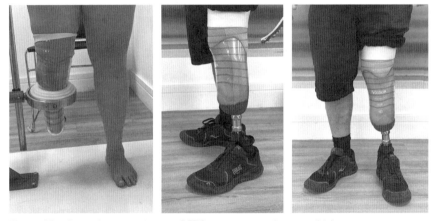

Figura 28 Cartucho provisório em PETG para amputação transtibial.

O grande desafio de um protesista é a confecção perfeita de um cartucho, o que certamente terá uma influência muito grande na qualidade de marcha de um amputado (Figura 29).

16 Soquete protético: a chave para o sucesso de uma protetização 317

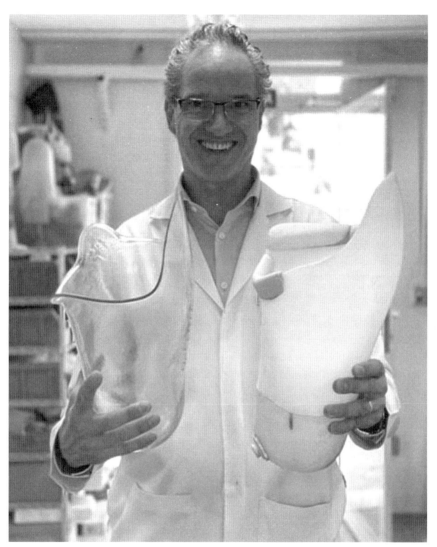

Figura 29 Protesista José André Carvalho com dois cartuchos totalmente diferentes em relação ao envolvimento anatômico, material, volume e recortes. Em PTEG com contenção isquiática e recortes adequados à esquerda e em polipropileno, com apoio isquiático e recortes inadequados à direita.

17

Componentes protéticos

José André Carvalho

INTRODUÇÃO

Próteses são dispositivos de uso externo utilizados para substituir algum segmento amputado ou malformado. Neste capítulo serão abordadas as próteses para membros inferiores. As próteses utilizadas internamente no corpo aplicadas por meio de procedimentos cirúrgicos, como em cirurgias plásticas, cardíacas, vasculares e ortopédicas, não serão discutidas neste livro.

Vale a pena relembrar que no passado as próteses para membros inferiores e superiores eram totalmente confeccionadas por artesãos em materiais como couro, madeira e aço, entre outros (Figura 1). Somente no século passado, após as Grandes Guerras e com o aumento expressivo do número de amputados, surgiram empresas especializadas na produção de componentes protéticos pré-fabricados, como articulações de quadril, joelho e pés, inicialmente confeccionados em madeira e metais. Isso permitiu aos profissionais da época maior dedicação aos estudos para confecção dos encaixes protéticos, montagem e ao alinhamento dos componentes.

Em 1919, o técnico ortopédico Otto Bock fundou a empresa Orthopädische Industrie GmbH, em Berlim, com o intuito de fornecer próteses e recursos ortopédicos para mutilados de guerra, e concretizou sua ideia de iniciar a produção em série de componentes protéticos e de fornecê-los diretamente aos protesistas. Assim, acabou estabelecendo a base para a indústria ortopédica. Além de aprimorar os componentes protéticos combinados, o fundador da empresa testava constantemente a aplicabilidade de novos materiais de produção, de forma que já no início dos anos 30 começou a usar peças de alumínio na área técnica.

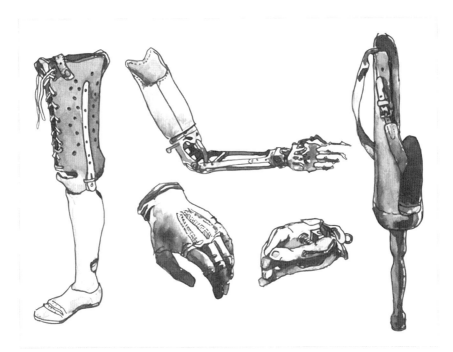

Figura 1 Próteses antigas confeccionadas em madeira e couro.

CLASSIFICAÇÃO DAS PRÓTESES

As próteses podem ser classificadas em dois grupos segundo características de construção, sendo chamadas de próteses exoesqueléticas e endoesqueléticas.

Próteses exoesqueléticas

Conhecidas também como próteses convencionais, as próteses exoesqueléticas são confeccionadas com componentes pré-fabricados em madeira ou plástico, os quais servem de conexão entre o cartucho e o pé protético. Suas estruturas, além de proporcionar conexão entre os componentes das extremidades, também definem a cosmética das próteses. Tratando-se de um sistema simples e com poucas opções, tornam-se pouco utilizadas nos dias de hoje principalmente para amputações que requerem uso de uma articulação ao nível do joelho. Nas próteses para amputações transtibiais ainda é comum encontrarmos esse tipo de construção aqui no Brasil, devido ao baixo custo e também nas protetizações infantis devido à necessidade de trocas frequentes durante a fase de crescimento. Muitos países em desenvolvimento ainda utilizam muito sistemas exoesqueléticos.

Nessas próteses os componentes são colados para definir o alinhamento e altura da prótese. Para realizar modificações no alinhamento, as peças devem ser destacadas, realinhadas e novamente coladas. O acabamento é realizado desbastando-se as paredes externas conforme contorno anatômico do membro não amputado. Em seguida, a prótese recebe uma laminação em resina acrílica e fibra de carbono, para melhor acabamento e resistência. Após a laminação final a estrutura interna pode ser lixada, quando possível, para reduzir o peso final da prótese.

Podemos citar como vantagens do sistema exoesquelético a durabilidade e a necessidade de pouca manutenção, porém encontramos como desvantagens uma estética menos agradável, menos opções de componentes, dificuldades para realinhamento estático e dinâmico e impossibilidade de intercâmbio rápido de componentes (Figuras 2 e 3).

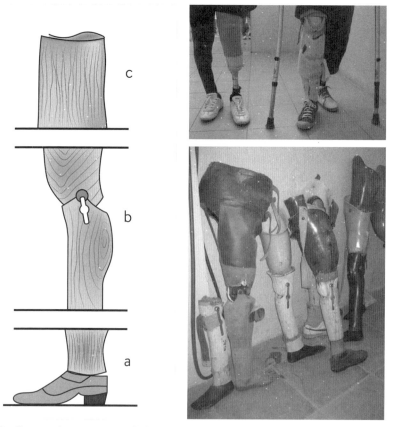

Figura 2 Sistema de montagem e alinhamento por sobreposição de componentes exoesqueléticos com joelho e tornozelo em madeira.

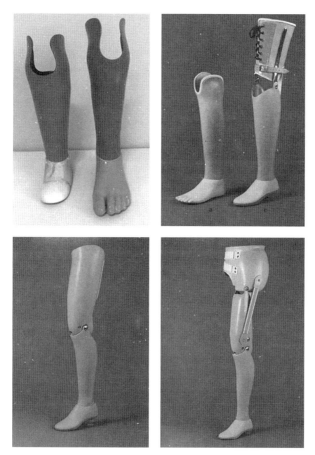

Figura 3 Próteses exoesqueléticas.

Próteses endoesqueléticas

As próteses endoesqueléticas também são conhecidas como próteses modulares. A união entre cartucho e componente é estabelecida com a fixação de módulos pré-fabricados, como articulações de quadril e joelho, adaptadores de conexão e tubos. A cosmética quando utilizada pode ser composta por espuma modelada conforme as medidas do membro contralateral à amputação revestida por meias, capas de silicone, por capas pré-fabricadas em termoplástico ou em fibra de carbono. Atualmente, os pacientes, em sua grande maioria, têm optado pelo uso de próteses com pinturas personalizadas e sem cobertura cosmética (Figuras 4 a 7).

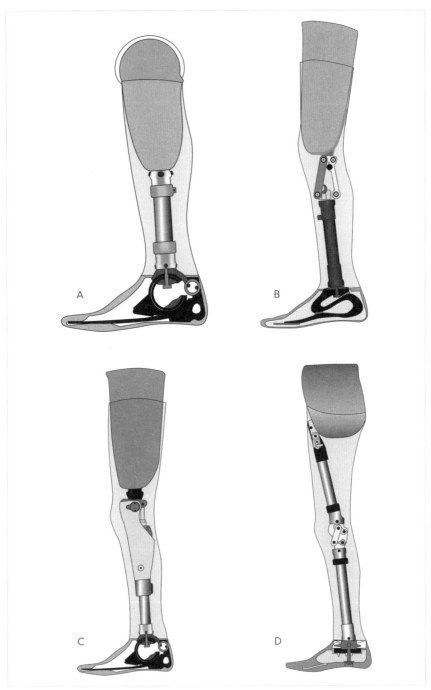

Figura 4 Próteses endoesqueléticas com componentes modulares entre cartucho e pé.

17 Componentes protéticos 323

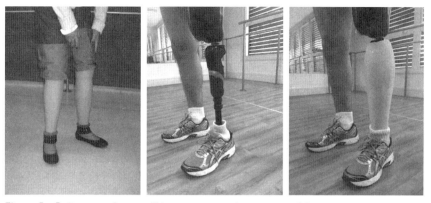

Figura 5 Próteses endoesqueléticas com revestimento cosmético.

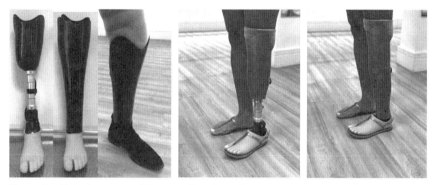

Figura 6 Coberturas cosméticas em fibra de carbono.

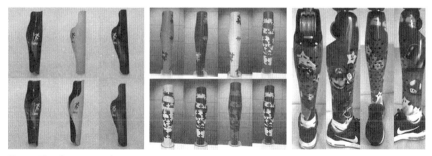

Figura 7 Capas pré-fabricadas em termoplástico.

Os ajustes e as correções de alinhamento estático são realizados através de adaptadores modulares que permitem alterações nos planos sagital, frontal, transversal e também movimentos de translação. Com esse sistema, também é possível executar troca rápida de componentes, sem perder o alinhamento anterior. As próteses endoesqueléticas são consideradas superiores às convencionais sob o ponto de vista funcional e cosmético, principalmente nos níveis em que se torna necessário o uso de articulações, como nas desarticulações de joelho e de quadril e nas amputações transfemorais. Adaptadores de rotação e de torção podem ser utilizados, permitindo uma maior liberdade de movimentos, conforto e maior funcionalidade (Figura 8).

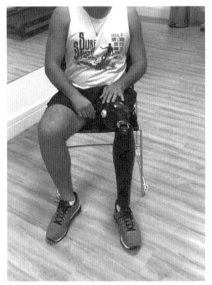 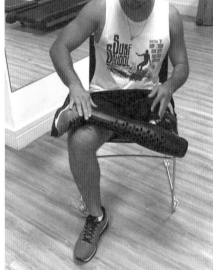

Figura 8 Adaptador modular de rotação em prótese transfemoral.

COMPONENTES PROTÉTICOS

As próteses citadas anteriormente são compostas por encaixes, articulações, tubos de conexão e pés, os quais serão detalhados a seguir.

Cartucho protético

O cartucho deve ser considerado o principal componente de uma prótese, sendo a interface entre o coto de amputação e todos os componentes protéticos, independentemente do nível de amputação.

Para cada nível de amputação, encontramos diferentes tipos de encaixe. As regiões para fixação, descarga de peso e suspensão das próteses devem ser criteriosamente definidas e ajustadas em cada caso para evitar desconforto, dor, ferimentos, formação de cinturões de tecidos moles no bordo dos encaixes, instabilidade e movimentos de pistonamento. Esses ajustes precisos definem o sucesso da protetização e, consequentemente, da reabilitação do paciente amputado.

Quando ocorre alteração de volume no coto de amputação, o encaixe deve ser reajustado se possível ou substituído. Os encaixes e suas características estão descritos em outros capítulos.

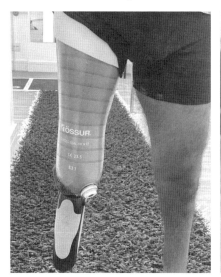
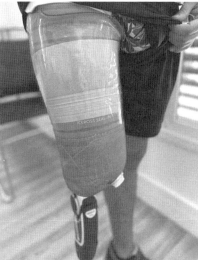

Figura 9 Cartuchos de prova em amputados desarticulado de joelho, transtibial e transfemoral.

JOELHOS

Os joelhos protéticos têm como função proporcionar estabilidade na fase de apoio e controle na fase de balanço durante a realização da marcha. Esses ajustes podem ser realizados manualmente em joelhos mecânicos, pneumáticos ou hidráulicos por protesistas e/ou fisioterapeutas ou realizados eletronicamente através de sensores de carga e angulação nos joelhos eletrônicos ou biônicos.

Os joelhos protéticos adaptam-se a todos os níveis de amputação, sejam eles transfemorais, desarticulados de joelho ou de quadril. O eixo de rotação desses joelhos deve ser posicionado preferencialmente na mesma altura do eixo de rotação do joelho do membro não amputado. Nas desarticulações de joelho e amputações transfemorais com cotos muito longos, deve ser avaliada a escolha de joelhos monocêntricos ou policêntricos visando manter, quando possível, a mesma altura entre o joelho protético e o joelho do membro não amputado.

No mercado, há uma variedade muito grande de joelhos, o que exige dos prescritores um conhecimento profundo dos mecanismos de controle de cada modelo. Os joelhos podem ser classificados em relação ao seu modelo de construção (monocêntricos e policêntricos) ou em relação à funcionalidade, com características distintas na forma de controle dos movimentos (Figura 10).

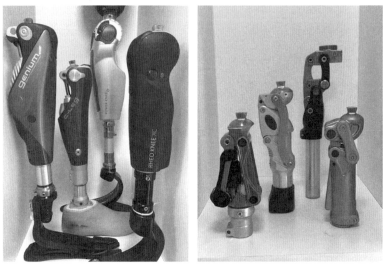

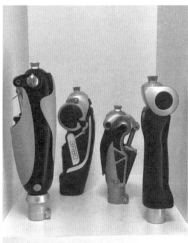

Figura 10 Joelhos policêntricos e monocêntricos com controles mecânico, pneumático, hidráulico e eletrônico.

Joelhos monocêntricos e policêntricos

A diferença básica entre joelhos monocêntricos e policêntricos está no número de eixos e no tipo de movimento apresentado durante o movimento de flexão/extensão das articulações.

Nos joelhos monocêntricos, há apenas um eixo de rotação e o movimento realizado é do tipo dobradiça, ou seja, está definida na própria articulação a posição exata do eixo de movimento. Nos joelhos policêntricos, com quatro, cinco ou mais eixos, ocorre um movimento de flexão e translação simultânea da articulação (Figura 11).

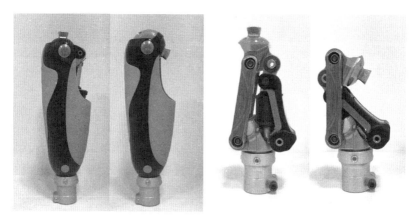

Figura 11 Joelhos monocêntrico e policêntrico em extensão e flexão.

A estabilidade na fase de apoio de joelho protético ocorre quando o eixo de rotação da articulação encontra-se posterior à linha de carga, criando um momento de extensão articular, o que pode ser visto e mensurado através do laser quando o amputado encontra-se posicionado em pé sobre a plataforma de alinhamento com sensores de carga utilizada para alinhamento estático (Figura 12).

A grande diferença é que, enquanto no joelho monocêntrico o eixo está definido na própria articulação, no joelho policêntrico o eixo momentâneo encontra-se na intersecção das linhas traçadas sobre eixos da articulação, ficando mais proximal e posterior ao próprio joelho protético quando em extensão, permitindo maior estabilidade durante a fase de apoio. Durante a flexão do joelho, ocorre um movimento de translação e o eixo de rotação com mudanças na posição do eixo de rotação momentâneo. Durante a flexão do joelho policêntrico, a geometria permite uma trajetória diferente dos eixos, levando a uma diminuição do comprimento da base do cartucho em relação ao pé, reduzindo os riscos do

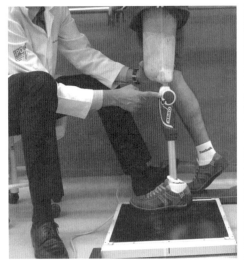 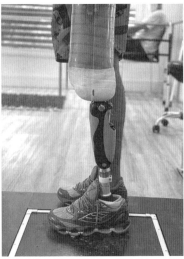

Figura 12 Linha de carga à frente do eixo de rotação, criando estabilidade articular.

toque do antepé no solo durante a marcha. Os joelhos policêntricos permitem aos pacientes uma marcha com maior segurança na fase de apoio, quando comparados com joelhos monocêntricos mecânicos. Os joelhos policêntricos também são indicados para pacientes com cotos longos onde esteticamente as próteses mantêm o joelho mais próximo da base do cartucho, quando o paciente estiver na posição sentada (Figura 14).

Tanto nos joelhos monocêntricos como nos policêntricos, os controles durante a fase de balanço podem ser realizados através de molas, fricção, trava, unidade hidráulica ou pneumática, porém controles eletrônicos estão presentes somente nos joelhos monocêntricos tais como os modelos C-Leg, Genium, Rheo e Powerknee.

Durante a fase de apoio, os joelhos policêntricos devem sempre posicionados em extensão, pois não há mecanismos para controle da flexão durante a carga, impedindo que os amputados desçam escadas e rampas com passos alternados quando apoiados sob os joelhos protéticos. Alguns modelos de joelhos policêntricos, como o Total Knee da Ossur e o 3R60 da Otto Bock apresentam um movimento de pré-flexão de 15° antes do bloqueio, facilitando a descida de rampas com pequenas inclinações. Nos joelhos monocêntricos controlados por unidades hidráulicas ou por sensores eletrônicos, é possível a descida de rampas e escadas com passos alternados, pois há resistência da flexão do joelho na fase de apoio, beneficiando também os pacientes durante a transferência da posição em pé para sentado.

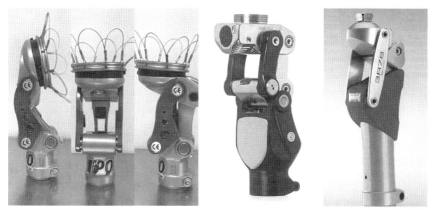

Figura 13   Joelhos policêntricos com dispositivos de fixação distintos.

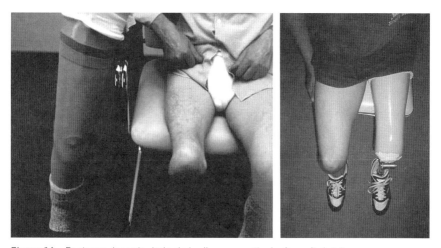

Figura 14   Paciente desarticulado de joelho com articulação policêntrica.

Características de controle dos joelhos protéticos

Os movimentos de flexão e extensão dos joelhos protéticos podem ser controlados de diferentes maneiras durante o ciclo de marcha, conforme descrito a seguir.

Controle por trava manual

Os joelhos com trava manual apresentam um sistema de desbloqueio por meio de um cabo conectado entre joelho protético e cartucho. Os joelhos com trava são extremamente seguros, sendo indicados para pacientes pouco ativos, debilitados e com muita insegurança.

Estes joelhos, encontrados nas versões monocêntrica ou policêntrica, são travados automaticamente quando em extensão, acarretando um padrão de marcha não natural com joelho bloqueado na fase de balanço. Neste caso é recomendado deixar as próteses aproximadamente 1 cm mais curtas, permitindo maior facilidade e segurança durante o balanço, reduzindo riscos de tropeços. Suas vantagens estão relacionadas ao custo, à simplicidade, ao peso e à segurança. Como desvantagem, citamos, além da marcha anormal, a necessidade do destravamento manual todas as vezes em que o paciente for se sentar (Figura 15).

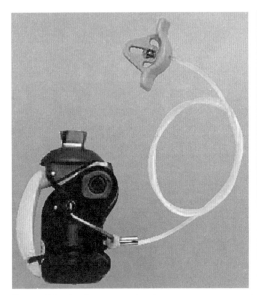
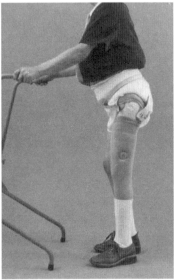

Figura 15 Joelho monocêntrico com trava manual.

Joelho livre

Os joelhos com eixo livre são poucos utilizados atualmente.

A estabilidade na fase de apoio fica por conta do controle muscular, ou seja, da ação dos músculos extensores do quadril e do alinhamento correto da prótese com posteriorização do eixo de rotação em relação à linha de carga. Esse joelho não apresenta nenhum sistema de controle na fase de balanço, não permitindo alteração na velocidade de marcha. Suas vantagens são a simplicidade, a necessidade de pouca manutenção, o peso e o custo. Entre as desvantagens pode-se citar a instabilidade do sistema e o choque mecânico observado ao final da extensão.

Vale a pena ressaltar que joelhos mecânicos podem se tornar livres quando perdem seus sistemas de controle para segurança na fase de apoio e de balanço, como o joelho eletrônico Rheo sem bateria, o joelho hidráulico sem óleo ou também joelho mecânico sem mola para controle da flexoextensão.

Controle por fricção

O joelho com fricção permite ajuste na velocidade da flexoextensão por meio de pressão no eixo de rotação, porém, após ajustado, a velocidade angular sempre será a mesma, não permitindo controle durante as alterações na velocidade de marcha. Sem o mecanismo de fricção, o joelho torna-se livre.

A estabilidade na fase de apoio é determinada pelo alinhamento da prótese por meio da posteriorização do eixo de rotação em relação à linha de carga e também do controle muscular através da contração dos músculos extensores do quadril.

Suas vantagens são a simplicidade, o baixo custo e a pouca necessidade de manutenção. Como desvantagens, citamos um sistema pouco estável e que permite velocidade de marcha restrita.

Controle autobloqueante

O joelho autobloqueante é um dos joelhos mais fornecidos pelo SUS e um dos mais utilizados no Brasil pelo baixo custo e simplicidade. O controle da fase de apoio é realizado pela posteriorização do eixo de rotação em relação à linha de carga e pelo auxílio do freio por fricção quando o joelho recebe carga axial.

Para controle da fase de balanço, é necessário ajustar a mola auxiliar de extensão e regular a fricção do eixo de rotação.

Esse joelho é mais indicado para pacientes pouco ativos por não permitir alteração na velocidade de marcha. Como desvantagem, destaca-se a necessidade da retirada total do peso sobre a prótese para realizar a flexão do joelho na fase do pré-balanço, alterando o padrão fisiológico de marcha, acarretando movimentos compensatórios e vícios de marcha.

Joelhos pneumáticos e hidráulicos

Joelhos pneumáticos e hidráulicos apresentam um sistema de controle por meio de pistões a ar ou a óleo, respectivamente, durante a fase de balanço, permitindo controle individual da flexão e extensão do joelho, tornando a marcha mais fisiológica. Estes sistemas são indicados para pacientes mais ativos que apresentam variações de velocidade durante a marcha. Quanto ao controle na fase de apoio, há uma diferença importante entre os sistemas, os quais serão descritos a seguir.

Sistema pneumático

Os joelhos pneumáticos são compostos por válvulas independentes para controle da flexão e da extensão na fase do balanço, as quais, por meio de sua

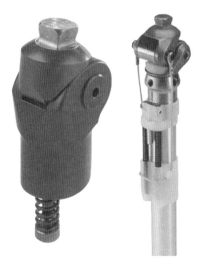 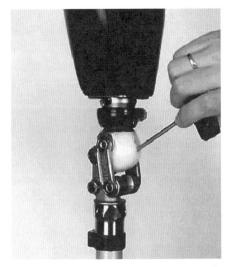

Figura 16 Joelho monocêntrico livre e autobloqueante. Joelho policêntrico com mola auxiliar de extensão.

abertura ou fechamento, alteram a resistência dos pistões e dos movimentos angulares. Na fase de apoio, o sistema pneumático não apresenta resistência para controle da flexão, permitindo, portanto, uma flexão brusca e sem controle.

Os joelhos pneumáticos, indicados para pacientes que apresentam variações de velocidade durante a marcha, podem ser encontrados nos sistemas monocêntricos ou policêntricos (Figura 17).

Sistema hidráulico

O sistema hidráulico foi adaptado às próteses nos anos 1950 por Hans Mauch. O cilindro de controle hidráulico contém óleo, que, quando comprimido, cria uma resistência imediata, diferente do que acontece com o sistema pneumático.

O controle na fase de balanço também pode ser realizado individualmente por meio de ajustes nas válvulas de extensão e de flexão do joelho. É importante verificar se a resistência para a extensão não está impedindo a extensão total do joelho na fase final do balanço.

Os joelhos hidráulicos com controle na fase de apoio permitem uma resistência suave durante o início da flexão do joelho, permitindo que seus usuários consigam descer rampas e escadas com passos alternados. Vale a pena ressaltar que o aumento de peso sobre o joelho hidráulico pode interferir nessa resistência, ou seja, os ajustes são particulares e devem ser realizados individualmente para cada usuário. Esses joelhos são indicados para pacientes mais ativos e que

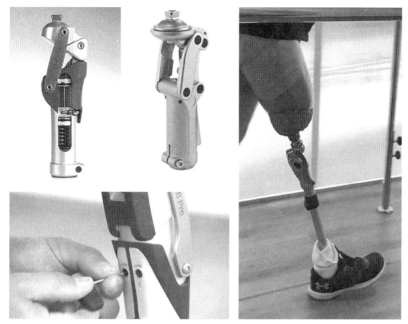

Figura 17 Joelhos pneumáticos com válvulas para controle individual da flexão e extensão na fase de apoio.

apresentam variações de velocidade de marcha e que precisam de controle na fase de apoio (Figura 18).

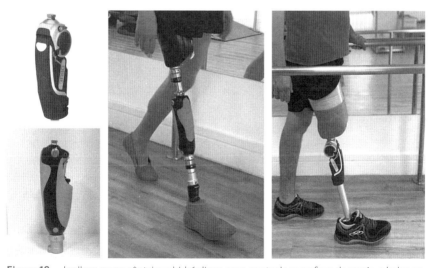

Figura 18 Joelhos monocêntricos hidráulicos com controle para fase de apoio e balanço.

Joelhos mecatrônicos

Joelhos compostos por controles mecânico e eletrônico são classificados como joelhos mecatrônicos.

O joelho monocêntrico mecatrônico hidráulico apresenta uma resistência hidráulica controlada mecanicamente para fase de apoio e balanço, realizada individualmente por meio do fechamento de suas válvulas para manejo da flexão e extensão. Na fase de pré-balanço, quando o joelho estiver em completa extensão e sem carga, a resistência hidráulica do joelho é reduzida eletronicamente, permitindo-se uma flexão livre para a realização do início da fase do balanço. Imediatamente na fase inicial do apoio com o contato do calcâneo no solo, o joelho inicia novamente uma resistência hidráulica, predefinida pelo fechamento das válvulas, conforme peso corpóreo e segurança de cada usuário. Esse joelho não apresenta sensores de carga e não necessita de um software para programação, tornando-se um joelho mais simples que os eletrônicos. Como vantagem dessa articulação, podemos citar um menor custo em relação aos joelhos eletrônicos/biônicos (embora as funções de controle também sejam reduzidas). Como desvantagens, a falta de peças para manutenção aqui no Brasil e baixa durabilidade (Figura 19).

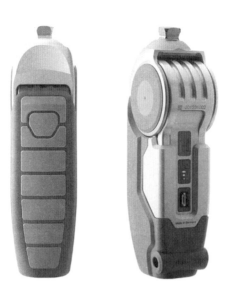
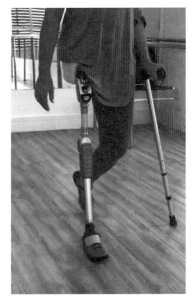

Figura 19   Joelho monocêntrico mecatrônico.

Joelhos controlados por microprocessadores

Os joelhos controlados por microprocessadores apresentam como característica a capacidade de adaptação automática durante as fases de apoio e balanço, proporcionando aos usuários maior segurança durante a marcha e alto conforto de uso, sem a necessidade de controle voluntário da prótese, mesmo em situações adversas, como a descida de rampas ou escadas com passos alternados, bem como a deambulação em terrenos acidentados e irregulares.

O joelho C-LEG (*Computer Leg*) foi a primeira articulação de joelho monocêntrica hidráulica totalmente controlada por um microprocessador a ser introduzida no mercado em 1997. No C-Leg, os sinais necessários para a segurança do joelho durante a fase de apoio e o controle da fase de balanço são fornecidos através de sensores de carga e movimento angular. O joelho utiliza fonte de energia externa, devendo ter sua bateria recarregada em média após 48 horas de uso.

Os joelhos Genium X3 da Otto Bock são compostos por sensores que permitem uma marcha mais fisiológica com 17° de pré-flexão na fase de apoio e controle de 60° de flexão na fase de balanço, independentemente da velocidade de marcha. Bloqueio da articulação em diferentes graus de flexão de joelho na fase de apoio após postura estática durante um segundo e a possibilidade de subir escadas com passos alternados aumentam a funcionalidade dos pacientes com essa tecnologia. Esse joelho composto por bateria também deve ser carregado. Quando a bateria estiver totalmente descarregada, o joelho entra em modo de segurança, apresentando uma resistência hidráulica.

Uma nova tecnologia também foi introduzida no mercado pela empresa Ossur com a apresentação de joelhos biônicos controlados por eletromagnetismo, chamados de Rheo Knee, que também apresentam sensores de carga e angulação que controlam automaticamente a resistência da flexão e extensão do joelho nas fases de apoio e balanço. O modelo Rheo XC apresenta como diferencial sensores que permitem controle para subida de degraus com passos alternados e reconhecimento durante uso de bicicleta e corrida.

O único joelho motorizado que realiza movimentos ativos de flexão e extensão, também desenvolvido pela empresa Ossur, é conhecido como Power Knee. Este joelho permite subir e descer degraus com passos alternados, auxílio de transferências da posição sentada para em pé, além de uma grande estabilidade e segurança aos seus usuários, principalmente em casos de pacientes amputados bilaterais (Figuras 20 e 21).

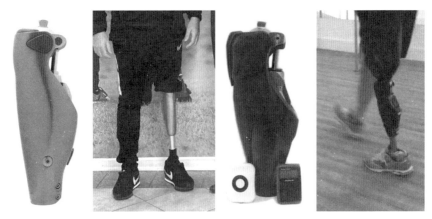

Figura 20 Joelhos eletrônicos C-Leg e Genium X3 com controle hidráulico.

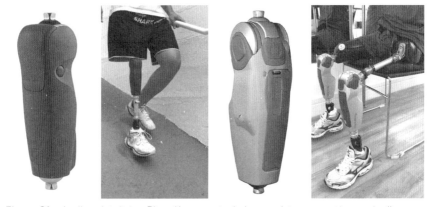

Figura 21 Joelho eletrônico Rheo Knee controlado por eletromagnetismo e joelho motorizado Power Knee.

Indicação dos joelhos protéticos

Informações relacionadas ao controle individual das fases de apoio e de balanço, o grau de atividade e o peso do paciente são suficientes para determinar o melhor tipo de joelho para cada caso.

Com base nas classificações já definidas, temos como sistemas para o controle da articulação do joelho nas fases de apoio e balanço:

Fase de apoio	Fase de balanço
Trava manual	Sistema de fricção
Freio/fricção	Impulsor mecânico (molas, elásticos)
Alinhamento geométrico	Pistão pneumático
Pistão hidráulico	Pistão hidráulico
Resistência eletromagnética	Resistência eletromagnética

A escolha de componentes como pés, tubos e joelhos utilizados na construção de uma prótese deverá ser discutida com muito cuidado e critérios. A estabilidade e a segurança na fase de apoio e o controle na fase de balanço devem sempre ser considerados. Associando isso ao peso, objetivos pessoais e ao grau de atividade de cada paciente, fica mais fácil eleger os melhores componentes entre os inúmeros encontrados no mercado. Estas são apenas algumas informações importantes que devem ser observadas dentro de todo um processo de reabilitação realizado por uma equipe multiprofissional voltada à reabilitação e à reintegração dos amputados na sociedade.

PÉS MECÂNICOS

Diferentes modelos de pés protéticos com características específicas podem ser encontrados atualmente no mercado. A conexão dos pés às próteses pode ser realizada por tornozelo de madeira e parafuso nas próteses exoesqueléticas ou por meio de adaptadores modulares nas próteses endoesqueléticas (Figura 22).

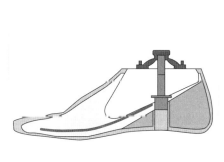
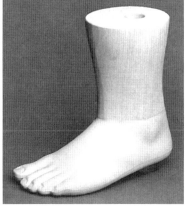

Figura 22 Pé para prótese endoesquelética à esquerda e exoesquelética à direita.

338 Amputações de membros inferiores

A escolha do modelo de um pé protético dependerá de vários fatores, tais como tipo de prótese, nível de amputação, comprimento do coto, características do joelho protético, nível funcional do usuário, para uso em práticas esportivas competitivas, em ambientes úmidos ou quando é necessário realizar alterações na altura do salto dos calçados.

Os pés protéticos podem ser classificados em:

- pés não articulados;
- pés articulados;
- pés multiaxiais;
- pés de resposta dinâmica;
- pés com regulagem para salto;
- pés esportivos;
- pés eletrônicos;
- pés customizados.

Pés não articulados

Os pés não articulados são compostos por materiais de diferentes densidades e características, como espumas, borracha, madeira, náilon, fibra de vidro, kevlar ou carbono, porém sem a presença de um eixo articular.

O pé SACH (*Solid Ankle Cushion Heel*), desenvolvido nos anos 1950, ainda é muito utilizado por causa de sua simplicidade, baixo peso, custo e durabilidade. Indicado principalmente para pacientes de baixo peso, pouco ativos e também para crianças, o pé SACH é composto por um núcleo de madeira revestido por uma borracha flexível com design estético, com a presença de dedos ou não. O calcanhar, composto por uma espuma flexível, absorve o impacto durante o contato inicial, simulando a flexão plantar. Esse movimento de "flexão plantar" impede a flexão brusca do joelho nos amputados transtibiais e aumenta a estabilidade nos amputados com joelhos mecânicos; o médio-pé composto por madeira não permite um rolamento para o antepé, porém auxilia na estabilidade na fase de apoio médio, e o antepé composto por uma borracha permite flexibilidade na fase do pré-balanço (Figuras 23 e 24).

O pé dinâmico, também classificado como pé não articulado, também apresenta núcleo em madeira, porém com um calcâneo mais rígido e uma quilha em náilon com pequena flexibilidade entre médio e antepé, permitindo uma resposta elástica entre a fase de apoio e o impulso. Esse pé é indicado para pacientes com atividade moderada, porém nas desarticulações de tornozelo e amputações parciais de pé, não é possível a utilização por falta de espaço entre coto de amputação e solo. Para pacientes que buscam um movimento mais

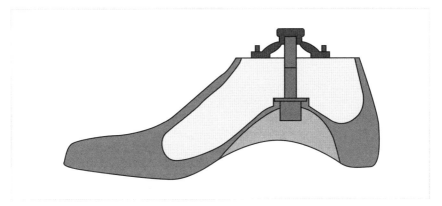

Figura 23 Estrutura do pé SACH demonstrando madeira e cobertura em borracha.

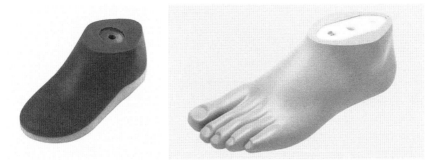

Figura 24 Pé SACH infantil sem dedos e pé SACH convencional.

fisiológico, que são mais ativos ou que realizam atividades esportivas, os pés de resposta dinâmica em fibra de carbono são mais indicados (Figuras 25 e 26).

Pés articulados

Os pés articulados apresentam uma articulação monocêntrica, permitindo um movimento de flexão plantar de aproximadamente 15° através da compressão de uma cunha de borracha localizada posteriormente à articulação. A densidade desse amortecedor de borracha determina a resistência da compressão e, consequentemente, da flexão plantar. Na fase entre o apoio médio e o desprendimento do retropé, a dorsoflexão de aproximadamente 5° é limitada por um bloqueio mecânico entre a articulação e o batente de madeira.

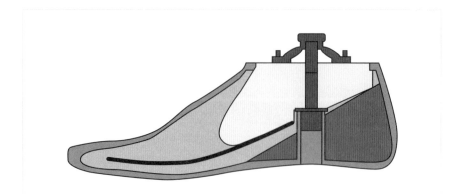

Figura 25 Estrutura do pé dinâmico convencional.

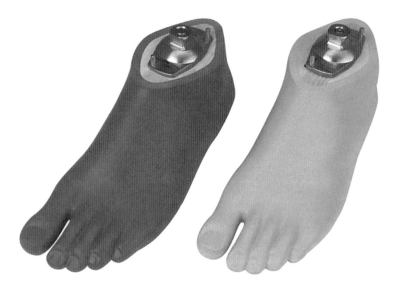

Figura 26 Pés dinâmicos com adaptador modular para próteses endoesqueléticas.

Este pé permite a realização da flexão plantar na fase inicial do apoio, proporcionando momento de extensão do joelho e absorção do choque no momento do contato inicial. As desvantagens desse tipo de pé estão relacionadas ao aumento do peso final da prótese e movimento não fisiológico do pé mecânico. O pé articulado é indicado para amputados desarticulados de joelho, quadril

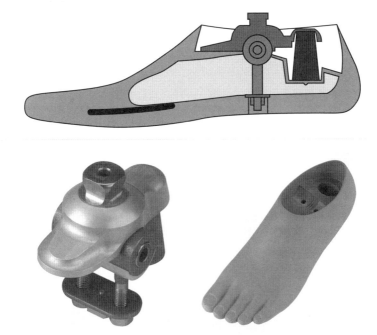

Figura 27   Pé articulado.

e transfemorais, pouco ativos e que necessitam de segurança na fase de apoio. Sua indicação para transtibiais é discutível. Na opinião do autor, não se deve utilizá-los nos amputados transtibiais, pois seu uso permite uma hiperextensão do joelho na fase de apoio inicial e dificulta o rolamento entre o retro e o antepé, acarretando uma degeneração osteoarticular precoce.

Pés multiaxiais

Os pés multiaxiais permitem movimentos nos planos frontal (inversão e eversão), sagital (flexão plantar e dorsiflexão) e transversal (movimentos rotacionais). Esses movimentos podem ser realizados por meio da compressão de elementos flexíveis encontrados nas estruturas de alguns pés mecânicos ou pela deformação das lâminas de pés confeccionados em fibra de carbono.

A principal vantagem do pé multiaxial é acomodar as irregularidades do terreno e permitir acomodações de movimentos na fase de apoio, reduzindo movimentos de estresse entre soquete e coto de amputação.

Como desvantagens, podemos citar aumento do peso e, em algumas situações, uma maior instabilidade por permitir movimentos durante o apoio em pacientes transtibiais com cotos extremamente curtos e com instabilidade ligamentar (Figura 28).

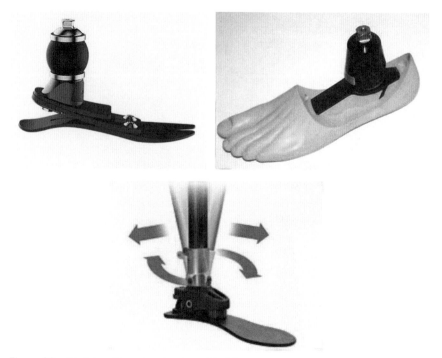

Figura 28 Modelos diferentes de pés multiaxiais.

Pés de resposta dinâmica em carbono

Os pés de resposta dinâmica confeccionados em fibra de carbono apresentam como característica movimentos mais fisiológicos, permitindo pequena flexão plantar e absorção da carga no contato do calcâneo com o solo, transferência de carga entre retro e antepé e auxílio na fase do impulso por meio da liberação da energia armazenada durante o rolamento.

Esses pés podem ser utilizados por amputados com diferentes perfis funcionais, ou seja, desde pacientes pouco ativos até os que necessitam de pés de alta performance. Confeccionados em fibra de carbono e com um revestimento estético com formato de pé para utilização dentro de calçados, esses pés podem

17 Componentes protéticos **343**

ser encontrados com diferentes modelos e designs, sendo que suas indicações devem sempre ser compatíveis com o perfil funcional e objetivos de cada paciente.

A escolha de um pé em fibra de carbono deve ser baseada no peso corpóreo do paciente e nível de impacto, conforme tabela fornecida pelos fabricantes para evitar pés extremamente flexíveis ou muito rígidos (Figura 29).

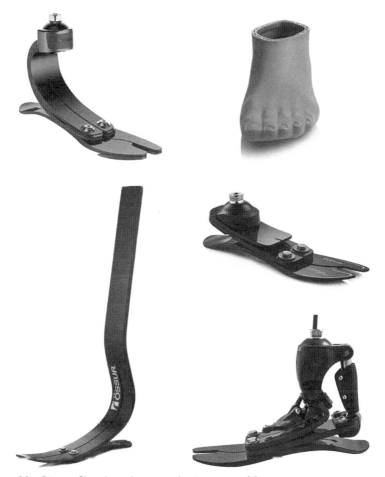

Figura 29 Pés em fibra de carbono e coberturas cosméticas.

Pés com regulagem para salto

Atualmente muitos pacientes precisam ou desejam realizar mudança na altura do salto dos calçados, porém sem alteração no alinhamento da prótese. Nesses casos, a opção deve ser dada para pés em fibra de carbono que apresentam uma articulação monocêntrica com possibilidade de bloqueio manual em diferentes angulações, permitindo uso com saltos com altura entre 0 e 7,0 cm. Como desvantagem, podemos citar aumento do peso, não indicação para atividades de alto impacto e também para uso em ambientes aquáticos (Figura 30).

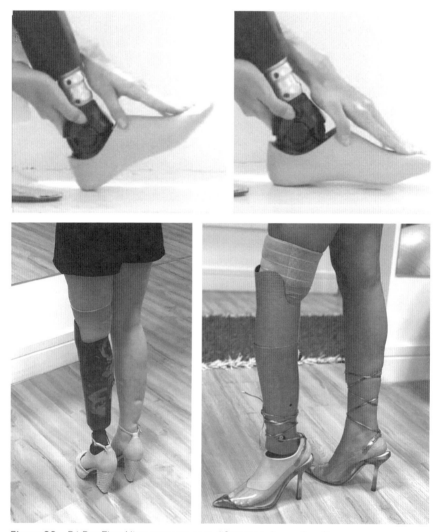

Figura 30 Pé Pro Flex Align para uso com diferentes alturas de salto.

Pés esportivos

Os pés esportivos, geralmente confeccionados em fibra de carbono, devem ser indicados conforme características de cada modalidade esportiva, como pés para corridas de longas distâncias, saltos ou pés para provas de velocidade.

Esses pés apresentam como características lâminas com formato em "C" ou "J" com contato no solo somente na região do antepé. As próteses compostas para esses pés também devem ser montadas com uma altura extra de aproximadamente 3,0 centímetros, permitindo que durante a compressão da lâmina na fase de apoio, a pelve mantenha-se paralela com o solo. Dessa forma, o ajuste correto da altura deverá ser checado dinamicamente com o paciente saltando ou correndo com a prótese. O autor sugere realizar filmagens em câmera lenta para uma melhor avaliação (Figura 31).

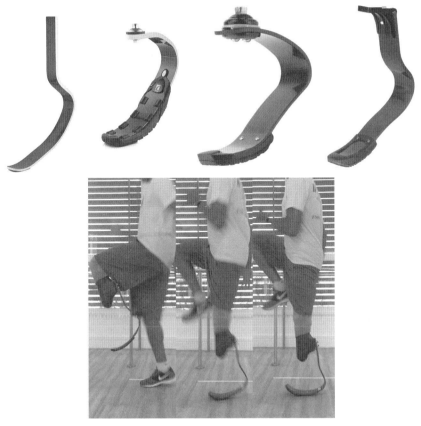

Figura 31 Pés esportivos em fibra de carbono.

Pés eletrônicos

Os pés eletrônicos são indicados para pacientes que realizam atividades de impacto baixo e moderado, não sendo, portanto, indicados para pacientes muito ativos. Compostos por sensores de angulação, os pés realizam movimento ativo de dorsoflexão durante a fase inicial do balanço, uma plantiflexão mantendo todo o pé no solo quando o paciente está sentado e ajustes na altura do salto, adaptando-se a diferentes tipos de calçados sem comprometer o alinhamento da prótese. Como exemplo, citamos o pé Próprio Foot™ da Ossur e Meridium™ da Otto Bock que utilizam uma bateria recarregável com fonte de energia para alimentação do servo-motor (Figura 32).

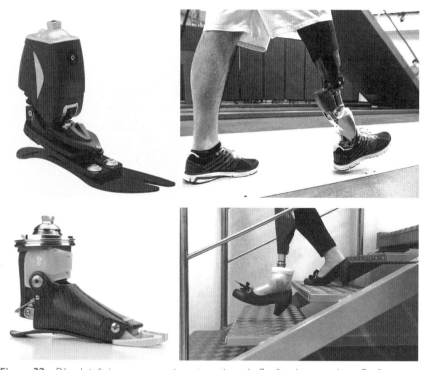

Figura 32 Pés eletrônicos com movimentos ativos de flexão plantar e dorsoflexão.

Pés em silicone

Para situações específicas como nas amputações parciais, os pés customizados em silicone conseguem proporcionar ao mesmo tempo funcionalidade e solução estética para pacientes com amputações de Lisfranc, transmetatarsais ou metatarsofalângicas. Atenção deve ser dada aos pacientes que apresentam alterações de sensibilidade ou doenças vasculares obstrutivas nas extremidades, como os amputados diabéticos e vasculopatas (Figura 33).

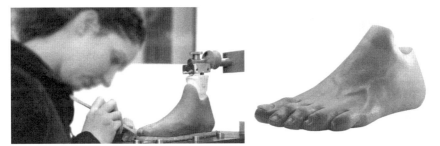

Figura 33 Pés em silicone para amputações parciais.

Pés especiais

Em situações específicas, ainda é possível confeccionar próteses com soluções específicas como as lâminas de carbono para amputações de Chopart, pés com articulações para uso de nadadeiras ou construções personalizadas como o pé para uso de sapatilha de ponta desenvolvido pelo autor (Figuras 34 a 36).

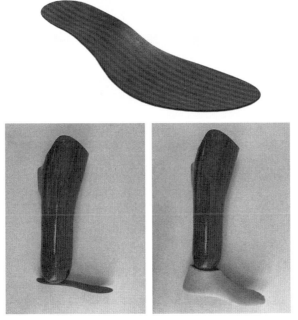

Figura 34 Pé de Chopart.

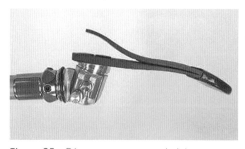 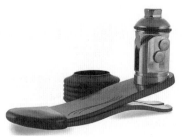

Figura 35 Pés para uso com nadadeiras.

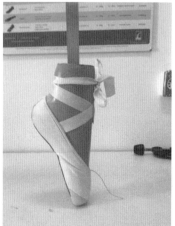 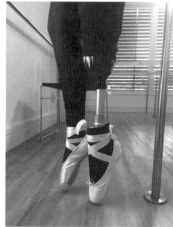

Figura 36 Pé de bailarina customizado para uso de sapatilha de ponta.

ARTICULAÇÕES DE QUADRIL

As articulações de quadril, utilizadas em pacientes com desarticulação de quadril ou desarticulação sacroilíaca, são fixadas ao cesto pélvico por meio de uma placa de laminação. Elas devem ser posicionadas com pequena rotação externa e desviadas lateralmente, aumentando a estabilidade durante a fase do apoio. Ajustes para adução/abdução e rotação interna/externa auxiliam o melhor posicionamento durante alinhamento dinâmico. Essas articulações podem ser encontradas nas versões monocêntricas e policêntricas com controle mecânico, pneumático ou hidráulico.

As articulações monocêntricas são compostas por impulsor externo (elástico de tração) ou impulsor interno (mola espiral) que controlam a flexão do quadril durante a marcha e auxiliam na extensão da articulação na fase de apoio (Figura 37).

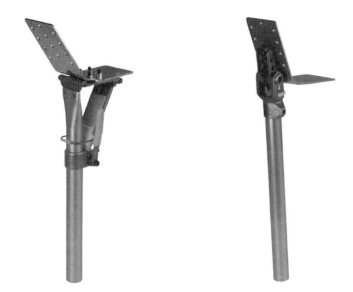

Figura 37 Articulação de quadril monocêntrica.

As articulações policêntricas permitem maior controle sobre o movimento de flexão e extensão, proporcionando uma marcha mais natural, reduzindo a distância quadril/solo durante a fase de balanço, aumentando a segurança durante a marcha. A articulação Helix™ da Otto Bock reproduz movimento tridimensional da pelve na fase de apoio e balanço através de controle hidráulico e também auxilia os primeiros graus de flexão do quadril (Figura 38).

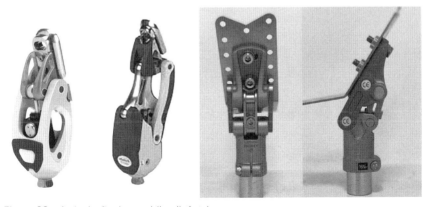

Figura 38 Articulação de quadril policêntrica.

INDICAÇÕES DE PRÓTESES

A pergunta "Qual o melhor tipo de prótese para o meu caso?" é bastante comum. Na realidade, a resposta só poderá ser dada após informações que devem ser colhidas durante a avaliação de um paciente amputado. Nem sempre a indicação de uma prótese para um determinado paciente será a mesma que para outro com o mesmo nível de amputação. Deve-se sempre ter critérios para a escolha dos componentes protéticos e tipos de cartucho, respeitando funcionalidade, objetivos individuais, condição clínica e poder aquisitivo.

A seguir, informações que auxiliam na escolha do melhor tipo de prótese para cada paciente.

Nível de amputação

O nível de amputação pode excluir uma série de opções de encaixes e componentes protéticos, como por exemplo utilizar liners com membrana de vedação em transfemorais extremamente curtos, pés de carbono com lâminas longas em desarticulação de Syme ou adaptador de rotação em desarticulados de joelho.

Estado geral do coto de amputação

Cotos muito afunilados como em casos de malformação congênita, cotos com cicatrização por segunda intenção, cotos com instabilidade ligamentar ou com grandes deformidades precisam ser protetizados com técnicas, materiais e alinhamentos específicos.

Condições físicas do paciente

Idade, peso corpóreo, número de amputações, sequelas de antigos acidentes, sequelas neurológicas interferem muito na escolha de diferentes encaixes, componentes protéticos e alinhamento.

Atividade física do paciente

Para pacientes sedentários, fracos e debilitados a escolha deve ser por materiais e componentes mais leves e que proporcionam maior segurança, ao passo que, para pacientes jovens e mais ativos, serão indicados componentes mais dinâmicos e resistentes.

Atividade profissional

Dependendo da atividade profissional do paciente, próteses específicas deverão ser indicadas, como por exemplo componentes à prova d'água ou que permitam alterações importantes na altura do salto.

Ambiente de moradia e de trabalho

Locais de trabalho e moradia devem ser considerados antes da prescrição das próteses. Como exemplo, podemos ter moradores em cidades do litoral que têm muito contato com umidade ou locais de trabalho com rampas e degraus.

Condições econômicas

É importante sempre oferecer mais que uma opção de componentes (joelhos e/ou pés) que irão compor a prótese prescrita para que o paciente possa também escolher com base nas condições financeiras. No entanto, é importante que as diferentes indicações não comprometam a funcionalidade do paciente e o processo da reabilitação. Deve-se sempre buscar um ponto de equilíbrio entre capacidade funcional e financeira.

Experiência anterior com próteses

Existem casos em que os pacientes apresentam-se usando técnicas já ultrapassadas, como coxais em próteses transtibiais ou cinto silesiano em próteses transfemorais e são muito resistentes a mudanças. Nesses casos é importante ter segurança na indicação da nova proposta e colaboração do futuro usuário para uma nova adaptação.

Colaboração do usuário

Determinados pés e joelhos protéticos apresentam sistemas de ajuste muito sensíveis que, com pequenas modificações, alteram completamente a função, o alinhamento e a segurança da prótese, ou sistemas que exigem maiores cuidados com a manutenção. Nestes casos é prudente conhecer melhor o futuro usuário e fazer todas as recomendações necessárias antes da indicação, visando segurança do usuário e maior durabilidade da prótese.

18

Informações técnicas sobre as protetizações

José André Carvalho

INTRODUÇÃO

As próteses são dispositivos utilizados para substituir membros amputados ou malformados. Elas são compostas por encaixes, articulações, sistemas de conexão e pés conforme cada nível de amputação. A confecção adequada dos encaixes, a escolha dos componentes, as características específicas de cada paciente e um perfeito alinhamento estático e dinâmico são fundamentais para o sucesso do processo de protetização e reabilitação de um amputado.

O encaixe, considerado como o componente mais importante de uma prótese e que tem como funções realizar a suspensão da prótese, distribuição de carga axial, estabilização do coto e a transmissão de forças e de movimentos durante a marcha, deve ter características específicas para cada paciente.

Vale a pena ressaltar que os encaixes protéticos devem sempre apresentar contato total independente do nível de amputação e que sua ausência poderá acarretar sérios problemas nos cotos. Os encaixes não podem provocar dor, lesões ou desconforto aos usuários durante a utilização das próteses.

Infelizmente, muitos pacientes sofrem durante o processo de protetização e acabam abandonando suas próteses, pois apresentam sérios problemas de adaptação. Frases como *"no início machuca mesmo"*, *"o coto tem que calejar"*, *"prótese nova é como um sapato apertado"*, *"o problema é do seu coto"* devem ser sempre contestadas. Em um processo correto de protetização não são normais dor e sofrimento. Procure sempre um especialista experiente e converse com pacientes já reabilitados.

ALTERAÇÕES VOLUMÉTRICAS NOS COTOS DE AMPUTAÇÕES

Um paciente amputado que nunca utilizou prótese possivelmente apresentará um coto edemaciado. Muitas técnicas, como posicionamento do coto, contração isométrica, enfaixamento elástico compressivo e colocação de meias compressivas, poderão ser utilizadas para reduzir o edema e modelar o coto de amputação. Somente quando o coto não estiver mais apresentando alteração volumétrica o processo de protetização deverá ser iniciado. Para pacientes que irão iniciar cartuchos com liner, é importante mensurar a circunferência na extremidade do coto de amputação para definir o tamanho adequado do liner antes da confecção do molde em gesso (Figura 1).

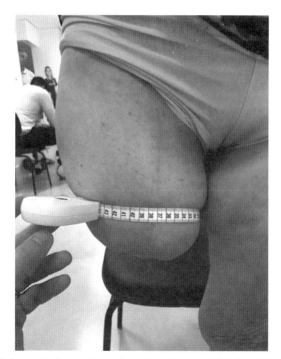

Figura 1 Medição realizada na extremidade do coto para definição do tamanho do liner.

É sabido que uma nova mudança na forma e no volume do coto ocorrerá durante o processo de reabilitação com prótese e por isso é importante realizar ajustes ou substituições nos cartuchos provisórios para manter a compatibilidade do conjunto coto/encaixe até a maturação do coto. As condutas para ajustes dos cartuchos provisórios são específicas para cada tipo de prótese e diferentes níveis de amputação. A substituição de um cartucho provisório por outro também provisório é a solução quando o coto ainda continuar a apresentar alterações no volume e não for possível realizar mais ajustes. Lesões, dores, desconforto, insegurança e alteração na marcha são inevitáveis, caso medidas eficazes não sejam tomadas.

Soquete de prova em PETG

A confecção de um cartucho provisório em PETG inicia-se com a escolha do tamanho adequado do liner (para sistemas de suspensão a vácuo com joelheira, anel de vedação ou pino de fixação). Um molde em gesso com compressão a vácuo deve ser utilizado em alguns níveis de amputação para que o molde seja mais fiel à anatomia do coto de amputação, sem necessidade de pressões pontuais exercidas pelas mãos dos protesistas.

Após realização do molde em gesso sobre o coto de amputação, o protesista irá preencher o molde com gesso líquido e após secagem retificá-lo. Finalmente, o cartucho de prova em PETG será produzido sob vácuo e posteriormente lixado para prova no paciente (Figuras 2 e 3).

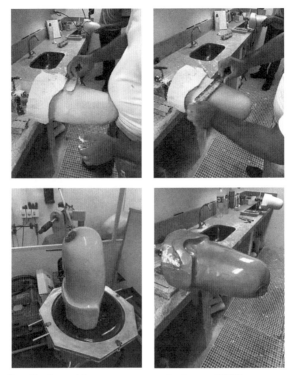

Figura 2 Retificação do molde em gesso e cartucho em PETG para amputado transfemoral.

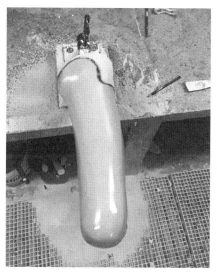 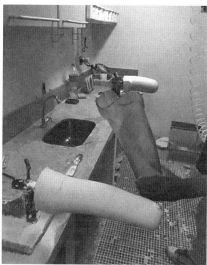

Figura 3   Cartucho em PETG para amputação transtibial.

Direct Socket

O sistema Direct Socket (Modular Socket System – Direct Lamination) pode ser também uma outra possibilidade para o início de uma protetização, porém o cartucho provisório, ao invés de ser confeccionado pelo método tradicional com molde em gesso e PETG, é produzido em resina acrílica e fibra de carbono diretamente sobre o coto de amputação através de um sistema de compressão por uma bolsa pneumática em aproximadamente 20 minutos. Nesse sistema é possível confeccionar soquetes transtibiais com sistema de vácuo com joelheira, anel ou pino de fixação. Amputados transfemorais também pode ter cartuchos confeccionados pelo mesmo sistema, porém para amputados desarticulados de joelho e Syme esta técnica não é indicada (Figura 4).

A seguir, serão discutidas algumas sugestões técnicas nas protetizações de amputados transfemorais e transtibiais, desarticulados de joelho e de tornozelo (Syme).

AMPUTAÇÕES TRANSFEMORAIS

Nos cartuchos transfemorais colocados diretamente sobre a pele chamados de *skin fit sockets*, é possível fazer ajustes colocando *pads* com as bordas bem desbastadas na região isquiática e na região posterolateral. Caso esse procedimento não apresente bons resultados, será indicada a confecção de um novo

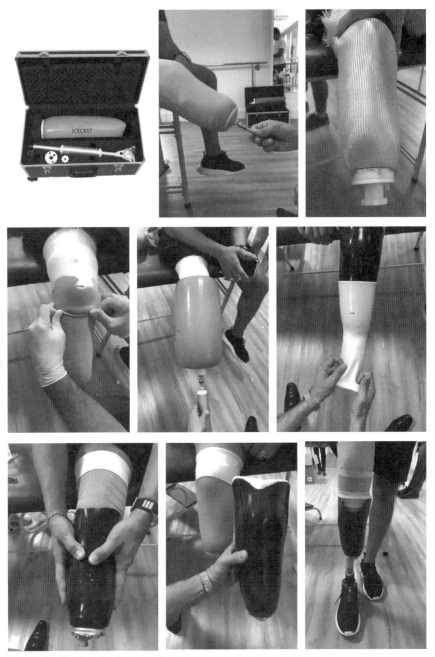

Figura 4 Confecção de Direct Socket em amputado transtibial.

cartucho. Para os sistemas de fixação com liners de silicone e anéis de vedação, é importante checar a possibilidade de ajustes através da substituição dos anéis ou reconfeccionar o cartucho provisório.

Lembre-se que os cartuchos provisórios devem ser utilizados até a estabilização do volume do coto de amputação. O sistema Revofit™, através do sistema de compressão, permite ajustes, aumentando a fixação do coto nos cartuchos já definitivos.

Condutas que não devem ser realizadas:

- colocação de muito material dentro do cartucho, levando à perda anatômica;
- ajustes por meio do aquecimento das paredes do encaixe já laminado em fibra de carbono;
- colocação de massas plásticas no interior dos encaixes, provocando processos alérgicos aos pacientes, além de aumentar o peso da prótese.

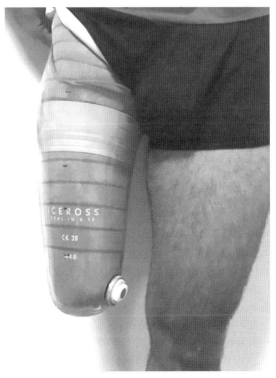

Figura 5 Uso de cartucho de prova com anel de vedação até estabilização do volume.

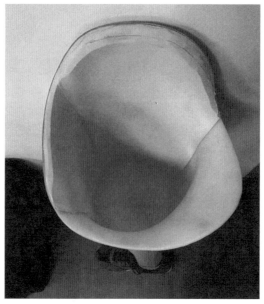

Figura 6 Ajustes realizados de forma inadequada com EVA em cartucho transfemoral.

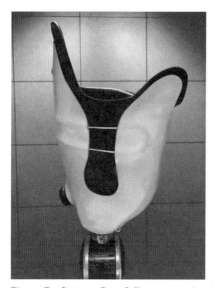 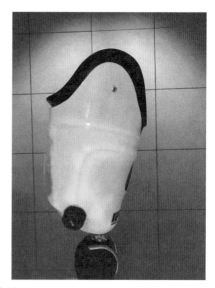

Figura 7 Sistema Revofit™ em cartucho definitivo.

DESARTICULAÇÕES DE JOELHO

Para cartuchos convencionais, pode-se realizar a colocação de meias de algodão sobre o coto de amputação e sobre o encaixe flexível de polifórmio. Também poderá ser realizada a colocação de almofadas de polifórmio sobre o cartucho flexível na região supracondilar com o objetivo de aumentar a suspensão da prótese. Para sistemas com cartuchos flexíveis e liner de suspensão a vácuo, pode ser possível a colocação de *pads* entre os cartuchos flexível e rígido. No caso de insucesso, um novo encaixe deverá ser confeccionado.

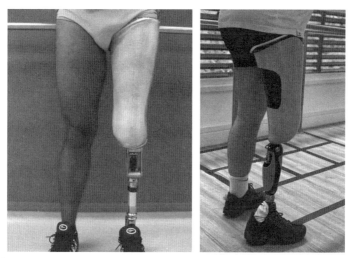

Figura 8 Uso de meia sobre liner de copolímero durante uso de cartucho provisório em desarticulado de joelho à esquerda. À direita, cartucho duplo com Themolyn soft e carbono.

AMPUTAÇÕES TRANSTIBIAIS

Nos cartuchos tipos KBM, PTB e PTS, também será possível a colocação de algumas meias de algodão ou a colocação de placas de polifórmio nas regiões destinadas à distribuição de carga. No caso de sistema de suspensão a vácuo com liner e joelheira, o uso de meias de algodão sobre o silicone é indicado, porém, se existir diferença de volume entre o coto de amputação e o tamanho do liner, um novo encaixe deverá ser confeccionado e o liner deverá ser trocado por outro de diâmetro menor. Para sistemas de suspensão a vácuo com membranas internas (*Seal in* da Ossur), o uso de *distal cup* pode funcionar em alguns casos. O sistema Revofit™ utilizado nos cartuchos definitivos pode permitir ajustes para pequenas alterações de volume

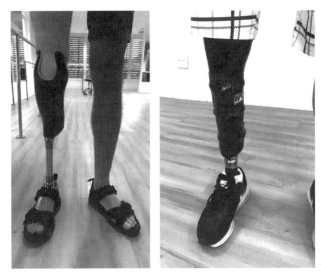

Figura 9 Meia de algodão em cartucho KBM e sistema Revofit com janelas de compressão.

AMPUTAÇÕES DE SYME

Nas próteses para Syme com encaixes internos em polifórmio, podem ser adicionadas meias de algodão ou almofadas de polifórmio acima dos maléolos. Nos cartuchos a vácuo recomenda-se colocar anéis de vedação quando houver redução no volume do coto. Nos casos de insucesso, torna-se necessário confeccionar um novo cartucho. Sistema Revofit™ também pode ser indicado para esse nível de amputação.

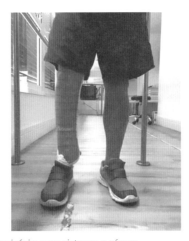

Figura 10 Cartucho provisório com sistema a vácuo.

MONTAGEM DE UMA PRÓTESE

Antes do início da montagem de uma prótese é recomendada a prova do cartucho de preferência com carga, a qual pode ser realizada por meio de dispositivos específicos que permitam a regulagem na altura. Neste momento deverá ser verificada a presença de contato total, áreas de desconfortos, limitação nos movimentos e posicionamento do coto para alinhamento de bancada e montagem (Figuras 11 e 12).

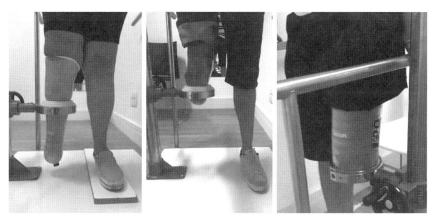

Figura 11 Pacientes com amputações de Syme, transtibial e desarticulação de joelho durante testes do soquete com carga.

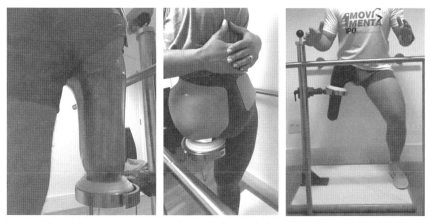

Figura 12 Pacientes com amputações transfemoral, desarticulação de quadril e fêmur curto congênito durante testes do soquete com carga.

ALINHAMENTO PROTÉTICO

É importante ressaltar que o alinhamento correto de uma prótese permite uma marcha mais estável, confortável, com redução do gasto energético e aumento da durabilidade dos componentes tais como joelhos e pés. O alinhamento deve ser realizado em três etapas: alinhamento de bancada, alinhamento estático e alinhamento dinâmico (Figura 13).

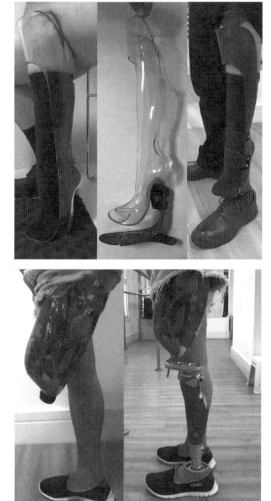

Figura 13 Alinhamentos específicos em paciente com fêmur curto congênito e amputação transfemoral com deformidade em flexão de quadril.

Alinhamento de bancada

Esse alinhamento é realizado dentro da oficina para montagem inicial da prótese. O alinhamento de bancada vai determinar a posição entre o cartucho e o pé para amputações abaixo do joelho ou entre o cartucho, articulações (quadril/joelho) e pé nas amputações mais proximais, respeitando sempre a posição anatômica do coto de amputação, que poderá estar neutra ou com desvios em flexo e varo/valgo do joelho; flexão e abdução do quadril e rotações externa ou interna. É importante também definir a altura entre o centro de rotação do joelho e o solo e o comprimento total do membro inferior, utilizando-se o túber isquiático como referência (Figuras 14 a 17).

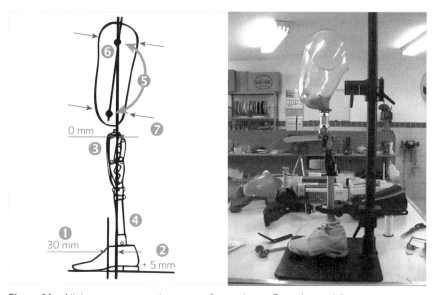

Figura 14 Alinhamento em paciente transfemoral com flexo de quadril.

Alinhamento estático

O alinhamento estático é realizado com o paciente em pé distribuindo o peso na prótese e no membro não amputado. Durante o alinhamento, será verificada a posição do coto nos três planos de movimento, frontal, sagital e transversal a fim de analisar desvios em varo/valgo, flexão de joelho, adução/abdução, flexão de quadril e desvios rotacionais. O comprimento total da prótese e de seus segmentos (coxa e perna) deve ser reavaliado. A altura dos membros deverá ser

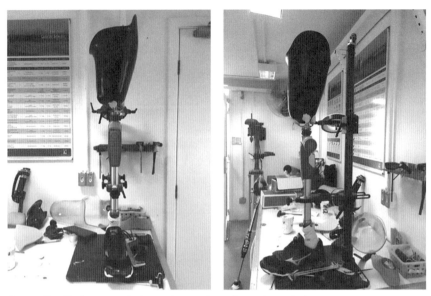

Figura 15   Alinhamento de bancada nos planos frontal e sagital.

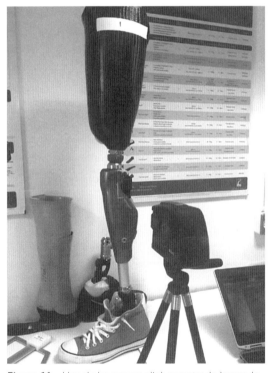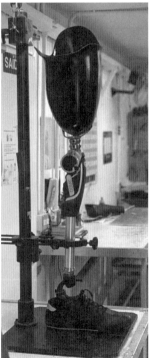

Figura 16   Uso de laser para alinhamento de bancada.

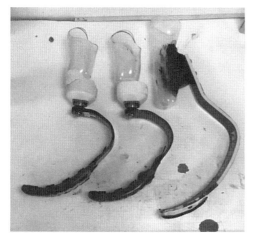 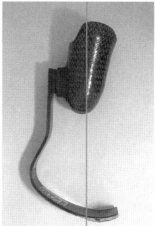

Figura 17   Alinhamentos específicos para próteses esportivas.

mensurada por meio de referências ósseas do quadril, como CIAS, fossa sacral e tuberosidade isquiática, ou por meio de referências anatômicas do joelho, como a interlinha articular. O paciente não deverá alterar a postura e o pé mecânico deverá estar sempre em contato total com o solo.

Com a plataforma de força LASAR Posture utilizada para alinhamento estático, é possível visualizar a projeção do centro de massa corpóreo sobre a base de apoio da prótese e determinar o correto alinhamento estático nos planos sagital e frontal (Figura 18).

É importante informar ao paciente que alterações na altura do salto dos calçados modificarão o alinhamento da prótese, portanto, os calçados utilizados deverão ter uma diferença mínima na altura dos saltos. Em casos específicos, nos quais se torna necessária a utilização de calçados com diferença de altura, é preciso que sejam usados pés protéticos que permitem alteração na angulação do tornozelo, como o Pro Flex Align da Ossur.

Alinhamento nas amputações transtibiais e de Syme

Nas amputações transtibiais e na desarticulação de Syme, é importante observar a posição da articulação do joelho, e não a extremidade do coto de amputação. Cotos com desvios em valgo ou varo apresentarão alinhamentos distintos. No plano frontal, a linha de carga deverá passar pela borda lateral da patela e do hálux, com o pé com uma rotação lateral de aproximadamente 5°. Já no plano sagital é necessário determinar a relação 60%-40% no nível da articulação do joelho e um terço do comprimento do pé. Para um bom alinhamento, deve-se projetar uma linha entre esses dois pontos.

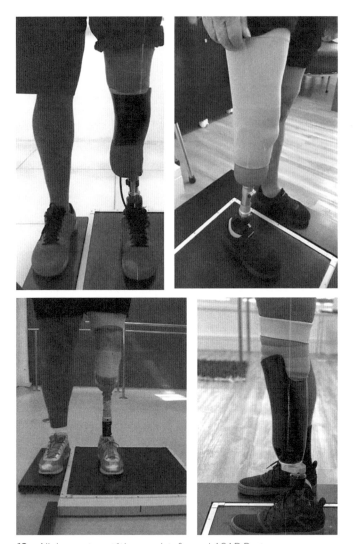

Figura 18 Alinhamento estático na plataforma LASAR Posture.

Alterações no alinhamento

Plano sagital: a altura do salto do calçado utilizado durante o alinhamento deverá ser mantida durante a utilização da prótese, ou seja, calçados poderão ser trocados desde que a altura do salto seja preservada. Saltos mais baixos levarão a uma posteriorização do cartucho, acarretando uma hiperextensão do joelho. Saltos mais altos provocarão uma flexão precoce do joelho.

18 Informações técnicas sobre as protetizações **367**

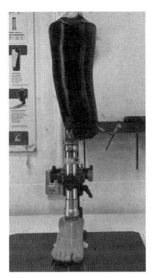

Figura 19 Alinhamento em paciente com desvio no plano frontal.

Plano frontal: se o paciente estiver apresentando desvio em varo, valgo ou desequilíbrio lateral, um realinhamento deve ser proposto. É importante nesse momento observar a posição do pé em relação ao solo e sua rotação. Caso não seja possível realizar o realinhamento somente com ajustes nos parafusos dos adaptadores, o reposicionamento da grapa (peça de fixação entre adaptador e cartucho) será necessário (Figura 20).

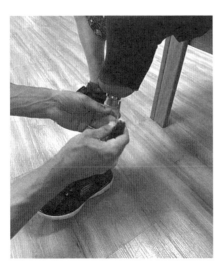 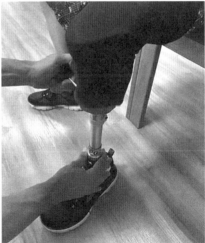

Figura 20 Ajustes nos adaptadores para correção de desvios nos planos sagital ou frontal.

Alinhamento nas amputações transfemorais e desarticulações de quadril

Nas amputações transfemorais e desarticulações de quadril, a linha de carga deverá passar sempre à frente do eixo de rotação do joelho protético. Vale a pena lembrar que o cartucho deverá ser posicionado com 5° de flexão. Havendo uma deformidade em flexão de quadril (determinada pelo teste de Thomas), esse ângulo deverá ser somado aos 5° da flexão na realização do alinhamento. Caso contrário, o paciente fará uma hiperlordose compensatória.

A atenção deve ser redobrada na mudança de altura do salto dos calçados, uma vez que saltos mais altos projetam o eixo de rotação do joelho para a frente, deixando a articulação instável.

No plano frontal, a linha de carga deverá estar no centro da articulação do quadril, preferencialmente com o cartucho em pequena adução, passando pelo centro de articulação do joelho e do hálux com rotação externa de aproximadamente 5°.

No LASAR Posture, o alinhamento deverá ser otimizado, principalmente pela diferença na construção dos joelhos monocêntricos, policêntricos e eletrônicos (Figuras 21 e 22).

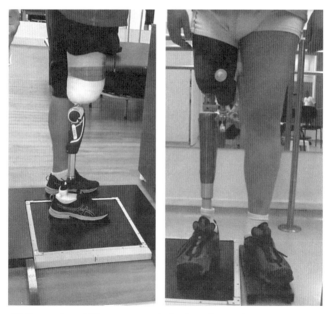

Figura 21 Alinhamento estático em amputados transfemorais.

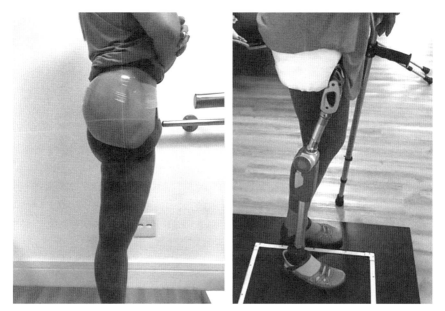

Figura 22 Alinhamento no plano sagital sobre plataforma LASAR Posture em paciente com hemipelvectomia.

Alinhamento dinâmico

O alinhamento dinâmico deve ser realizado inicialmente com o paciente caminhando em uma superfície plana. A utilização de filmagens em câmera lenta auxilia muito na análise de marcha do amputado. Os desvios de marcha encontrados deverão ser apurados para se verificar se há ou não uma relação direta com o alinhamento realizado. Para rampas e escadas o protesista deverá fazer ajustes individuais na unidade hidráulica e nos softwares para joelhos eletrônicos para ajustes da resistência durante a flexão do joelho na fase de apoio (Figuras 23 e 24).

370 Amputações de membros inferiores

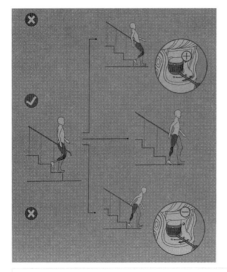
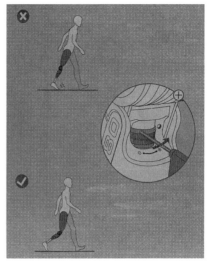

Mostrar nome	IPOBRASIL
Sons Modo de: Ambos, Tom sonoro: Elevado	
Feedback de Ciclismo Ligado	
Suspensão da extensão Ligado	
CONFIGURAÇÕES AVANÇADAS	
Flexão do apoio Apoio da flexão em terreno plano: 25 , Apoio da flexão para escadas e rampas: 25	
Extensão do apoio 26	
Oscilação inicial 5	
Ângulo-alvo de flexão 70 °	
Extensão da Oscilação em terreno plano: 2 , para escadas e rampas: 0	
Oscilação Final Ponto terminal de oscilação: 21 °, Resistência terminal de oscilação: 25	

Oscilação Final

Ângulo-alvo de flexão

Flexão do apoio

Figura 23 Sistemas de ajustes para joelhos hidráulicos e eletrônicos.

18 Informações técnicas sobre as protetizações **371**

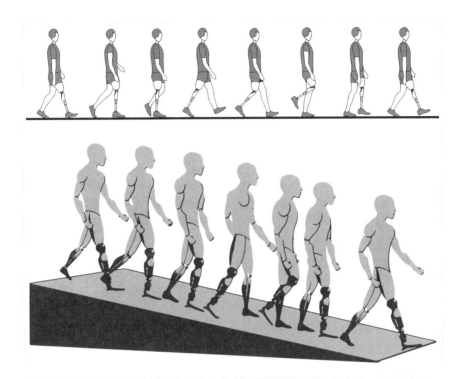

Figura 24 Observação da marcha para identificação de desvios e realinhamento.

19

Marcha e determinantes

José André Carvalho

INTRODUÇÃO

A locomoção, palavra derivada do latim *locus*, lugar, e *movere*, mover, significa a mudança de um lugar para outro. Ela pode ser realizada de diversas maneiras: engatinhando, sobre patins ou utilizando um meio de transporte qualquer. A locomoção utilizada pelos seres humanos na posição bípede é definida como deambulação. A marcha normal consiste em uma maneira de deambulação com movimentos rítmicos, alternados e sem esforço consciente em que, obrigatoriamente, um pé esteja em contato com o solo, com um padrão cíclico que se repete indefinidamente a cada passo, passando por um período de duplo apoio, o qual varia conforme a velocidade da marcha de cada indivíduo. No entanto, esse equilíbrio pode ser alterado quando qualquer interferência nas relações normais ocorre, aumentando o gasto energético e alterando os padrões normais da marcha, como na amputação de um membro inferior e/ou superior.

Durante a deambulação ocorre alteração de velocidade a cada passo e deslocamentos do centro de massa corpóreo nos planos frontal e sagital. A marcha só é obtida pelos deslocamentos angulares dos vários segmentos do corpo em torno dos eixos localizados próximos às articulações. A pelve se inclina, gira e oscila, os segmentos do membro inferior apresentam deslocamentos nos três planos, enquanto os ombros giram e os braços balançam em fase contrária aos deslocamentos da pelve e das pernas.

Um ciclo de marcha é definido pelo intervalo de tempo compreendido entre dois toques sucessivos do calcanhar do mesmo pé. Durante esse ciclo ocorrerão duas fases, as quais são classificadas como fases de apoio e de balanço.

FASE DE APOIO

A fase de apoio, responsável por 60% do ciclo da marcha normal, é dividida em:

A. Contato inicial: ocorre toque do calcâneo no solo e absorção do impacto.
B. Apoio total: todo o pé encontra-se apoiado no solo, com transferência de peso nesse membro.
C. Apoio médio: o pé encontra-se em posição neutra, com descarga de peso total. O membro contralateral, em balanço, encontra-se na mesma direção.
D. Apoio terminal: é a fase final do apoio com desprendimento do retropé.
E. Impulso: é a fase em que ocorre desprendimento do hálux do solo.

FASE DE BALANÇO

Na fase de balanço, compreendida entre o impulso e o contato inicial, ocorre avanço do membro. Essa fase, responsável por 40% do ciclo da marcha, divide-se em aceleração, balanço pendular e desaceleração.

DETERMINANTES DE MARCHA

Durante a marcha, o centro de gravidade corporal descreve duas curvas senoidais nos planos horizontal e vertical. Esses deslocamentos acarretam uma diminuição da excursão vertical e horizontal do centro de gravidade e acabam levando a uma redução significativa no gasto energético. Chamados de determinantes de marcha, os movimentos são divididos em: rotação pélvica (4°), inclinação pélvica (5°), flexão do joelho na fase de apoio (15°) e movimentos do pé e tornozelo, que atuam para diminuir a amplitude do deslocamento vertical. Já o deslocamento lateral da pelve e a rotação pélvica no plano transversal, em conjunto com as rotações do tronco e membros superiores, atua para diminuir o deslocamento horizontal.

A. Rotação pélvica: na fase de balanço ocorre uma rotação pélvica anterior durante a flexão do quadril e uma rotação posterior durante a extensão, ocasionando uma redução da amplitude da flexoextensão dos membros. Com esse mecanismo, consegue-se diminuir a excursão vertical do centro de gravidade.
B. Inclinação pélvica: também para minimizar um deslocamento vertical durante a marcha, o quadril do membro em balanço inclina-se para baixo.
C. Flexão do joelho: na fase do contato inicial entre calcâneo e solo, há uma flexão do joelho de aproximadamente 15° para reduzir a variação de com-

374 Amputações de membros inferiores

primento entre o centro de massa corporal e o solo. Esse mecanismo também minimiza a excursão vertical.

D. Mecanismos do pé e do tornozelo: os movimentos do tornozelo e do pé, durante a fase de apoio, são responsáveis pela manutenção constante do comprimento do membro na fase de apoio.

E. Deslocamento lateral da pelve: ocorre um pequeno deslocamento lateral com desvio para o lado do membro de apoio, visando a uma variação mínima na base da marcha. Esse mecanismo diminui a excursão lateral do centro de gravidade.

Atualmente, é possível contar com recursos mais sofisticados, que permitem analisar, durante o ciclo da marcha, desvios e compensações e, simultaneamente, fornecer variáveis quantitativas para maior análise. Entre esses recursos, será possível citar a avaliação cinemática, na qual ocorrem descrições espaciais e temporais de um movimento; a avaliação cinética, na qual são analisadas as forças e os movimentos desenvolvidos durante a marcha; a eletromiografia dinâmica, que mostra a atuação de cada músculo ou grupo muscular; e a baropodometria computadorizada, na qual pressões segmentares dos pés desenvolvidas durante o ortostatismo e a marcha são medidas.

Definimos como cadência o número de passos em um intervalo de tempo (passos/min) e o comprimento do passo, medido entre dois pontos de referência (p. ex., calcanhares) durante o duplo apoio.

A cinemática trata da geometria dos movimentos, sem relacionar as forças que os causam. Ela descreve o movimento em termos de deslocamento, velocidade e aceleração no espaço. A análise cinemática da marcha requer a medida dos deslocamentos dos segmentos corporais (tronco, pelve, coxa, perna e pé) durante o ciclo de marcha. Para a análise do deslocamento, utilizam-se marcadores externos que são colocados nos segmentos corporais no nível das articulações. Esses marcadores são usados para definir sistemas de coordenadas, cujos eixos definem a posição dos segmentos. As medidas do movimento são realizadas com referência aos centros articulares. Esses movimentos podem ocorrer em três planos (frontal, sagital e transversal).

Os movimentos observados no plano sagital durante a deambulação, como a inclinação pélvica anterior, a flexão/extensão do quadril, a flexão/extensão do joelho e a flexão plantar/dorsal do tornozelo são os mais estudados.

A inclinação pélvica anterior é controlada pela gravidade, pela inércia e pela ação dos músculos flexores e extensores do quadril. A inclinação diminui durante o duplo apoio e no final do apoio simples. A flexão/extensão do quadril pode ser observada como uma curva sinusoide simples. A flexão máxima ocorre no balanço terminal e a extensão máxima ocorre no momento do toque do pé oposto. Na flexão/extensão do joelho, a primeira flexão começa na fase de apoio, com absorção do choque, e a segunda flexão é observada na fase de impulso e balanço inicial. A extensão do joelho é observada imediatamente antes do toque de calcâneo e na fase do apoio médio. Na flexão dorsal/plantar do tornozelo, os movimentos ocorrem entre o toque de calcâneo e o apoio total, entre o apoio médio e o impulso e durante a fase de balanço.

Os movimentos observados no plano frontal são a obliquidade pélvica e a abdução/adução do quadril. A obliquidade é observada durante a fase de apoio com inclinação pélvica contralateral durante a fase de balanço e no contato inicial, quando ocorre inclinação ipsilateral.

No plano transversal, observa-se a rotação pélvica, femoral, do quadril, da perna e do pé. A rotação pélvica descreve uma curva sinusoide simples com rotação medial máxima durante o contato inicial e rotação externa máxima na fase de desprendimento do pé oposto. O fêmur realiza uma rotação medial durante o balanço e o apoio inicial e rotação lateral desde o apoio total até o desprendimento dos dedos. A rotação do quadril é determinada pelo cálculo da diferença entre a rotação pélvica e femoral. A rotação do quadril começa na metade da fase de balanço e continua até o toque do pé oposto. A partir daí, gira externamente até a metade do balanço. Na perna, ocorre uma rotação tibial medial na fase do contato inicial e apoio total. No apoio médio e na fase de desprendimento, ocorre uma rotação lateral. O pé apresenta durante a fase de desprendimento e balanço inicial e médio uma rotação lateral e uma rotação medial no balanço terminal e contato inicial.

Na marcha normal, os músculos contraem e relaxam de modo preciso e orquestrado. A atividade muscular durante a marcha pode ser avaliada por meio da eletromiografia dinâmica. Essa avaliação pode ser subdividida em grupos.

O grupo pré-tibial, formado pelos músculos tibial anterior, extensor do hálux e comum dos dedos, é o responsável pela dorsiflexão. Esse grupo tem ação excêntrica importante durante a fase do toque do calcâneo, evitando que o antepé bata no solo, e ação concêntrica na fase de balanço, evitando o toque dos dedos no solo.

O grupo dos flexores plantares, representado pelos músculos sóleo e gastrocnêmio, realiza uma contração excêntrica durante a fase de apoio e ação concêntrica na fase do impulso.

O grupo dos extensores do joelho, formado pelo quadríceps, tem ação excêntrica no toque de calcâneo, realizando um efeito de amortecedor, e realiza uma ação como flexor do quadril entre a fase de apoio e de balanço.

O grupo dos flexores de joelho (isquiotibiais) apresenta ação concêntrica antes do toque do calcâneo (desaceleração do movimento) e ação como extensor do quadril após o toque do calcâneo (ação sinérgica com o glúteo máximo).

O grupo dos flexores de quadril, composto pelo ilíaco e pelo psoas, apresenta grande atividade durante a fase de balanço.

O grupo dos abdutores do quadril (glúteo médio) tem ação excêntrica durante a fase de apoio para controle da inclinação da pelve para o lado oposto.

O grupo dos adutores do quadril causa rotação medial do fêmur e estabiliza o quadril em conjunto com os abdutores.

As análises eletromiográficas dos diversos grupos musculares podem ser acopladas às medidas tridimensionais dos movimentos da marcha, de modo a esclarecer a sequência de recrutamento muscular necessária para que cada movimento e a marcha ocorram. Anormalidades no controle motor podem afetar a eficiência mecânica e aumentar o gasto energético durante a realização da marcha.

A MARCHA NO AMPUTADO DO MEMBRO INFERIOR

A marcha normal é uma sucessão de desequilíbrios controlados pelo corpo que resultam em progressão com segurança e com redução de gasto energético. Para os amputados de membros inferiores, essa relação íntima é quebrada e algumas alterações são notadas, porém é incontestável que a qualidade da marcha dos amputados tem melhorado com os avanços tecnológicos, cirúrgicos e de reabilitação.

A amputação não resulta apenas em perda física, mas também na perda de todo um mecanismo integrado entre tronco e membros responsável pelo funcionamento harmônico do sistema locomotor. A amputação do membro inferior leva a perda do mecanismo de controle neural aferente e eferente e dos órgãos efetores da marcha. As próteses são aplicadas aos cotos de amputação com o objetivo de compensar essa perda funcional e permitir uma função adequada de marcha com baixo gasto energético. As transmissões de forças e movimentos são realizadas por meio dos encaixes protéticos, os quais também são responsáveis pela fixação do sistema ao membro residual, específicos para os diferentes níveis de amputação. Os sistemas de forças dinâmicas que atuam no amputado durante o uso da prótese estão relacionados com o tipo do cartucho, com o alinhamento da prótese e com o tipo de componentes utilizados.

O paciente amputado deve ser capaz de substituir as funções do pé, transferindo a obtenção das informações proprioceptivas e de absorção de impacto para os locais de descarga de peso no coto de amputação, por meio dos encaixes protéticos. Uma das dificuldades encontradas pelos amputados durante a realização da marcha se deve inicialmente pela falta de sincronia da atividade muscular que não recebe informações proprioceptivas adequadas.

Desse modo, é esperado que a marcha resultante seja diferente, produzindo pequena assimetria e maior oscilação do centro de gravidade, o que acarreta maior gasto energético. Os amputados transtibiais são beneficiados pela preservação da articulação do joelho. Se o coto tiver um comprimento adequado, haverá boa estabilidade dessa articulação e bom controle na fase de balanço. Por meio do bom controle muscular é possível também controlar os movimentos de flexão e extensão do joelho durante a deambulação. A ação muscular realizada pelos grupos pré-tibial e dos flexores plantares deverá ser compensada pelos pés protéticos e também pela ação dos grupos dos extensores e flexores de joelho. A musculatura extensora e flexora do quadril e os abdutores e adutores fazem um papel importante para o reequilíbro da marcha.

A marcha em um amputado protetizado deve ser segura, eficiente e simétrica. Quando os desvios ocorrem, as causas podem estar relacionadas a deficiências do próprio amputado, como fraqueza muscular, contratura articular, insegurança ou presença de hipersensibilidade por neuromas. No entanto, problemas na prótese como alinhamento inadequado, encaixe mal adaptado ou escolha indevida de componentes também alteram a marcha. Esses desvios podem ser observados em todas as fases da marcha, ou seja, durante o contato inicial, o apoio médio, o impulso, o balanço e a fase de duplo apoio, muitas vezes difícil de ser avaliada e quantificada somente com base na observação clínica (Figura 1).

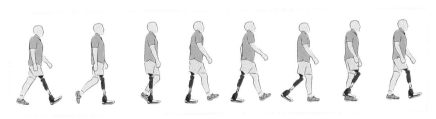

Figura 1 Fase da marcha em um amputado transfemoral.

ANÁLISE DE MARCHA NOS AMPUTADOS TRANSTIBIAIS/ DESARTICULADOS DE TORNOZELO

É sabido que desvios de marcha e movimentos compensatórios acabam gerando nos amputados vícios de marcha, os quais são de difícil correção, portanto as correções durante a fase inicial de tratamento devem ser realizadas sempre.

A seguir, serão descritas algumas relações entre desvios e causas protéticas.

Fases da marcha

Contato inicial

É o momento de transição entre a fase de balanço e de apoio. Importante observar se existe uma assimetria com o comprimento do passo do membro contralateral, se o joelho realiza uma semiflexão no contato inicial e se o pé mantém uma linha de progressão sem desvios rotacionais.

A extensão excessiva do joelho pode ser causada por suspensão inadequada da prótese, pé anteriorizado (pequena distância entre calcâneo e centro do encaixe), flexão plantar excessiva, calcâneo muito flexível, excessiva extensão do cartucho ou a prótese pode estar curta. Para amputados transtibiais, contraindicamos pés articulados justamente por causar uma hiperextensão do joelho na fase do apoio.

A flexão excessiva do joelho pode ser provocada por excesso de dorsiflexão, flexão exagerada do cartucho, pé posteriorizado (longa distância entre calcâneo e centro do encaixe), calcâneo muito rígido ou porque a prótese pode estar alta.

Apoio total

O joelho mantém alguns graus de flexão para aliviar o impacto e transferir movimento suave para a prótese. O calcâneo deve ser comprimido, simulando flexão plantar e não deve ocorrer nenhum movimento do coto de amputação dentro do encaixe.

A rotação do pé ou do cartucho pode ocorrer pelo fato de o solado ser muito rígido ou o cartucho estar largo.

A extensão excessiva do joelho nessa fase tem relação com um pé anteriorizado (pequena distância entre calcâneo e centro do encaixe), flexão plantar excessiva, calcanhar muito flexível ou salto do calçado baixo.

A flexão excessiva pode ser provocada por cartucho muito fletido, solado rígido, excesso de dorsiflexão ou pé posteriorizado (longa distância entre o calcâneo e o centro do encaixe).

O movimento de pistonamento tem relação direta com o volume do encaixe ou o sistema de suspensão.

Apoio médio

Nessa fase, será necessário encontrar estabilidade da articulação do joelho e uma progressão suave para a fase do impulso.

O apoio na borda medial do pé pode ter relação com valgo do joelho, pronação do pé, solado do calçado assimétrico ou um alinhamento com pé com posição mais lateral que o necessário. Se o apoio estiver na borda lateral do pé, será possível ter varo do joelho, supinação do pé, solado assimétrico ou alterações no solado.

O valgo e o varo momentâneo do joelho podem estar relacionados ao alinhamento, com linha de carga localizada medial ou lateralmente em relação ao vetor de reação do solo, respectivamente.

A inclinação lateral do tronco para o lado da prótese pode ser causada pela discrepância da altura da prótese em relação ao membro não amputado.

A elevação prematura do calcâneo pode ter relação com pé posteriorizado (longa distância entre calcâneo e centro do encaixe), salto alto ou excesso de dorsiflexão. A elevação atrasada do calcâneo tem relação com saltos baixos.

Impulso

O joelho começa a fletir e o calcâneo se eleva, preparando para o impulso, enquanto o peso é transferido para o membro contralateral à amputação.

A flexão de joelho precoce pode ser causada pelo posicionamento posterior do pé (longa distância entre calcâneo e centro do encaixe), salto alto ou excesso de dorsiflexão. No atraso da flexão de joelho, o pé pode se apresentar anteriorizado (pequena distância entre o calcâneo e o centro do encaixe), salto baixo ou com excesso de flexão plantar. O movimento entre o coto e o cartucho nessa fase está geralmente relacionado à suspensão inadequada ou a cartucho largo.

Fase de balanço

Movimento de progressão sem rotações e sem contato com o solo. O contato inadequado no solo pode ser causado por suspensão inadequada, pé com flexão plantar excessiva ou com próteses mais altas (Figura 2).

ANÁLISE DE MARCHA NOS AMPUTADOS TRANSFEMORAIS/ DESARTICULADOS DE JOELHO

Contato inicial e apoio total

Nas amputações transfemorais, o joelho mecânico deve estar em extensão durante o contato inicial com o solo. Joelhos controlados por microprocessadores, tais como Rheo, C-leg, Genium e Power Knee permitem uma pré-flexão inicial nessa fase, contribuindo para absorção da carga e menor deslocamento vertical do centro de massa corpóreo (Figura 3).

A instabilidade do joelho nessa fase (entre contato inicial e apoio médio) pode estar relacionada com contratura dos flexores de quadril, fraqueza dos extensores ou com mau alinhamento da prótese.

380 Amputações de membros inferiores

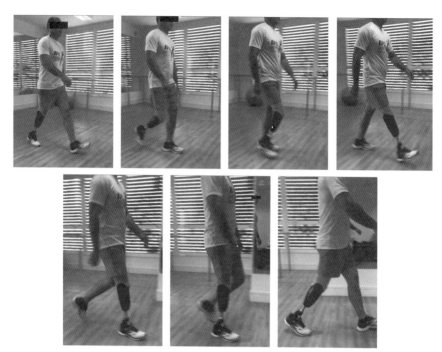

Figura 2 Fases da marcha de um amputado transtibial.

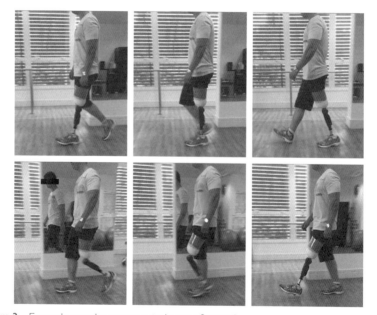

Figura 3 Fases da marcha em amputado transfemoral.

Deve-se observar se o eixo de rotação do joelho protético não se encontra anteriorizado, se o cartucho não está muito flexionado, se o pé não apresenta muita dorsiflexão ou se o calcâneo não é muito rígido.

Para usuários de joelhos mecânicos e pneumáticos observamos durante a fase de apoio inicial uma extensão completa do joelho permitindo um deslocamento vertical do centro de massa corpórea.

Apoio médio e impulso

Nessa fase, ocorre progressão sobre o pé mecânico e preparação para o impulso. O excesso de flexão plantar pode causar elevação pélvica excessiva ou dificuldade durante o rolamento. Pés muito rígidos também podem contribuir com esse desvio.

A inclinação lateral do tronco para o lado da prótese é observada com frequência principalmente no início da reabilitação dos amputados transfemorais, estando relacionada também com fraqueza da musculatura pélvica, abdominais e extensores de tronco. No entanto, cartuchos mal confeccionados ou sem contenção isquiática podem permitir tal deslocamento. Recorte alto na parede medial, cartucho abduzido e alinhamento inadequado com a linha de carga posicionada lateralmente ao joelho e ao pé também favorecem esse desvio.

Nos pacientes usuários de joelhos policêntricos a transição entre fase de apoio e balanço é mais natural, permitindo o início da flexão sem a necessidade de retirada do peso sobre a prótese, o que acontece nas próteses compostas por joelhos autobloqueantes. Nos joelhos hidráulicos, a regulagem das válvulas hidráulicas deve ser controlada para evitar uma resistência à flexão na fase de pré-balanço. Nos joelhos controlados por microprocessadores, os sensores de carga e angulação controlam automaticamente a resistência nesta fase.

Fase de balanço

Na fase do pré-balanço, é importante que o paciente realize a rotação pélvica anterior simultaneamente à flexão do quadril. Já no balanço deve ocorrer um controle na velocidade angular para evitar a flexão excessiva e uma extensão brusca antes do contato inicial da prótese com o solo. A flexão excessiva do joelho durante o balanço pode estar relacionada com um movimento brusco da flexão na fase inicial do balanço ou falta de ajustes nos sistemas que regulam esse movimento, como as molas, os sistemas de fricção, os pistões pneumáticos, hidráulicos ou eletromagnéticos. O impacto no final da extensão, observado no plano sagital durante a fase final do balanço, pode ser audível e também estar relacionado com uma insuficiente resistência à extensão.

Os desvios laterais do joelho e pé protético durante o balanço, chamados de chicote lateral ou medial, estão relacionados com o não paralelismo do eixo do joelho com o solo.

A assimetria no comprimento dos passos e na velocidade do balanço deve ser observada durante o alinhamento dinâmico. Será necessário questionar o paciente sobre a presença de dor ou desconforto durante a fase de apoio e observar se não há contratura dos flexores do quadril com limitação para o movimento de extensão.

Um alinhamento inadequado pode provocar uma instabilidade da articulação do joelho, assim como insegurança do paciente e alterações de equilíbrio podem levar a uma alteração da marcha.

ANÁLISE DE MARCHA NOS AMPUTADOS DESARTICULADOS DE QUADRIL

A marcha nos pacientes desarticulados de quadril apresenta uma particularidade pelo fato desses pacientes não apresentarem um coto com braço de alavanca para a realização dos movimentos ativos de flexão e extensão do quadril. O alinhamento estático e o dinâmico das próteses são responsáveis pela estabilidade e controle dos movimentos das articulações do quadril/joelho e o treinamento de marcha com orientações para avanço da pelves na fase de apoio e movimento de retroversão do pré-balanço diminui consideravelmente os movimentos compensatórios, como inclinação do tronco e *valting* (elevação do calcâneo contralateral na fase de balanço) (Figura 4).

As articulações de quadril para esse nível de amputação podem ser nomocêntricas ou policêntricas compostas por unidades de controle mecânico (mola), pneumática ou hidráulica. A articulação policêntrica hidráulica Helix apresenta um movimento tridimensional para compensar a rotação pélvica e auxilia no início do movimento de flexão. Quanto à escolha para articulação do joelho, recomendamos os sistemas policêntricos (pneumáticos ou hidráulicos), joelhos monocêntricos hidráulicos ou joelhos controlados por microprocessadores.

No alinhamento dinâmico, deve ser observada a presença ou não de desvios para possíveis correções. Esses desvios de marcha podem ser causados por problemas relacionados com o próprio amputado (causas biológicas), problemas relacionados à confecção ou ao alinhamento da prótese (causas protéticas) ou problemas relacionados a tipo de terreno ou atividade (causas naturais). Suas interpretações serão discutidas em um próximo capítulo.

19 Marcha e determinantes 383

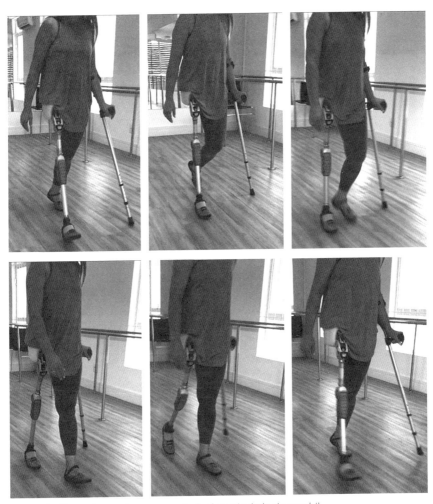

Figura 4 Fases da marcha em amputado desarticulado de quadril.

20

Tratamento fisioterapêutico pós-protetização

José André Carvalho

A reabilitação pós-protetização deve ser considerada como a última etapa do tratamento de um amputado na busca de independência e uma vida sem limitações. Desvios de marcha e movimentos compensatórios adquiridos durante a reabilitação de um amputado são de difícil correção futura, portanto, independentemente do nível de amputação, deverá ser realizado acompanhamento dos pacientes até a plena reabilitação.

Nesta fase é importante realizar uma reavaliação do soquete protético, dos componentes utilizados, do alinhamento e da altura da prótese. Qualquer observação relatada pelo paciente deve ser verificada. É de extrema importância o conforto durante o uso e a realização de ajustes no soquete ou alinhamento sempre que necessário. Alterações encontradas na prótese podem comprometer e dificultar o sucesso da reabilitação.

O treinamento deve iniciar com a presença de um fisioterapeuta em um ambiente composto por barras paralelas longas, espelhos, balanças, pranchas de equilíbrio, escadas e rampa e posteriormente em ambientes externos com irregularidades e obstáculos.

AVALIAÇÃO PROTÉTICA

As próteses devem ser avaliadas antes do início da reabilitação ou toda vez que houver alguma queixa do usuário. O paciente geralmente não conhece uma prótese e, movido pela ansiedade e inexperiência, muitas vezes não consegue relatar de fato o que pode estar acontecendo. O conforto e a qualidade da suspensão do cartucho protético, assim como a postura do paciente, alinhamento estático, altura da prótese e mudança na altura dos saltos dos calçados devem ser sempre avaliados. O peso final da prótese e o acabamento estético também devem ser adequados e não comprometer a funcionalidade da prótese.

COLOCAÇÃO E RETIRADA DA PRÓTESE

O treinamento para colocação e remoção da prótese é importante, permitindo que os pacientes consigam fazer sem ajuda de terceiros para alcançar a própria independência. Diferentes níveis de amputações e sistemas de suspensão exigem treinamentos específicos. Quando a prótese for colocada indevidamente, problemas com conforto, suspensão e alteração na marcha poderão ocorrer. Atenção deve ser dada aos pacientes que continuam apresentando variações volumétricas dos cotos de amputação.

Amputações parciais de pé

Os dispositivos para amputações interfalangianas e metatarsofalangianas geralmente estão localizados dentro dos calçados. As meias utilizadas não devem apresentar dobras e durante a deambulação não pode existir atrito entre o coto e o preenchimento. Inspeções no coto de amputação devem ser realizadas diariamente principalmente em pacientes com amputações por neuropatia diabética. Nas amputações transmetatarsianas e de Lisfranc, os pacientes podem vestir suas próteses e posteriormente os calçados. A fixação das próteses pode ser realizada através de velcros, pelo próprio calçado ou através do soquete em silicone (Figuras 1 e 2).

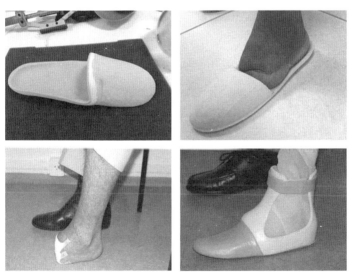

Figura 1 Ortoprótese para amputação de antepé com preenchimento e base em fibra de carbono e prótese para Lisfranc com fixação por velcro.

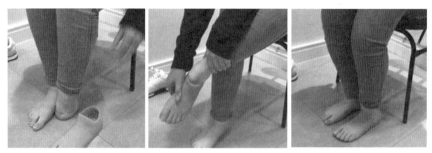

Figura 2 Prótese de silicone para amputação de retropé.

Amputações de Chopart, Pirogoff, Boyd e Syme

Nestas amputações a colocação e a retirada da prótese devem ser feitas com o paciente sentado. O paciente pode vestir uma meia de algodão sem pregas e o encaixe interno flexível ou vestir o liner de silicone/uretano deslizando sobre o coto sem permitir a presença de bolhas de ar e posteriormente realizar a colocação do conjunto dentro do cartucho rígido. Para os sistemas de cartucho bivalvados com velcro, é necessário ajustá-los para fixação do coto à prótese (Figuras 3 a 5).

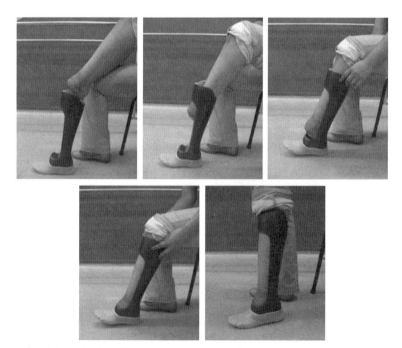

Figura 3 Colocação de prótese em amputação de Chopart.

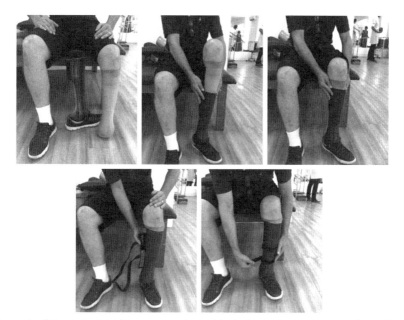

Figura 4 Colocação de prótese com cartucho bivalvado e velcro em amputação de Syme.

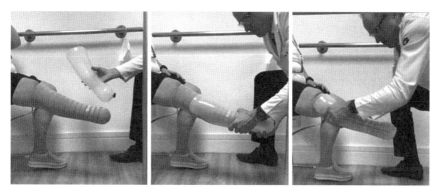

Figura 5 Colocação de prótese com sistema a vácuo para amputação de Syme.

Amputação transtibial

O amputado transtibial deve colocar e remover a prótese com o joelho em semiflexão. Para os sistemas KBM, PTB e PTS deve ser colocada meia de algodão no coto de amputação e sobre o cartucho flexível antes de introduzi-lo dentro do encaixe rígido. O acréscimo de meias de algodão pode ser realizado quando o coto apresentar redução de volume. Para sistemas de silicone com pino é necessário pressionar o botão de desbloqueio do *shutlle-lock* para liberação do parafuso de fixação e retirada do coto de amputação.

Nos sistemas de suspensão a vácuo, primeiro deve ser vestido o liner de silicone mantendo um contato com a extremidade do coto e posteriormente realizar a introdução dentro do cartucho. Para retirada da prótese no sistema a vácuo, deve-se abaixar a joelheira de vedação ou, no caso de sistema com anéis de vedação, é necessário pressionar a válvula de expulsão para a entrada de ar.

Atenção deve ser dada para que o coto realmente esteja colocado corretamente dentro do encaixe. Se houver uma atrofia, orientar a colocação de meias de algodão sobre o cartucho flexível ou liner. Para sistema a vácuo composto por liner com anel de vedação torna-se necessária a substituição do cartucho quando ocorrer uma alteração importante do volume do coto de amputação (Figuras 6 a 8).

Desarticulação de joelho

Uma grande vantagem desse nível de amputação em relação à amputação transfemoral é a facilidade de colocação na posição sentada. O paciente introduz uma meia de algodão sobre o coto, realiza a colocação do encaixe flexível em polifórmio, outra meia de algodão sobre o encaixe flexível e finalmente encaixa o coto dentro do soquete rígido. O paciente, quando em pé, deve sentir descarga distal e uma fixação acima dos côndilos femorais. Nos casos onde ocorrer atrofia do coto, pode-se recorrer à utilização de meias ou ajustes no encaixe

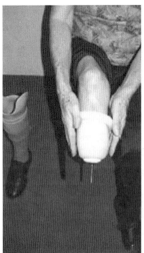 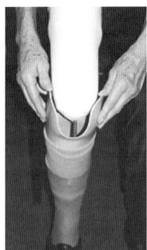 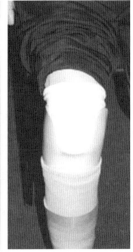

Figura 6 Colocação com sistema de pino de fixação.

20 Tratamento fisioterapêutico pós-protetização 389

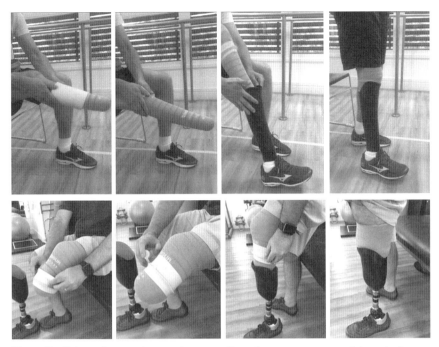

Figura 7 Colocação com sistema de suspensão a vácuo sem e com anel de vedação.

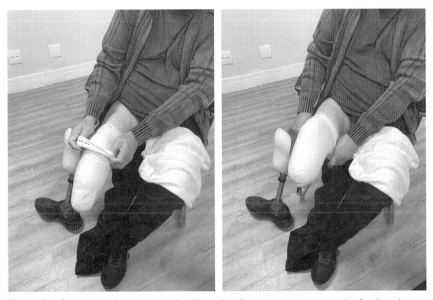

Figura 8 Colocação de meias de algodão sobre liner em cotos com redução de volume.

flexível. Para a retirada da prótese, o paciente retira primeiro o conjunto coto/cartucho flexível da prótese e posteriormente o coto de dentro do flexível. Com esse sistema de suspensão o coto não deve sair com o encaixe flexível dentro do encaixe laminado.

Nos sistemas de suspensão a vácuo basta vestir a meia de silicone e o anel de vedação, quando necessário, e introduzir o coto dentro do cartucho. Para retirada da prótese basta pressionar a válvula de expulsão posicionada na região distal do cartucho (Figuras 9 e 10).

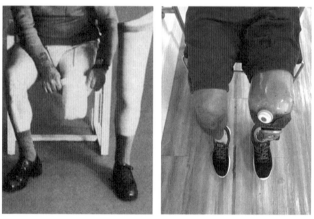

Figura 9 Colocação com sistema clássico com cartucho interno de polifórmio à esquerda e com soquete a vácuo a direita.

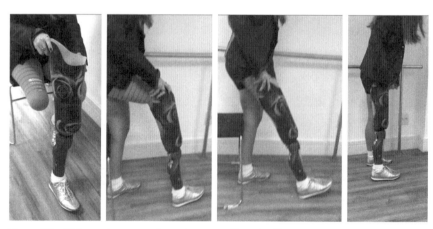

Figura 10 Sistema de suspensão a vácuo com liner de silicone.

Amputação transfemoral

Nas amputações transfemorais, o coto de amputação deve sempre ter um contato total com o soquete protético independentemente do tipo de cartucho.

Para sistemas sem interface em silicone, o paciente deverá utilizar uma faixa elástica ou um dispositivo do tipo "sacola" para introdução correta do coto de amputação. Para a colocação com a faixa, o paciente deverá realizar um enfaixamento com pressão uniforme de proximal para distal fazendo com que a extremidade da faixa saia pela válvula de sucção ou colocação da sacola "*easy fit*" sobre o coto. Em pé, ele deve ao mesmo tempo descarregar o peso do corpo para dentro do encaixe e puxar a faixa ou sacola pelo orifício da valvula até completa introdução do coto dentro do cartucho. Mantendo ainda o peso sobre a prótese, o paciente deverá colocar a válvula de sucção. Para retirar a prótese, basta tirar a válvula de sucção, segurar o encaixe rígido e puxar o coto para fora. Para a colocação com liners de silicone o paciente apenas veste o liner de silicone e introduz o coto dentro do cartucho, tornando a colocação e a remoção mais simples e práticas.

Pacientes geriátricos apresentam maior dificuldade para realizar a colocação com sistemas de sacola, portanto recomendamos uso de liners de silicone para garantir independência (Figuras 11 e 12).

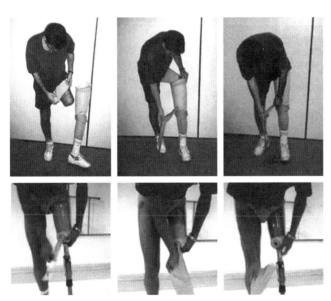

Figura 11 Sistema de colocação com faixa elástica e sacola.

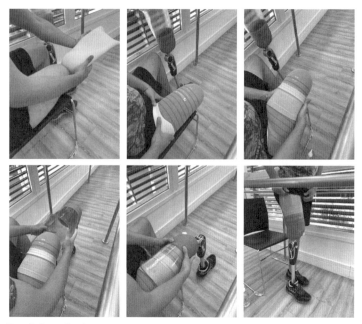

Figura 12   Colocação de prótese com sistema a vácuo com liner e membrana de vedação.

Desarticulações de quadril e sacroilíaca

Para vestir a prótese nos casos de desarticulações de quadril, o paciente deve apenas abrir a região anterior do cesto pélvico, posicionar-se dentro do cartucho e ajustar bem os velcros de fixação (Figura 13).

TRANSFERÊNCIAS COM AS PRÓTESES

Levantar e sentar

Após a correta colocação da prótese, o treinamento deverá ser iniciado entre as barras paralelas. Para as amputações parciais de pé, tornozelo e transtibiais as transferências para sentar e levantar devem ser realizadas com a carga distribuída entre os dois lados. Para as desarticulações de joelho e de quadril e nas amputações transfemorais, os pacientes deverão aliviar a carga sobre a prótese antes de sentar quando utilizarem joelhos mecânicos ou pneumáticos. Usuários de joelhos hidráulicos e eletrônicos/biônicos deverão distribuir o peso sobre a prótese durante a transferência, pois tais mecanismos controlam a flexão inicial

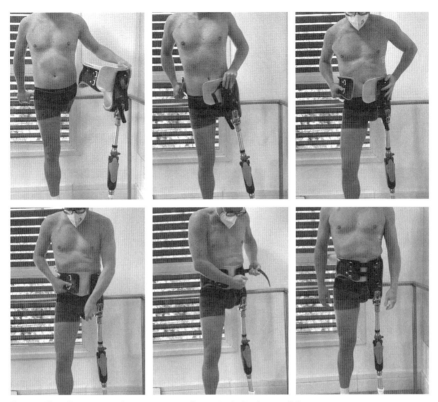

Figura 13   Colocação de prótese em desarticulado de quadril.

durante a fase de apoio. Para os joelhos protéticos com trava manual, o destravamento deve ser realizado ainda com o paciente em pé.

Para transferências de sentado para em pé os pacientes deverão deixar os pés paralelos, fletir o tronco para a frente, deslocar para o lado não amputado e realizar simultaneamente a extensão do joelho, pelves e tronco. Para os pacientes que apresentarem dificuldades, a transferência poderá ser realizada com apoio das mãos sobre os joelhos. Na postura em pé os pacientes deverão estender o joelho protético mediante a extensão do quadril do lado amputado e descarga de peso. Pacientes protetizados com o joelho Power Knee da Ossur conseguem realizar as transferências para sentar e levantar auxiliados por motores que realizam os movimentos ativos de flexão e extensão (Figuras 14 a 16).

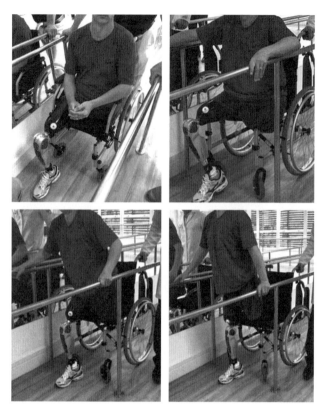

Figura 14 Paciente com joelho motorizado durante transferência de sentado para em pé.

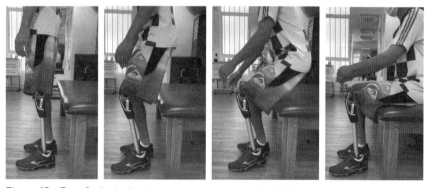

Figura 15 Transferência de pé para sentado com joelho hidráulico.

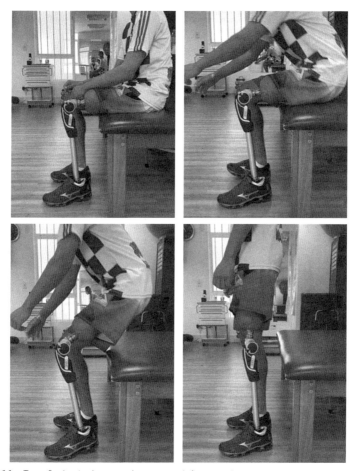

Figura 16 Transferência de sentado para posição em pé.

Sentar e levantar do chão

Sentar no chão pode ser necessário em algumas ocasiões no dia a dia. O paciente deve posicionar a prótese um pouco atrás do pé de apoio, manter todo o peso sobre o membro não amputado, inclinar levemente o tronco para frente, flexionar o quadril e o joelho mantendo os braços estendidos até tocá-los ao chão. Rodar o corpo para o lado do membro não amputado e lentamente sentar no chão.

Para levantar, o paciente na posição sentada deverá dobrar o joelho do lado não amputado e apoiar todo o pé no chão, mantendo o joelho da prótese em extensão, girar o tronco para o lado da amputação, apoiar as mãos no solo e estender o joelho e tronco (Figuras 17 e 18).

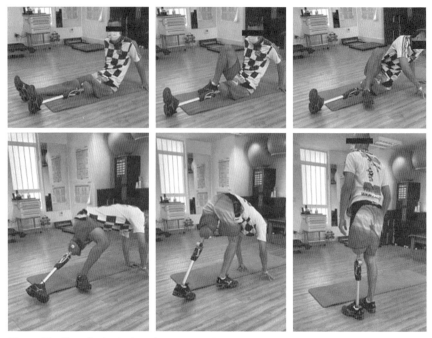

Figura 17   Transferência do solo para em pé.

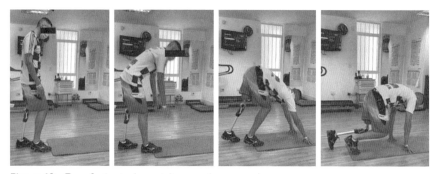

Figura 18   Transferência da posição em pé para o solo.

EQUILÍBRIO E TRANSFERÊNCIAS DE PESO

O treinamento de equilíbrio deve ser realizado inicialmente nas barras paralelas por segurança. O paciente deve ser instruído a posicionar-se em pé, com as mãos apoiadas, pés paralelos e ligeiramente afastados. Nessa posição o paciente deve distribuir aproximadamente 50% do peso em cada pé. O uso de balanças posicionadas sob os pés dará uma referência em relação à descarga de peso em cada membro. Neste momento o paciente também deverá observar a distribuição de peso entre coto de amputação e cartucho, a pressão sobre o ante e retropé, aumentando o estímulo proprioceptivo.

O paciente, com apoio das mãos nas barras paralelas, deverá iniciar com deslocamento laterolateral observando as mudanças de pressão e a descarga de peso na interface coto/encaixe. Cuidado deve ser tomado com a inclinação lateral do tronco ao invés da transferência de peso. Deslocamentos anteroposterior e na diagonal devem ser realizados com maior atenção nos amputados que utilizam joelhos protéticos. Com a evolução do tratamento os exercícios poderão ser realizados sem apoio das mãos e em superfícies instáveis. Durante a realização desses exercícios de transferência é importante solicitar contração da musculatura pélvica e abdominal.

O *step* também pode ser utilizado para melhorar a descarga de peso e equilíbrio. O paciente apoiado sobre a prótese, com o quadril em posição neutra e apoio das mãos, deve colocar o pé do membro não amputado sobre o *step* lentamente sem que ocorra a flexão do tronco. Quando já estiver realizando o exercício com facilidade, deverá ser solicitado apoio somente com o membro superior do lado contralateral à amputação e posteriormente sem os dois apoios.

A bola suíça também pode ser utilizada durante exercícios de equilíbrio, coordenação e fortalecimento, como por exemplo sentado com apoio unilateral alternando entre prótese e membro não amputado, ajoelhado sobre a bola com as mãos apoiados, entre outros.

Esses exercícios devem ser realizados com muita concentração. Pranchas de equilíbrio, camas elásticas e atividades com bolas também podem ser utilizadas com os pacientes para maior ganho de equilíbrio, propriocepção, fortalecimento e confiança (Figuras 19 a 26).

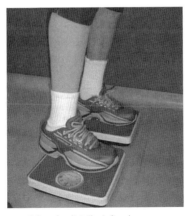

Figura 19 Balança para exercícios de distribuição de peso.

398   Amputações de membros inferiores

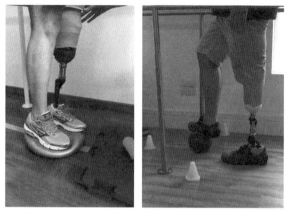

Figura 20   Exercícios para descarga de peso sobre a prótese e equilíbrio/propriocepção.

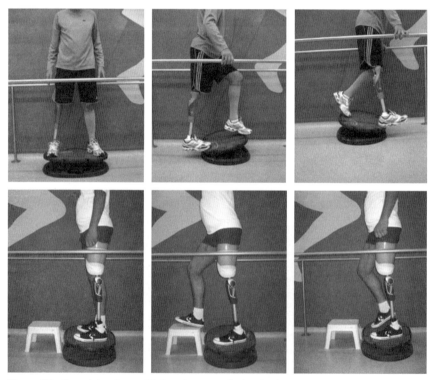

Figura 21   Exercícios de equilíbrio sobre prancha instável.

20 Tratamento fisioterapêutico pós-protetização **399**

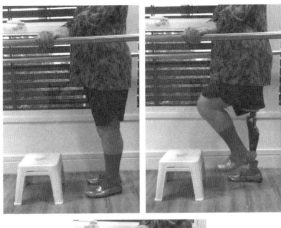

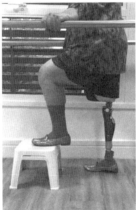

Figura 22 Exercícios de transferência sobre a prótese com *step*.

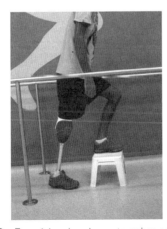 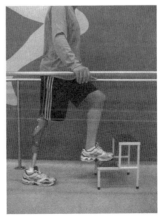

Figura 23 Exercícios de rolamento sobre a prótese.

400 Amputações de membros inferiores

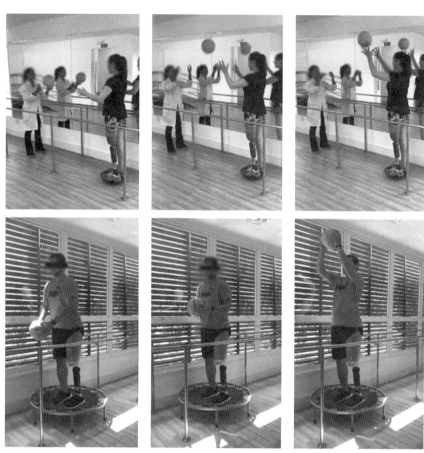

Figura 24 Exercícios com bola em disco proprioceptivo e em cama elástica.

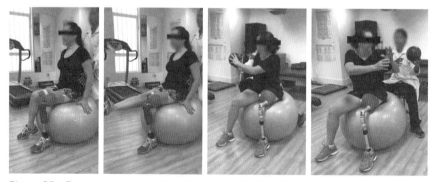

Figura 25 Exercícios com bola Bobath para equilíbrio de tronco.

FASES ISOLADAS DA MARCHA

Os exercícios deverão ser iniciados entre as barras paralelas com o paciente em postura ereta. Deve ser solicitado ao paciente que realize repetidos passos para a frente e para trás com o membro não amputado sem perder o contato do pé protético com o solo. Os exercícios descritos devem ser realizados inicialmente com apoio dos membros superiores.

O terapeuta deve posicionar-se em frente ao paciente e apoiar suas mãos sobre as asas ilíacas para sentir e auxiliar o movimento de rotação pélvica, caso necessário. É importante que o paciente entenda esse movimento para poder reproduzi-lo no lado amputado.

O mesmo exercício deve ser realizado com o lado amputado, com passos para a frente e para trás. O terapeuta deve observar: rotação pélvica anterior, flexão do joelho, comprimento do passo, contato inicial no solo com o calcâneo e joelho em extensão.

O terapeuta deve auxiliar e estimular a rotação pélvica do lado amputado durante o exercício. O movimento deve ser iniciado com o coto em extensão com a prótese posicionada atrás do membro não amputado. No início da fase de balanço deve ocorrer rotação anterior da pelve com flexão do quadril. Durante a marcha devem ser utilizadas técnicas de resistência para esses movimentos sem permitir que o paciente faça a elevação da pelve (Figuras 26 e 27).

MARCHA E DISSOCIAÇÃO DE CINTURAS

Com o paciente entre as barras paralelas e diante do espelho, deve ser solicitada uma marcha com atenção aos exercícios previamente orientados. O terapeuta posicionado atrás do paciente pode apoiar as mãos em seus ombros para facilitar o movimento de rotação do tronco durante a marcha. Após essa fase, o paciente

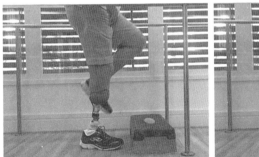 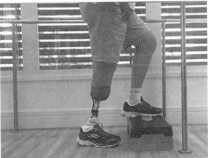

Figura 26 Exercícios de transferência sobre a prótese em transtibial.

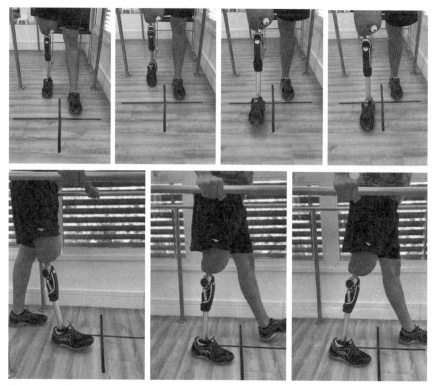

Figura 27 Exercício de transferência sobre a prótese.

deverá realizar o treinamento somente com apoio da mão contralateral à amputação. O treinamento fora das barras deverá ser iniciado com supervisão do terapeuta e com auxiliares de marcha, os quais deverão ser abandonados com a evolução do treinamento. Treinamentos em esteiras elétricas também podem ser realizados (Figuras 28 a 30).

Durante a marcha, deve-se observar:

1. rotação pélvica;
2. flexão do quadril;
3. flexão do joelho;
4. simetria no tempo de apoio;
5. simetria na velocidade dos passos;
6. simetria no comprimento dos passos;
7. ajuste da base de suporte;
8. dissociação das cinturas pélvica/escapular.

20 Tratamento fisioterapêutico pós-protetização 403

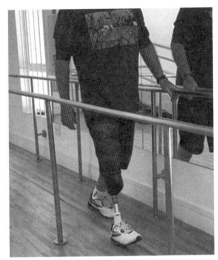
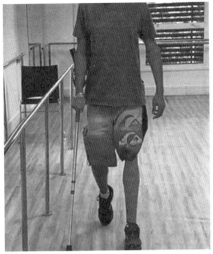

Figura 28 Utilização de apoio simples contralateral ao lado da amputação em barras paralelas e bengala canadense.

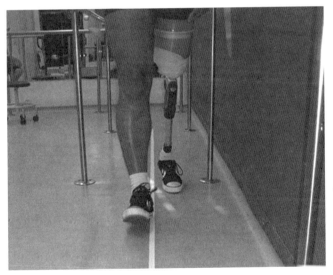

Figura 29 Marcha sem desvio da linha média.

MARCHA EM ESCADAS, RAMPAS E TERRENOS ACIDENTADOS

O treinamento para subir e descer escadas e rampas pode ser diferente dependendo do nível de amputação. Para pacientes com níveis de amputações

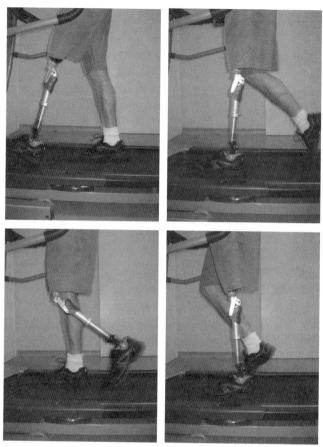

Figura 30 Treinamento de marcha em barras paralelas.

em que o joelho está preservado, como nos transtibiais, Syme e parciais de pé, é possível subir e descer com passos alternados. É recomendado para descer escadas com passos alternados que o apoio com o pé da prótese seja realizado na borda do degrau somente com o calcâneo, facilitando a flexão do joelho e a descida com passos alternados (Figura 31).

Para os níveis em que há necessidade do uso de joelhos protéticos, como nos desarticulados de joelho, transfemorais e desarticulados de quadril, os pacientes podem realizar descida de escadas com passos alternados quando fizerem uso de joelhos hidráulicos e computadorizados que controlam a flexão do joelho na fase de apoio. Pacientes usuários de joelhos mecânicos e pneumáticos devem descer degrau por degrau, porém com treinamento também podem descer rampas e escadas com passos alternados, retirando o peso da prótese no início da flexão

20 Tratamento fisioterapêutico pós-protetização **405**

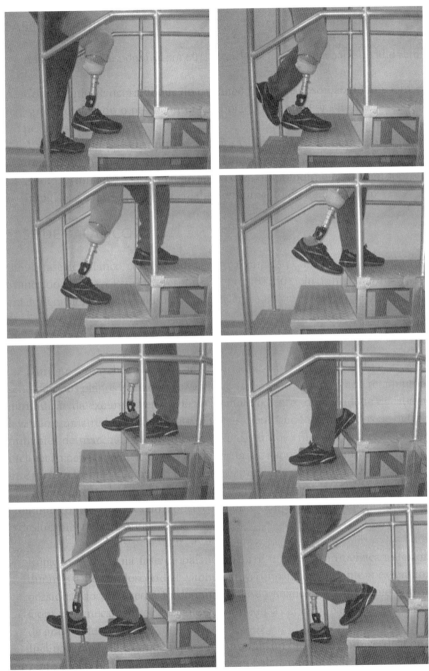

Figura 31 Técnica para subir e descer degraus com passos alternados.

do joelho e saltando para o nível inferior, o que exige bastante treinamento e coordenação. Nestes casos a descida degrau por degrau é mais segura, porém mais lenta. Essa técnica pode ser empregada em todos os níveis de amputação, sendo recomendada principalmente para pacientes que utilizam joelhos mecânicos sem controle na fase de apoio, ou seja, joelhos controlados por mola, fricção ou pistões pneumáticos. Para realizar a descida, o paciente deve iniciar com a prótese, levando-a em direção ao degrau inferior, ao mesmo tempo em que flexiona o joelho do lado não amputado. Após o apoio da prótese, o paciente realiza uma descarga de peso e projeta o membro não amputado no mesmo degrau. O mesmo processo deve ser repetido a cada degrau.

Para subir degraus, os pacientes usuários de joelhos mecânicos devem realizar descarga de peso sobre a prótese e subir o próximo degrau com o membro não amputado. Posterior a isso, devem posicionar a prótese no mesmo nível. Somente joelhos biônicos como o *Genium X3* (Otto Bock) e *Rheo XC* (Ossur) permitem controles para subida com passos alternados. Somente o joelho motorizado *Power Knee* (Ossur) permite um movimento ativo de extensão e flexão da articulação do joelho, deixando que usuários de fato subam degraus alternados auxiliados pela prótese.

Alguns amputados podem apresentar dificuldade para subir rampas em virtude da limitação do movimento de dorsiflexão dos pés mecânicos, causando momento de extensão dos joelhos nos amputados transtibiais e uma flexão de tronco nos amputados transfemorais e desarticulados de joelho. A recomendação é que esses pacientes realizem o primeiro contato no solo com o antepé e com o joelho semiflexionado, principalmente em rampas de maior angulação. Para descer rampas, os pacientes transtibiais devem controlar a flexão do joelho através da contração excêntrica do quadríceps, pois há uma limitação do movimento de flexão plantar dos pés mecânicos.

A descida de rampas nos transfemorais será realizada com o primeiro passo com a prótese apoiando o calcâneo e joelho em extensão e posteriormente uma passada contralateral sem avançar o pé de apoio da prótese. Já usuários de joelhos hidráulicos e eletrônicos podem descer rampas com passos alternados, uma vez que há resistência da flexão do joelho protético durante a fase de apoio.

Em terrenos muito irregulares ou muito inclinados, os pacientes podem optar pela marcha em zigue-zague ou passadas laterais.

ATIVIDADES ESPORTIVAS E RECREATIVAS

Atividades esportivas e recreativas devem ser apresentadas e discutidas com os pacientes. A exploração da capacidade física individual e o estímulo para

20 Tratamento fisioterapêutico pós-protetização 407

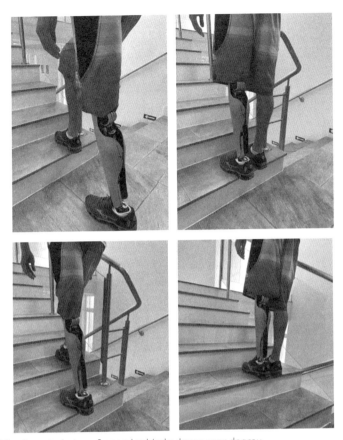

Figura 32 Amputado transfemoral subindo degrau por degrau.

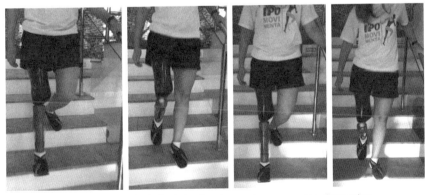

Figura 33 Paciente desarticulada de joelho descendo com passos alternados.

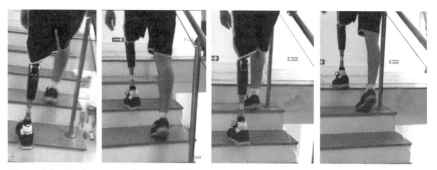

Figura 34 Paciente transfemoral subindo degraus com passos alternados.

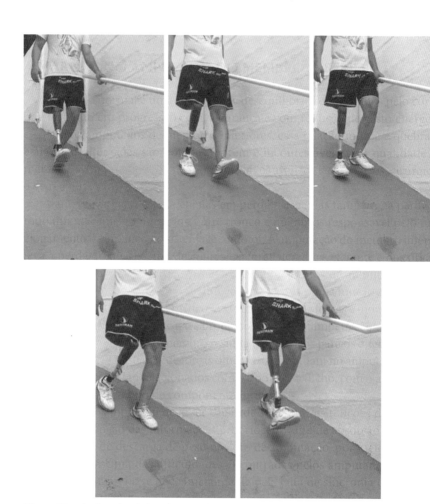

Figura 35 Joelho eletrônico durante descidas com passos alternados.

20 Tratamento fisioterapêutico pós-protetização **409**

superação de novos desafios valorizam a autoestima e melhoram a qualidade de vida dos amputados (Figura 36).

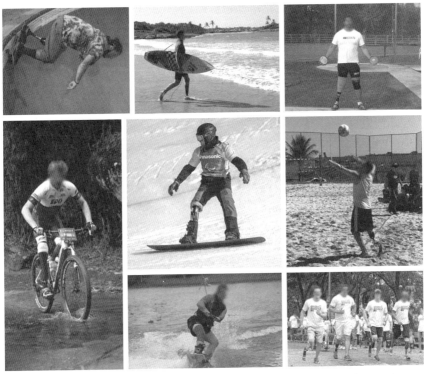

Figura 36 Amputados de membros inferiores durante práticas esportivas/recreativas.

21

O uso das próteses de membro inferior nos esportes

Ciro Winckler
Carol Uehbe
Lais Mendes Roversi
Yanne Toledo

HISTÓRIA DAS PRÓTESES

Não se sabe quando e onde a primeira prótese foi produzida, porém a menção mais antiga de um membro artificial parece estar na literatura indiana. No Rigveda, o livro mais antigo dos Vedas (período Veda da Índia, cerca de 1500 a 800 a.C.), foi registrado o uso de olhos, dentes e pernas artificiais.[1,2]

Após essa era, o registro mais antigo da utilização de prótese de membro inferior é de 500 a.C., relatado pelo historiador grego Heródoto. A história contada é a de um vidente persa, Hegesistratos, que foi aprisionado por espartanos e teve um de seus pés imobilizado com correntes. A fim de poder escapar, ele cortou seu próprio pé com uma faca na articulação do tornozelo e, após a cicatrização do ferimento, foi feita uma prótese de madeira para o pé amputado.[3]

Em 1858, em Capri (Itália), a perna artificial mais antiga já existente foi encontrada em um túmulo durante escavações arqueológicas. O membro artificial foi moldado com precisão na forma de uma perna feita de bronze e ferro com um núcleo de madeira e, aparentemente, produzida para uma amputação abaixo do joelho. Acredita-se que tenha sido feita em 300 a.C., no tempo das Guerras Samnitas. Infelizmente, a perna foi destruída por um ataque aéreo a um museu em Londres em 1941, durante a Segunda Guerra Mundial.[4]

Com o passar dos anos, e principalmente após as guerras mundiais, o número de mutilados provenientes dos combates aumentou drasticamente, e consequentemente, o número de próteses acompanhou esse ciclo.[5]

Após a Segunda Guerra Mundial, começou a existir a necessidade de componentes cada vez mais modernos e funcionais na utilização de próteses.[6] Segundo Norton,[5] os veteranos de guerra estavam insatisfeitos com a falta de tecnologia na produção de próteses e exigiram melhorias. Em resposta, o governo dos EUA fez um acordo com companhias militares para aprimorar a função e qualidade das próteses. Esse acordo, então, abriu caminho para melhoria de materiais e produção das próteses. Dentre os materiais empregados, houve a utilização de madeira revestida com resina, aço, titânio, e por fim fibra de carbono, que é o material utilizado ainda nos dias de hoje. A fibra de carbono é um material que une leveza e resistência na sua utilização.[7]

No contexto esportivo, as guerras também foram fator preponderante na participação de pessoas com deficiência no esporte.[7] Isso se intensificou após a Segunda Guerra Mundial, quando o governo britânico encarregou o médico neurocirurgião Dr. Ludwing Guttmann de criar um centro para reabilitar aqueles que sofreram lesões medulares resultantes dos combates da guerra. Dessa forma, em 1941, o esporte passou a ser parte do programa de reabilitação dos pacientes no hospital de Stoke Mandeville em Alylerbuty (Inglaterra). O esporte, que inicialmente tinha um caráter de reabilitação, passou a ganhar praticantes e uma condição mais competitiva. No ano de 1948, foram realizados os "I Jogos de Stoke Mandeville", que se internacionalizaram em 1952. A 9ª edição dos Jogos Internacionais de Stoke Mandeville, no ano de 1960, ocorreu na cidade de Roma. Esse evento posteriormente foi considerado como os primeiros Jogos Paralímpicos.

No entanto, apenas no ano de 1976, na cidade de Toronto, ocorreu a primeira participação de atletas amputados.[8] O desenvolvimento das próteses de membro inferior começa a ocorrer apenas a partir da década de 1980.[7]

Desde os primeiros relatos do uso de prótese até os dias atuais, o objetivo de uma prótese de membros inferiores é melhorar a qualidade de vida e a mobilidade da pessoa com amputação e seu design é baseado em conforto, confiabilidade, desempenho e custo. Assim, até a década de 1980, os pés protéticos eram projetados somente com o objetivo de restaurar a caminhada básica e tarefas ocupacionais simples. No entanto, ao projetar próteses para uso no esporte, foi exigido mais do que o "nível funcional" de caminhada, existiu a necessidade de excelência dos movimentos e a ênfase dada foi no desempenho do atleta.[9] Dessa forma, nesse período, as principais inovações na concepção de próteses permitiram melhor participação em atividades de recreação com ajustes progressivos para a competição.[7]

O ano de 1980 também teve o desenvolvimento de uma prótese para Terry Fox. O canadense que teve uma amputação transfemoral devido a um câncer resolveu cruzar correndo o Canadá de costa a costa, a fim de arrecadar fundos para o desenvolvimento de pesquisas para o tratamento do câncer. A prótese de Terry Fox era projetada principalmente para andar e não correr. Foi adaptada da prótese de caminhada convencional e tinha uma articulação de aço para o joelho que funcionava como uma dobradiça. A perna era anexada por sucção e uma série de cintos e tinha uma alça elástica que foi adicionada para ajudar a estender a perna para frente (Figura 1).

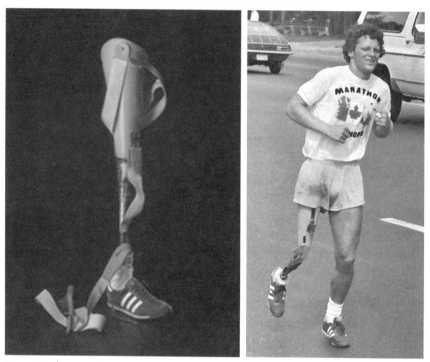

Figura 1 À esquerda, a prótese utilizada por Terry Fox, e à direita, Terry Fox usando sua prótese durante a corrida.
Foto: Jeremy Gilbert. Creative Commons.

Isso motivou pesquisadores a desenvolverem próteses mais adequadas para a corrida. Guy Martel, que era chefe do departamento de próteses e ortóticos do Hospital Chedoke-McMaster (Hamilton), desenvolveu uma prótese específica para corrida para Terry Fox, que infelizmente só ficou pronta após a morte de Terry. A prótese desenvolvida por Martel era uma prótese mais leve, constituída por um encaixe de sucção aberta, uma articulação de joelho que era de quatro barras com controle de oscilação pneumático e uma haste. A maior inovação foi a incorporação de uma grande mola de compressão na haste que era comprimida durante a aceitação do peso, atenuando o pico da força de impacto (Figura 2).[10]

A demanda por próteses com um design mais adequado para o alto desempenho atlético levou à criação do primeiro pé protético "armazenador de

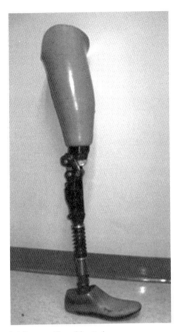

Figura 2 Prótese desenvolvida por Guy Martel.

energia" em 1981. Ele era capaz de armazenar parte da força mecânica aplicada e devolvê-la ao movimento do amputado, auxiliando na propulsão do movimento. O Seattle Foot (Figura 3), nome dado para esse pé protético, incorporava uma quilha flexível dentro de uma concha de poliuretano que flexiona e atuava como uma mola elástica.[9]

Outras próteses foram desenvolvidas seguindo esse design, porém o grande avanço ocorreu em 1987, quando Van Philips criou o Flex-Foot® (Figura 4), um tipo de prótese diferente de tudo que havia no mercado, pois foi inspirada nas patas do leopardo.[9] O design Flex-Foot® compreende uma haste de fibra de carbono flexível e uma mola de calcanhar com a tecnologia de retorno da energia, permitindo que todo o comprimento da prótese se flexione e não somente o pé.[7] Esse tipo de prótese foi visto pela primeira vez nos Jogos Paralímpicos de 1988.[9] Quatro anos mais tarde, a parte do calcanhar do Flex-Foot® foi removida, e assim criou-se a primeira prótese específica para corrida.[11]

Outros projetos protéticos mais sofisticados foram criados com o passar dos anos, e atualmente existem diversas marcas de próteses, porém a base da tecnologia atual para as próteses de corrida ainda é essa do Flex-Foot®.[11]

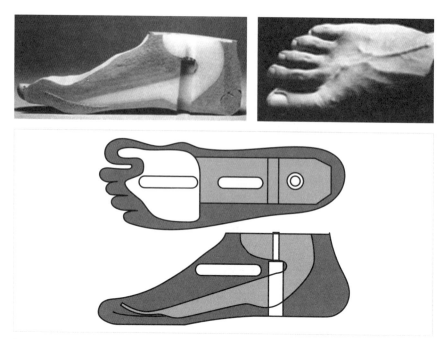

Figura 3 Seattle Foot.
Fonte: Hafner et al., 2002.

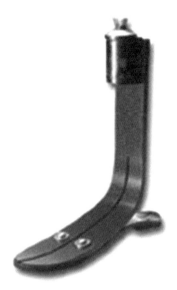

Figura 4 Primeiro *design* do Flex-Foot®.

CARACTERÍSTICAS, BIOMECÂNICA E MODELOS DAS PRÓTESES ESPORTIVAS

A amputação de membros inferiores, seja unilateral ou bilateral, abaixo ou acima do joelho, leva à necessidade do uso de próteses para a prática de algumas modalidades esportivas competitivas como atletismo, triatlo, ciclismo, esqui e *snowboard*. Outras modalidades esportivas podem usar próteses de dia a dia com pequenos ajustes.

A prótese esportiva especializada usada nas provas de corrida caracteriza-se nas amputações **transtibiais** por dois componentes básicos, a lâmina e o soquete. Ambos irão se adequar às características do sujeito, coto e a modalidade esportiva escolhida. Nas demais modalidades, além do soquete, a prótese terá a forma necessária para se adequar à função desempenhada. Nas amputações **transfemorais** faz-se necessário o uso de joelho, que pode ser mecânico, pneumático e/ou com microprocessador computadorizado. Este último tipo de tecnologia não é permitido em competições esportivas paralímpicas.[12]

A parte mais individualizada de qualquer prótese esportiva é o soquete. Ele deverá ser confeccionado de modo a se adaptar ao coto do atleta. O padrão de movimento a ser realizado, o volume e comprimento do coto, tipo de fixação (vácuo ou cintas) e o alinhamento devem ser considerados no projeto do soquete. Liners confeccionados de gel não elástico como silicone e poliuretano são recomendados para absorver o impacto, dispersar outras forças do movimento e ajudar no isolamento. Deve-se entender que o alinhamento das próteses esportivas, apesar de buscar o conforto, não é necessariamente igual ao das próteses de dia a dia.[12] A angulatura da lâmina em relação ao soquete, bem como a sua fixação deverão levar em conta o padrão de movimento desejado.[11,13,14]

As lâminas esportivas são feitas de fibra de carbono, que é um tipo de material leve, flexível, forte e resistente. As lâminas possuem um nível de resistência que deve ser adequado à massa corporal do atleta que vai usá-las. No entanto, a adequação dessa resistência deve levar em conta não apenas esse aspecto, mas o nível de força que o mesmo consegue desempenhar, pois quanto mais a lâmina deformar em contato com o solo, maior é o tempo de contato no solo.

O design das próteses simula o movimento natural das pernas, no entanto nenhuma lâmina de corrida possui a articulação do tornozelo. Os atletas que praticam provas de corrida têm o ajuste do comprimento da lâmina de maneira que ela possibilite "correr na ponta dos pés". Nos atletas com amputação unilateral o comprimento da prótese deve se assemelhar ao ponto de máxima flexão plantar do tornozelo da perna não amputado.[11,15] A simetria entre os lados (protetizado e não) é fundamental para que não haja nenhum movimento compensatório em outra articulação.

Conforme o atleta se move sobre a prótese, ela é comprimida, armazenando energia que será liberada quando o peso do corpo começar a diminuir durante o deslocamento, retornando à sua forma original ao descomprimir.[9] Quanto mais comprida é a lâmina, maior pode ser a energia acumulada.[12]

A força é definida como a capacidade de trabalho de um certo material. Sendo assim, se uma prótese de fibra de carbono é modelada como uma única mola, o trabalho realizado para comprimir essa mola é calculado pela interação da força e do deslocamento. Porém, assim como nenhuma mola é totalmente eficiente quando levamos em consideração o atrito e a perda de força, haverá uma diferença entre a força aplicada e a restituída, ou seja, quanto maior for essa diferença, menor a eficiência da lâmina.[9,11]

O tornozelo é a articulação dos membros inferiores que mais produz trabalho. Enquanto o pé humano possui uma eficiência energética, segundo os cálculos das equações acima, de 241%, o pé protético SACH (Figura 5) possui uma eficiência de apenas 31% e o Flex-Foot (Figura 6) de 84% durante uma corrida. Ou seja, por melhores e mais eficientes que sejam as próteses de fibra de carbono sobre outros materiais protéticos, a eficiência nem se aproxima da realizada pelo pé humano.[9,13,16]

Além do tornozelo, o joelho protético também possui baixa eficiência. No entanto, o quadril da pessoa amputada consegue absorver e gerar mais energia do que o processo na pessoa sem amputação. Porém, a melhor eficiência energética do quadril não compensa a baixa eficiência do joelho e tornozelo ausentes.[11,16]

Atualmente, existem diversos modelos e desenhos de próteses esportivas, embora todas tenham a mesma origem e evoluíram de uma forma básica. Os modelos existentes são: Cheetah, Flex-sprint, Flex-run, Sprinter e C-sprinter (Figura 7).[11]

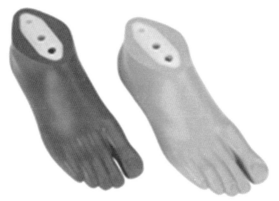

Figura 5 Pé protético SACH.
Fonte: Ottobock.

21 O uso das próteses de membro inferior nos esportes **417**

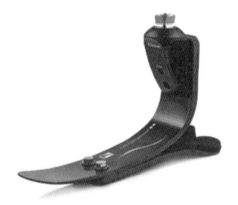

Figura 6 Flex-Foot.
Fonte: Össur.

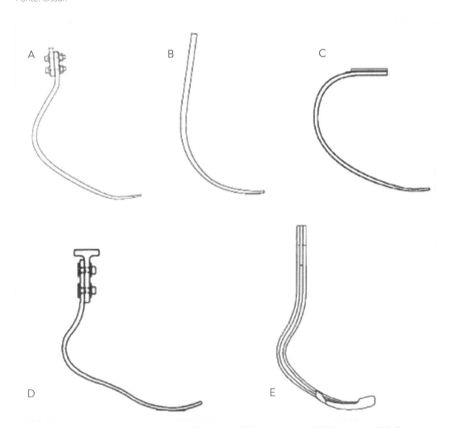

Figura 7 Modelos de próteses: (A) Cheetah, (B) Flex-sprint, (C) Flex-run, (D) Sprinter, (E) C-sprint.
Fonte: Nolan, 2008.

As próteses de velocidade (*sprint*), como apresentadas na Figura 8, possuem formas diferentes ou centro de gravidade, às vezes até dentro do mesmo modelo, dependendo do fabricante.[11,13,14] O tipo de lâmina não irá variar se o atleta tiver o coto longo ou curto, apenas o comprimento da mesma apresentará variação.

A resistência da prótese e sua dorsiflexão são os fatores que mais interferem no desempenho da corrida. Muitos pesquisadores ainda realizam testes para saber qual o melhor modelo, rigidez e design de prótese existentes atualmente, sendo necessários mais estudos que forneçam parâmetros para escolha do melhor tipo de prótese para diferentes atletas.[11]

MODALIDADES QUE USAM PRÓTESE NA COMPETIÇÃO E AS SUAS CLASSES

A participação no paradesporto está associada à avaliação feita em um processo de classificação funcional diferente em cada modalidade de modo a garantir a equidade de competição. Os atletas são classificados de acordo com sua funcionalidade de movimentos, bem como a característica de sua deficiência. A classificação apresenta diversas categorias, de acordo com a capacidade do

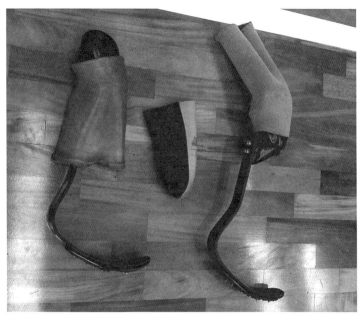

Figura 8 Prótese de corrida com solado de borracha e pregos de corrida, soquete e liner.
Foto: acervo dos autores.

atleta em realizar movimentos a fim de potencializar os músculos decorrentes de algum tipo de deficiência, assim como os músculos que não foram lesionados, adaptando de acordo com a especificidade do desporto.[17]

Sendo assim, os esportes que permitem o uso de prótese durante a competição são: atletismo, ciclismo, triatlo e esporte de inverno.

O atletismo é uma das modalidades que abrangem todos os tipos de deficiência. É disputado em classes de acordo com o tipo de deficiência, baseando-se nas funções do movimento. As deficiências podem ser divididas como visuais, intelectuais e físicas.

Atletismo

No atletismo com atletas com deficiência física, é permitido o uso de próteses durante as provas. Os atletas amputados ou com ausência de membro competem nas classes de 61 a 64 utilizando próteses.[17] As classes são:

- Classe 61: amputação bilateral acima do joelho ou sequela similar.
- Classe 62: amputação unilateral acima do joelho ou sequela similar.
- Classe 63: amputação bilateral abaixo do joelho ou sequela similar.
- Classe 64: amputação unilateral abaixo do joelho ou sequela similar.

A estatura ao usar as próteses em sujeitos com amputação bilateral a partir de 2017 segue os critérios do estudo de Canda,[18] referendado pelo Comitê Paralímpico Internacional.

Para amputados abaixo do joelho as regras são as seguintes:

- Masculino (fórmula M8m – CANDA[18]): estatura (cm) = $-5,272 + 0,998 \times$ altura sentado + $0,855 \times$ coxa + $0,882 \times$ braço + $0,820 \times$ antebraço + 1,91
- Feminino (fórmula M8f): estatura (cm) = $-0,126 + 1,022 \times$ altura sentado + $0,698 \times$ coxa + $0,899 \times$ braço + $0,779 \times$ antebraço + 1,73

Enquanto para amputados acima do joelho as regras deverão seguir as seguintes fórmulas:

- Masculino (fórmula M10m): estatura (cm) = $-5,857 + 1,116 \times$ altura sentado + $1,435 \times$ braço + $1,189 \times$ antebraço + 2,62
- Feminino (fórmula M10f): estatura (cm) = $-4,102 \times 0,509 \times$ envergadura + $0,966 \times$ altura sentado

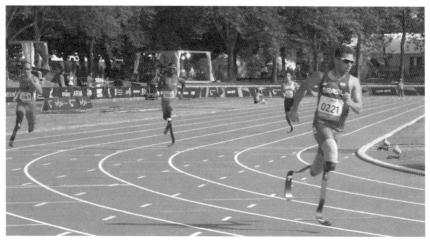

Figura 9 Atleta da classe T63. Atleta: Alan Fonteles.
Fonte: Haltiamieli, Creative Commons.

As provas disputadas pelos atletas das classes 61 a 64, nas provas de pista (velocidade, meio fundo e fundo) e salto em distância levam a letra T (*track*) em sua classe. Para as provas de campo (arremessos, lançamentos e salto em altura) são identificados com a letra F (*field*), entretanto a última não faz uso da prótese no momento da competição.[19]

Tabela 1 Provas de atletismo

Provas de pista (T)	Provas de campo (F)
100 m, 200 m, 400 m e 800 m	Lançamento de disco, dardo e arremesso de peso
Salto	
Distância e altura	

Provas de maratona ou outras competições de pedestrianismo podem ser realizadas por atletas amputados, mas não fazem parte do programa paralímpico.

Paraciclismo

O paraciclismo não difere muito do ciclismo olímpico. Sua principal variação está na divisão por classes esportivas. A elegibilidade é baseada nos seguintes tipos de deficiência congênitas ou adquiridas:

- Ausência de membro (amputações ou dismielias);

- perda de força;
- tetra e paraplegia;
- lesões cerebrais; e
- deficiências visuais.

Os atletas são divididos em classes funcionais, de acordo com sua condição. Essa classificação é dividida em médica (avaliação de laudo médico, testes musculares e de mobilidade articular, reflexos e coordenação motora, entre outros, analisando, assim, suas potencialidades) e técnica (analisando a funcionalidade e a eficiência do movimento específico para cada modalidade esportiva). O ciclismo permite o uso de próteses para atletas com amputações durante a competição. Deste modo, cada bicicleta recebe um ajuste e adaptações de acordo com o tipo de deficiência.

As provas de ciclismo são divididas em de pista e estrada. A classificação para essas provas permite vários tipos de deficiência e funcionalidade, no entanto descreveremos apenas os atletas com algum tipo de amputação:

- **Classe C1**: nessa classe competem atletas com lesão medular; força muscular prejudicada; amplitude de movimento passiva prejudicada; hipertonia, ataxia, atetose (disfunção locomotora, espasticidade, distonia). Os atletas amputados que competem nessa classe são aqueles com amputação simples de perna e

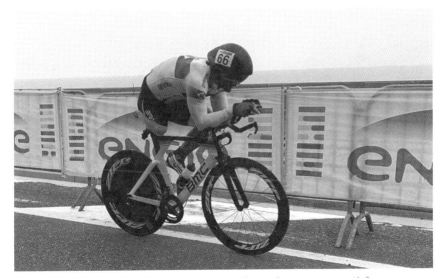

Figura 10 Atleta da classe C1 amputado sem prótese, durante a competição.
Fonte: gentilmente cedida por Edilson Alves da Rocha (Tubiba).

braço do mesmo lado ou na diagonal, com ou sem uso de próteses, ou com amputação bilateral com ou sem uso de próteses.

- **Classe C2:** nessa classe competem atletas com força muscular prejudicada; amplitude de movimento passiva prejudicada; lesão medular incompleta; ROM limitada do quadril ou joelho ou fraqueza muscular; bem como lesão cerebral impactando em hipertonia, ataxia e atetose; amputações acima do cotovelo com ou sem uso de prótese; amputação de joelho com uso de próteses. São elegíveis para essa classe atletas com amputação dupla abaixo do cotovelo; amputação única através do joelho com o uso de prótese inferior; amputação dupla abaixo do joelho com uso de próteses; amputação única acima do joelho, sem prótese, mas com suporte para o coto; e amputação de cotovelo sem uso de prótese de membro superior.

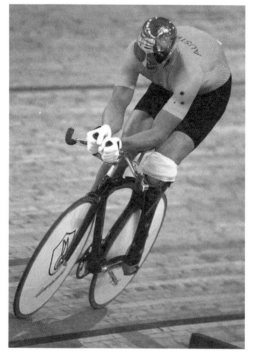

Figura 11 Atleta da classe C2 durante competição utilizando a prótese.
Fonte: Australian Paralympic Committee, Creative Commons.

- **Classe C3:** competem atletas com força muscular prejudicada; amplitude de movimento passiva prejudicada; lesão medular incompleta; ROM limitada do quadril ou joelho; deficiência de membro; bem como lesão cerebral impactando em hipertonia, ataxia e atetose. São elegíveis para essa classe atletas com amputação única pelo joelho ou acima do joelho com uso de prótese, através do joelho ou acima do joelho (com ou sem o uso de prótese); dupla amputação abaixo do joelho (com uso de próteses); bem como amputação de abaixo do cotovelo ou abaixo do cotovelo.

- **Classe C4:** competem atletas com força muscular prejudicada; amplitude de movimento passiva prejudicada; lesão medular incompleta; ROM; deficiência de membro; lesão cerebral com quadro de hipertonia; ataxia; atetose ou distonia. Competem nessa classe atletas com amputação única abaixo do joelho com uso de prótese; ou dupla amputação abaixo do cotovelo com ou sem o uso de prótese.

- **Classe C5:** atletas com comprometimento mínimo, possuindo pequenas incapacidades, como amputação de dedos da mão, lesão medular incompleta ou perda de força. São elegíveis para essa classe atletas com amputação do pé ou dismelia comparável; amputação única acima do cotovelo com ou sem prótese; amputação única abaixo do cotovelo com uso de prótese.

A União Ciclista Internacional (UCI) é responsável pelas regras impostas à modalidade. O esporte é dividido em estrada e pista.

Estrada

A prova de estrada foi a precursora nos Jogos Paralímpicos. Competem atletas com diversos tipos de deficiências divididos em classes funcionais. É permitida a participação de ambos os gêneros. As provas são de resistência e contrarrelógio individual.

Pista

Nas provas de pista não é permitida a participação das classes que utilizam *handbikes* e triciclos. A prova de 1 km contrarrelógio é exclusiva dos atletas do sexto masculino, assim como a prova de 500 metros é exclusiva das atletas femininas.

Paratriatlo

O paratriatlo é um esporte em ascensão e sua primeira edição nos Jogos Paralímpicos ocorreu recentemente no Rio de Janeiro em 2016. A União Internacional de Triathlon (ITU) é responsável por organizar o esporte olímpico e paralímpico.

Competem homens e mulheres; no conjunto de três provas, 750 m de natação, 20 km de ciclismo e 5 km de corrida. O esporte apresenta cinco classes esportivas (PT1 a PT5).[20] A classe PT1 engloba os atletas cadeirantes e a PT5 os atletas com deficiência visual. Nas demais três classes existem atletas com algum nível de amputação, além de outros tipos de comprometimentos como: hipertonia, ataxia ou atetose, carência de força muscular e amplitude de movimentos diminuída, dentre outros.

- **Classe PT2:** integra atletas com comprometimentos severos dos movimentos. Amputados acima do joelho em unilateral ou bilateral (transfemoral).
- **Classe PT3:** fazem parte desse grupo atletas com comprometimentos moderados dos movimentos. Amputados de membro superior na altura do ombro.
- **Classe PT4:** os atletas que competem nessa classe têm comprometimento leve dos movimentos. Especificamente no caso de atletas amputados, competem os atletas com perda abaixo do joelho (transtibial).

Nessas três classes detalhadas é permitido o uso de prótese ou outros dispositivos de apoio desde que aprovados pelos oficiais técnicos e apenas nas provas de ciclismo e corrida.

Esporte de inverno

Nos esportes de inverno que usam próteses temos as seguintes modalidades: snowboard, biatlo esqui alpino e nórdico, sendo que o primeiro possui uma classificação diferenciada dos demais, que seguem critérios únicos.

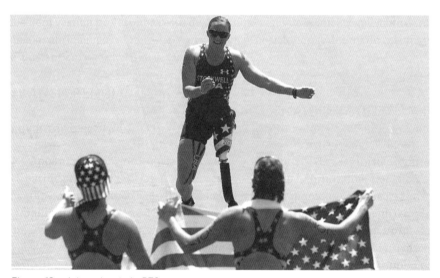

Figura 12 Atleta de triatlo PT2.
Fonte: Tânia Rêgo/Agência Brasil Creative Commons.

No *snowboard* as duas classes são divididas por limitações de movimento mais ou menos severas. Na primeira classe (SB-LL1) temos os atletas com limitações severas em uma ou duas pernas. Nesse grupo estão os atletas amputados acima do joelho. Na segunda classe (SB-LL2) temos os atletas com limitações mais leves e que têm o equilíbrio preservado; estão nessa classe os atletas com amputação abaixo do joelho em uma ou duas pernas.[19]

Nos demais esportes que usam o esqui são 12 classes funcionais, sendo que as quatro primeiras (LW1 a LW4) são para atletas com amputações de membro inferior.[19]

- LW 1: limitações severas em ambas as pernas com perda de força muscular ou amputação acima do joelho nas duas pernas. Usam duas pranchas nos esquis e esses podem ser unidos.
- LW 2: limitações severas em uma perna com perda de força muscular ou amputação acima do joelho nas duas pernas. Usa apenas uma prancha como esqui.
- LW 3: limitações moderadas em duas pernas com perda de força muscular ou amputação abaixo do joelho nas duas pernas. Usa duas pranchas como esqui, além da prótese.
- LW 4: limitações moderadas em uma perna com perda de força muscular ou amputação abaixo do joelho. Usa apenas duas pranchas como esqui, além da prótese.

A prótese para o esporte de inverno é diferente da de uso diário e da de corrida; essa é feita para suportar mais carga de variações de mudança corporal, garantindo maior equilíbrio nas mudanças de direção e absorvendo mais o impacto nos saltos.

AJUSTES DE TREINAMENTO

A prótese esportiva impacta na performance do atleta, não apenas pelas suas características físicas (deformação, retorno de energia ou centro de gravidade), mas pelo modo como se usa o equipamento.

A diferença dos equipamentos pode ser demonstrada nos testes realizados com o atleta André Cintra, representante brasileiro nos Jogos de Sochi 2014.

O atleta foi testado em dois protocolos de salto [*squat jump* (SJ) – salto parado e no contramovimento (CMJ) – salto que ele aproveita a ação muscular no movimento para potencializar a altura do salto]. Para a realização dos protocolos foram usadas próteses de dia a dia, corrida e esportiva (*snowboard*). A Tabela 2 mostra os resultados dos testes.

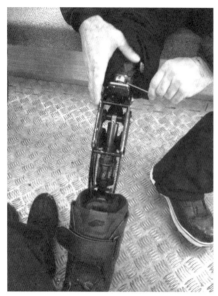 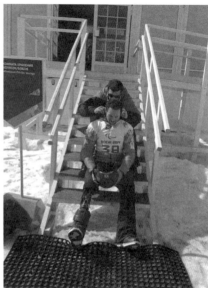

Figura 13 Atleta André Cintra na preparação para as provas de *snowboard* nos Jogos Paralímpicos de Sochi.
Fonte: acervo dos autores.

Tabela 2 Resultados de salto do atleta André Cintra (em centímetros)

	Salto	Altura	Salto	Altura	CMJ/SJ
Prótese de dia a dia	SJ	18,271	CMJ	19,133	4,72
Prótese de corrida	SJ	19,133	CMJ	18,556	−3,02
Prótese de *snowboard*	SJ	18,747	CMJ	17,061	−8,99

Os resultados apontaram que o melhor salto ocorreu com a prótese de corrida, no entanto as que dependiam mais do equilíbrio dinâmico antes do movimento foram influenciadas pela característica da prótese e desse modo fizeram com que ele perdesse eficiência (medida CMJ/SJ é a divisão do CMJ pelo SJ, o CMJ deve ser superior ao SJ em virtude de aproveitar as características elásticas do músculo).

Os ajustes do treinamento devem considerar não apenas as características fisiológicas e metabólicas do atleta, mas devem levar em conta a funcionalidade da prótese. Desse modo, exercícios de fortalecimento muscular devem ser enfatizados não apenas para melhorar a performance, mas nos músculos como o glúteo e flexores de joelho, que podem ser subutilizados pelos atletas em virtude do retorno da força elástica dos músculos.

Os exercícios de fortalecimento dos músculos de estabilidade corporal (*core*) devem ser explorados, uma vez que a perda de equilíbrio é relevante nesses atletas. Não apenas pela perda de músculos e articulações que produzem movimento, mas também porque a perda de um membro impacta na limitação da propriocepção.

O exercício físico é fundamental para a melhora das condições físicas e motoras, mas de suma importância para o desenvolvimento da autoestima e da percepção do sujeito em sua modificação do corpo decorrente da amputação.

📖 REFERÊNCIAS BIBLIOGRÁFICAS

1. Cochrane H, Orsi K, Reilly P. Lower limb amputation Part 3: Prosthetics – a 10 year literature review. Prosthetics and Orthotics International. 2001;25:21-8.
2. Choudhary P, Mishra P, Dwivedi VR. A proprioceptive discussion on mechanism used for knee joint from 2000-2012: A literature review. International Journal of Scientific and Research Publications. 2014;4(5):1-7.
3. Friedmann LW. Amputations and prostheses in primitive cultures. Bull Prosthet Res. 1972;105-38.
4. Fliegel C, Feuer SG. Historical development of lower-extremity prostheses. Arch Phys Med Rehab. 1966;47:275-85.
5. Norton MK. A brief history of prosthetics. In Motion. 2007;7(17).
6. Gholizadeh H, Abu Osman NA, Eshraghi A, Ali S, Razak NA. Transtibial prosthesis suspension systems: systematic review of literature. Clin Biomech. 2014;29:87-97.
7. Dyer BTJ, Noroozi S, Redwood S. The design of lower limb sports prostheses: fair inclusion in disability sport. Disability & Society. 2010;25(5):593-602.
8. Pailler D, Sautreuil P, Piera J, Genty M, Goujon H. Évolution des prothèses des sprinters amputés de membre inférieur Evolution in prostheses for sprinters with lower-limb amputation. Annales de Réadaptation et de Médecine Physique. 2004;47:374-81.
9. Hafner BJ, et al. Transtibial energy-storage-and-return prosthetic devices: A review of energy concepts and a proposed nomenclature. Journal of Rehabilitation Research and Development. 2002;39(1):1-11.
10. Diangelo DJ, et al. Performance assessment of the terry fox jogging prosthesis for above-knee amputees. J Biomechanics. 1989;22(6):543-58.
11. Nolan L. Carbon fibre prostheses and running in amputees: A review. Foot and Ankle Surgery. 2008;14(3):125-9.
12. Luigi AJ, Cooper RA. Adaptive sports technology and biomechanics: Prosthetics. PM and R. 2014;6(8):S40-S57.
13. Buckley JG. Biomechanical adaptations of transtibial amputee sprinting in athletes using dedicated prostheses. Clinical Biomechanics. 2000;15(5):352-8.
14. Chelly SM, Denis D. Leg power and hopping stiffness: Relationship with sprint running performance. Medicine & Science in Sports & Exercise. 2001;33(2):326-33.
15. Buckley JG. Sprint kinematics of athletes with lower-limb amputations. Archives of Physical Medicine and Rehabilitation. 1999;80:501-8.
16. Czerniecki JM, Gitter A, Munro C. Joint moment and muscle power output characteristics of below knee amputees during running: The influence of energy storing prosthetic feet. J Biomech. 1991;24(1):63-75.
17. Winckler C. Atletismo paralímpico. In: Silverio C, Winckler C (eds.). O desporto paralímpico brasileiro, a educação física e profissão. São Paulo: CREF/SP; 2019. p. 67-83.

18. Canda A. Stature estimation from body segment lengths in young adults – Application to people with physical disabilities. Journal of Physiological Anthropology. 2009;28(2):71-82.

19. IPC Explanatory guide to Paralympic Classification: Paralympic winter sports. Bonn, Germany; 2016. Disponível em: https://www.paralympic.org/sites/default/files/document/160211172359750_2016%2B02%2BWinter%2BExplanatory%2BGuide%2B.pdf.

20. IPC Explanatory guide to Paralympic Classification: Paralympic summer sports. Bonn, Germany; 2015. Disponível em: https://www.paralympic.org/sites/default/files/document/150915170806821_2015_09_15%2BExplanatory%2Bguide%2BClassification_summer%2BFINAL%2B_5.pdf.

21. Geil MD. Energy storage and return in dynamic elastic response prosthetic feet. In: Pediatric gait, 2000. A new millennium in clinical care and motion analysis technology. Chicago, IL: IEEE; 2000. p. 134-42.

22

Intercorrências: causas e soluções

José André Carvalho

Os problemas encontrados nos cotos de amputação durante o uso das próteses podem estar relacionados com a confecção dos cartuchos protéticos, com o alinhamento das próteses ou com alterações volumétricas do coto.

Vale a pena relembrar que encaixes com contato total são indicados para todos os níveis de amputação. A falta do contato total acarreta lesões nos cotos por estase venosa, podendo evoluir para a dermatite ocre. Alterações de coloração e temperatura são os primeiros sinais a serem observados. Posteriormente o paciente pode relatar dores por isquemia, após algum período de uso. Nesses casos, um material flexível, como um chumaço de estopa ou espuma para preencher a região entre o coto de amputação e o cartucho pode ser utilizado temporariamente, porém a confecção de um novo encaixe com contato total deve ser realizada com urgência para solucionar o problema. Para diminuir a estase venosa e estimular a circulação local, os pacientes devem realizar o enfaixamento elástico compressivo nos momentos em que não estiverem utilizando a prótese e fazer exercícios com contrações isométricas com a musculatura do coto de amputação.

Cotos com cicatrização invaginada podem apresentar lesões por falta de um contato total entre o soquete e o coto. Nesses casos, preenchimentos com pad em silicone podem ser a solução (Figura 1).

A dermatite ocre é uma alteração da derme causada pela falta desse contato que acarreta estase venosa, extravasamento das hemácias e subsequente destruição. Após esse processo, a hemossiderina permanece depositada na derme, conferindo uma coloração escura à extremidade dos cotos (Figuras 2 a 4).

Cartuchos confeccionados com excesso de pressão ou falta de alívio nas regiões ósseas também podem acarretar lesões nos cotos de amputação, principalmente

430 Amputações de membros inferiores

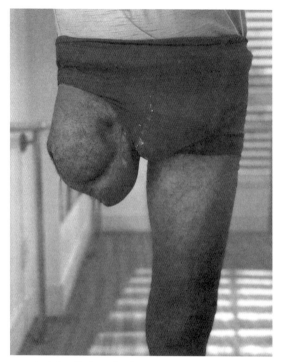

Figura 1 Coto com cicatrização invaginada.

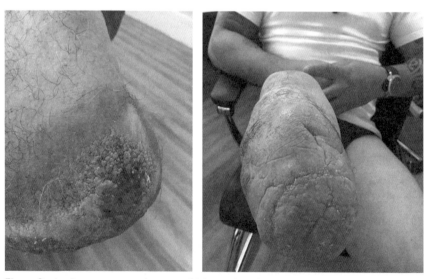

Figura 2 Lesões em amputados transtibiais ocasionadas por cartuchos com falta de contato.

22 Intercorrências: causas e soluções 431

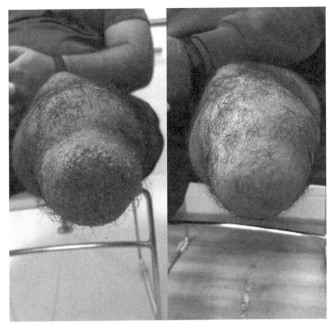

Figura 3 Coto transtibial com dermatite ocre (à esquerda) e melhora do quadro após 3 semanas utilizando cartucho com contato total.

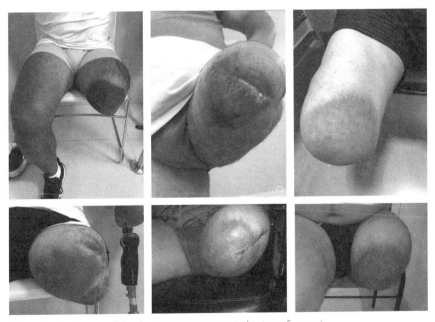

Figura 4 Lesões por falta de contato em amputados transfemorais.

432 Amputações de membros inferiores

em proeminências ósseas como cabeça da fíbula, região distal da tíbia e côndilos femorais. Cartuchos largos permitem movimentos de pistonamento entre coto de amputação e cartucho, gerando atrito e lesões cutâneas na forma de úlceras ou bolhas, principalmente em regiões ósseas. O atrito pode ser causado por uma atrofia do coto ou por sistemas de suspensão ineficientes. Recomenda-se nesses casos ajustar quando possível ou substituir os cartuchos protéticos. Em alguns casos, meias de algodão podem ser utilizadas em alguns tipos de cartuchos para amputações de Syme, transtibiais ou desarticulação de joelho, solucionando problemas relacionados com a perda de volume. É importante verificar se nos sistemas de suspensão a vácuo a válvula não está entupida, a joelheira de vedação não está furada ou o anel de vedação não está largo. A altura do recorte das bordas dos cartuchos também deve ser avaliada.

Outras lesões causadas por pressões excessivas dos cartuchos:

- Neuromas por compressão do nervo fibular.
- Lesões na inserção dos tendões flexores do joelho por recorte inadequado da parede posterior do cartucho em amputados transtibiais.
- Cistos epidermoides encontrados na fossa poplítea nos amputados transtibiais.
- Dor em borda inferior da patela, na tuberosidade anterior da tíbia, cabeça da fíbula.
- Lesões em côndilos femorais e borda inferior da patela em desarticulados de joelho.
- Cistos inguinais causados por excesso de pressão na borda superior medial nos desarticulados de joelho transfemorais.
- Lesões em região isquiática e região inguinal em cartuchos transfemorais.
- Formação de rolo adutor em transfemorais em desarticulado de joelho.
- Lesões na crista ilíaca e região isquiática nos cestos pélvicos de pacientes desarticulados de quadril.

Alguns pacientes podem relatar formigamento e diminuição de temperatura nos cotos de amputação. Essas queixas podem estar relacionadas ao excesso de pressão no terço proximal dos cartuchos, com diminuição do aporte sanguíneo no coto de amputação ou falta de contato total. Casos de claudicação intermitente e dores no coto de amputação durante uso da prótese podem estar relacionados com obstrução do fluxo sanguíneo. Nestes casos, os pacientes amputados por vasculopatia devem ser encaminhados para os médicos vasculares para reavaliação e tratamento.

Os processos alérgicos causados pelos materiais utilizados na confecção das próteses geralmente ficam demarcados nas áreas de contato da pele com o encaixe. Os encaixes flexíveis como polifórmio, copolímero e silicone, assim

22 Intercorrências: causas e soluções 433

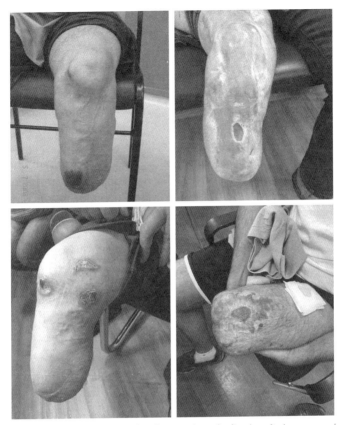

Figura 5 Lesão bolhosa em região distal por atrito e lesões isquêmicas causadas por excesso de pressão.

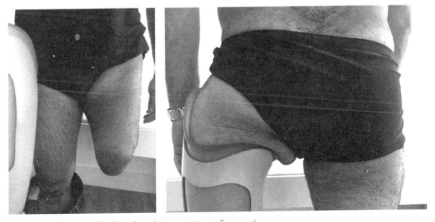

Figura 6 Formação de rolo adutor em transfemoral.

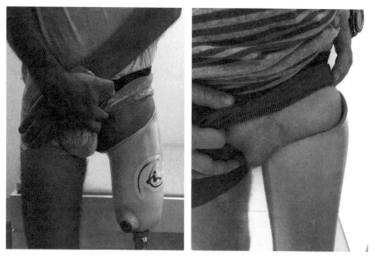

Figura 7 Corte inadequado em soquete transfemoral.

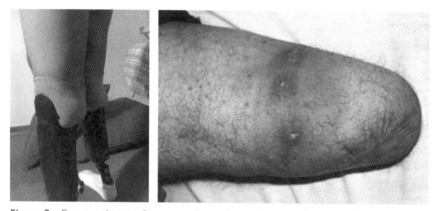

Figura 8 Excesso de pressão na parede posterior dos cartuchos transtibiais e cistos na região poplítea.

como os encaixes rígidos, devem ser higienizados com água e sabonete neutro. Materiais como EVA absorvem o suor, servindo como meio de cultura para a proliferação de fungos, podendo provocar reações alérgicas e mau cheiro dentro dos cartuchos. A higienização dos liners e cartuchos deve ser feita diariamente e cartuchos de EVA devem ser substituídos por cartuchos de polinômio com íons de prata.

Os casos de foliculite ou inflamação do folículo piloso podem ser causados por excesso de sudorese ou atrito e acontecem com maior frequência em pacientes que depilam os cotos (Figuras 9 e 10).

22 Intercorrências: causas e soluções 435

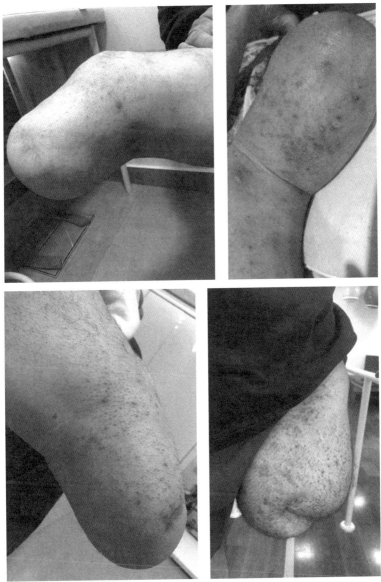

Figura 9 Foliculite em amputado transtibial e reação alérgica em transfemoral.

Alguns cotos podem apresentar um granuloma de corpo estranho como resultado de algum material ou substâncias, como fio de sutura inabsorvível ou fragmento ósseo, podendo gerar uma inflamação nos tecidos. Nesses casos, quando o próprio organismo não consegue expelir, deve ser feita a retirada através de procedimento cirúrgico.

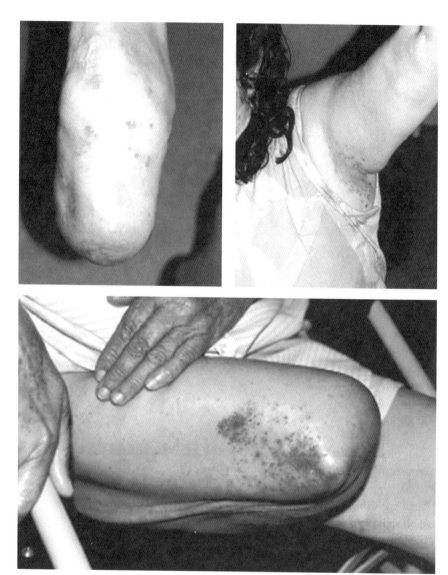

Figura 10 Reação alérgica em diferentes regiões do corpo do mesmo paciente.

Espículas ósseas são encontradas com certa frequência nos cotos de amputações e sua revisão cirúrgica deve ser realizada somente quando houver ulceração do tecido, comum em amputações de crianças que encontram-se com as epífises de crescimento abertas ou quando os pacientes não toleram contato total da região dentro dos cartuchos protéticos (Figura 11).

22 Intercorrências: causas e soluções 437

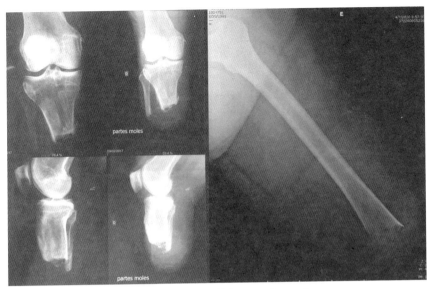

Figura 11 Espículas ósseas em cotos transtibiais e transfemoral.

23

Amputações bilaterais

José André Carvalho

As amputações bilaterais dos membros inferiores geralmente estão associadas às patologias vasculares, neuropáticas, infecciosas ou traumáticas, podendo ocorrer em diferentes níveis, como transtibiais, transfemorais, parciais de pé e de tornozelo e desarticulações de joelho e de quadril. Para a reabilitação destes pacientes são fundamentais a superação das perdas pelos pacientes e muita motivação e desejo de sucesso no processo de reabilitação e protetização.

Na avaliação dos amputados bilaterais é importante verificar as condições clínicas, psicológicas e físicas dos amputados e a funcionalidade dos cotos de amputação. Quando há preservação da articulação do joelho, geralmente torna-se mais fácil o processo de reabilitação e protetização. Vale a pena ressaltar que nem sempre o membro inferior com maior comprimento será o lado mais funcional em uma amputação bilateral.

Pacientes com desarticulações no nível dos tornozelos (Syme), joelho ou quadril podem realizar descarga de peso sobre os cotos de amputação, facilitando as transferências e aumentando a independência, principalmente no período que antecede a protetização.

Quanto às amputações parciais de pé, como nas desarticulações de Chopart, Lisfranc e metatarsofalangianas, nem sempre será possível a descarga de peso distal e a deambulação sobre os segmentos amputados, principalmente quando houver deformidades, ausência de sensibilidade e alterações vasculares, comuns em amputados por diabetes (Figura 1).

Alguns pacientes com amputações transtibiais bilaterais conseguem se locomover ajoelhados com proteções na fase anterior da tíbia. Cuidado deve ser tomado com o encurtamento muscular e as deformidades em flexão do joelho, as quais podem prolongar o período de tratamento pré-protetização e dificultar

23 Amputações bilaterais 439

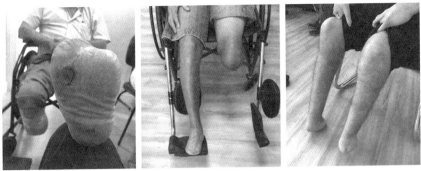

Figura 1 Amputados bilaterais por neuropatia diabética com riscos de lesões por excesso de pressão nas amputações parciais de pé.

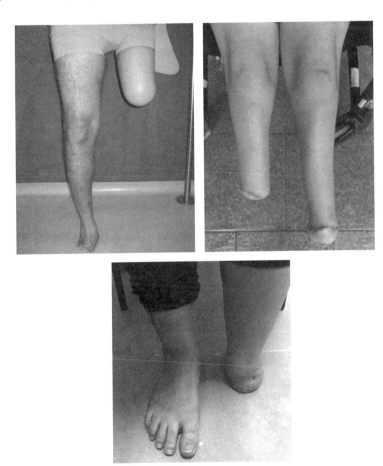

Figura 2 Amputados por trauma que podem realizar apoio nas amputações distais (Lisfranc e Syme).

a protetização. Neste nível de amputação, a preservação da articulação do joelho torna-se extremamente funcional, facilitando muito a reabilitação (Figura 4).

Nas amputações bilaterais transtibial e transfemoral ou nas amputações transfemorais, os pacientes geralmente se locomovem em cadeira de rodas, porém a posição sentada contribui para as deformidades em flexão de joelho e de quadril e fraqueza muscular, comprometendo o processo de protetização (Figura 3).

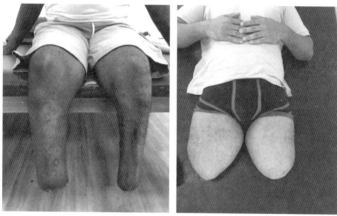

Figura 3 Amputações bilaterais (transtibiais e transfemorais) que não permitem apoio terminal sem próteses.

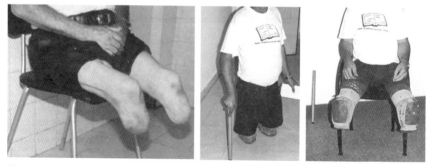

Figura 4 Transtibial bilateral com proteção para deambulação sem prótese.

Para ortostatismo e deambulação, os pacientes com esses níveis de amputações somente conseguirão após protetização (Figuras 5, 6 e 7).

Stubbies, ou seja, próteses curtas sem articulações de joelho, devem sempre ser utilizados como ponto de partida na protetização de amputados bilaterais

23 Amputações bilaterais 441

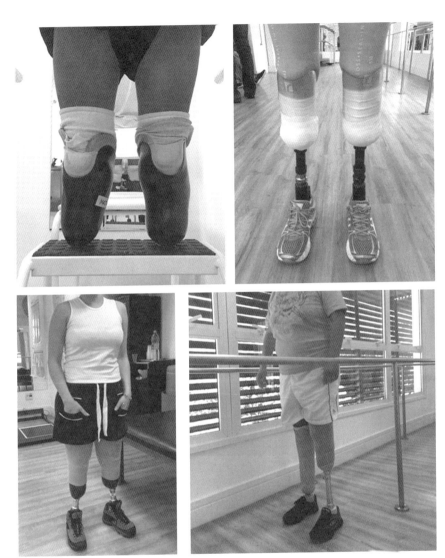

Figura 5 Descarga de peso somente com encaixes protéticos para distribuição de carga.

desarticulados de joelho, transfemorais ou desarticulados de quadril. Os *stubbies* são compostos por soquetes (cartuchos protéticos) unidos diretamente em plataformas de apoio com solado antiderrapante ou até mesmo em pés mecânicos, os quais podem ser montados virados para trás, aumentando equilíbrio e estabilidade durante a fase inicial de tratamento. Tubos telescópicos devem ser utilizados para aumentar a altura gradativamente conforme a evolução do paciente durante os treinamentos, antes da colocação dos joelhos protéticos.

442 Amputações de membros inferiores

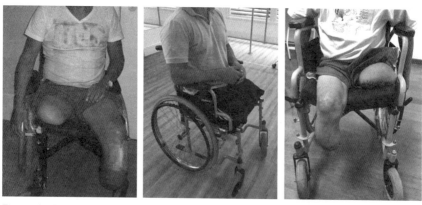

Figura 6 Pacientes bilaterais em cadeira de rodas antes da protetização.

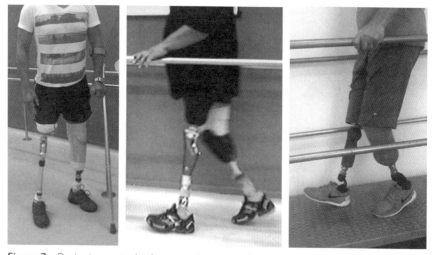

Figura 7 Pacientes protetizados em treinamento de marcha.

Os *stubbies* apresentam como benefícios:

- maior segurança para os usuários no início da protetização;
- ajuste do paciente na posição ereta;
- auxílio no alongamento dos flexores do quadril;
- fortalecimento de grupos musculares extensores do quadril, tronco e membros superiores;
- maior confiança nos treinos de equilíbrio e transferências;
- maior habilidade durante deslocamentos e treino de marcha.

Após o treinamento com os *stubbies*, inicia-se a fase de treinamento com componentes específicos para cada caso. Acessórios de marcha como bengalas canadenses ou andadores são utilizados no início para maior segurança dos pacientes.

Na protetização destes pacientes preconiza-se a segurança durante a utilização das próteses, sendo indicados de preferência joelhos eletrônicos em pelo menos um lado das amputações (Figuras 8, 9 e 10).

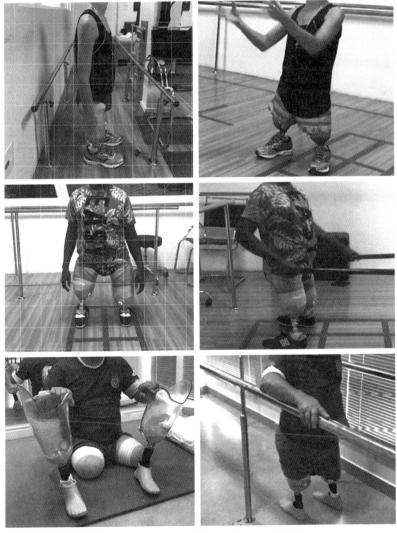

Figura 8 Pacientes iniciando treinamento de marcha com *stubbies*.

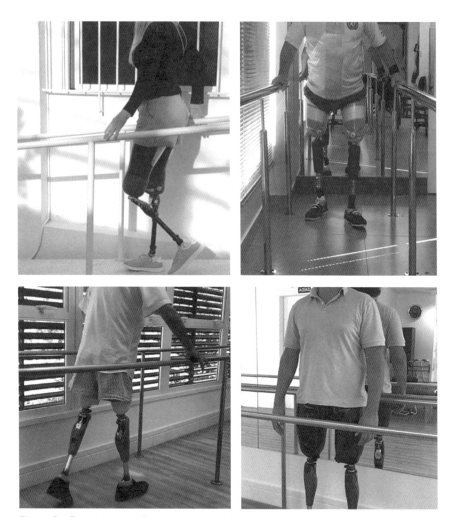

Figura 9   Pacientes transfemorais durante treinamento de marcha.

AMPUTADOS BILATERAIS NO ESPORTE

Diversos pacientes que tornaram-se atletas não realizavam antes das amputações atividades esportivas competitivas. Nestes casos, a oportunidade de iniciar uma atividade esportiva aparece inicialmente como um desafio, superação, mecanismo de socialização, inclusão social e também um importante meio de treinamento físico e reabilitação.

As amputações bilaterais com preservação da articulação do joelho, como as transtibiais, favorecem muito as práticas esportivas. Quanto às próteses, o uso de "*blades*" ou lâminas fabricadas em fibra de carbono é indicado para ativida-

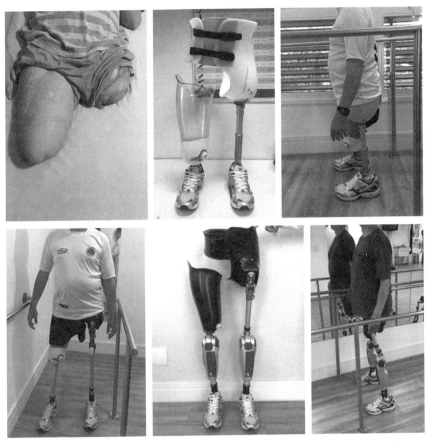

Figura 10 Processo de protetização em amputado transfemoral e desarticulado de joelho (dos *stubbies* às próteses eletrônicas).

des esportivas de impacto como corridas e saltos. Esses pés apresentam como característica uma grande absorção e devolução da energia armazenada na fase de apoio, impulsionando os pacientes/atletas (Figuras 11 e 12).

AMPUTAÇÕES DAS EXTREMIDADES POR SEPSE

A sepse ocorre quando o organismo, em resposta a uma infecção grave causada por alguns tipos de bactérias ou vírus, acaba lançando mão de mecanismos de defesa que acabam por prejudicá-lo. Quando há um estágio mais avançado e mais grave da sepse chamamos de choque séptico, também popularmente conhecido como infecção generalizada.

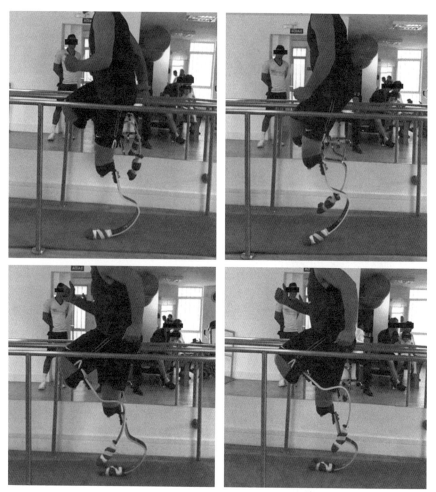

Figura 11 Deformação da lâmina durante fase de apoio.

Na sepse pode ocorrer incapacidade do sistema circulatório em fornecer fluxo sanguíneo adequado para atender as necessidades metabólicas dos tecidos e órgãos vitais causados por exacerbação da resposta inflamatória sistêmica (vasodilatação), que resulta em incapacidade de manter pressão arterial e consequentemente diminuição na perfusão sanguínea.

Como tratamento, além da antibioticoterapia, pode ser necessário o uso de vasopressores, que ajudam a contrair os vasos para estabilizar os níveis de pressão arterial, e como complicação pode ocorrer necrose das extremidades, levando a amputações de membros inferiores e superiores (Figura 13).

23 Amputações bilaterais 447

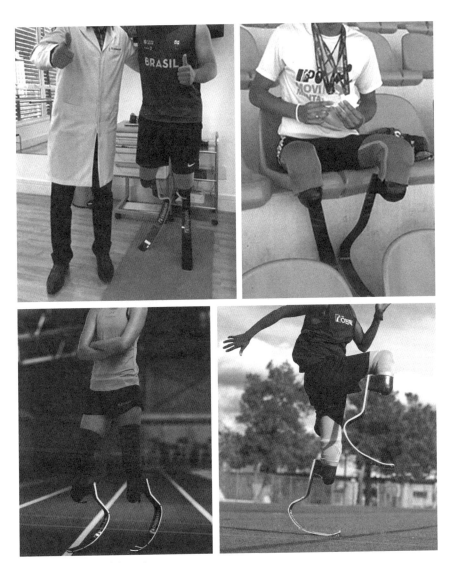

Figura 12 Atletas bilaterais.

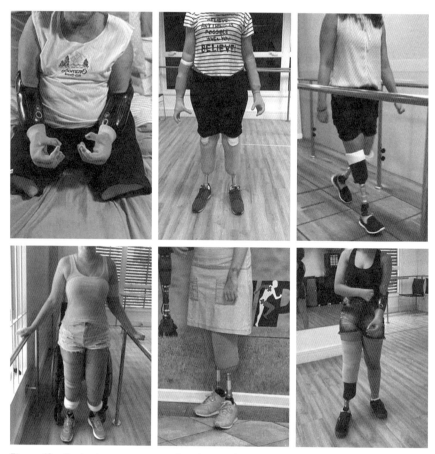

Figura 13 Pacientes com amputações de membros causadas por sepse.

24

Desvios de marcha e suas causas

José André Carvalho

INTRODUÇÃO

O objetivo final na reabilitação de um paciente amputado é permitir uma marcha funcional, segura, simétrica, confortável e natural. Sabemos, no entanto, que muitos pacientes protetizados apresentam desvios de marcha ou compensações durante a deambulação. Essas alterações podem estar relacionadas diretamente às condições físicas dos pacientes ou dos cotos de amputação, à confecção inadequada das próteses ou aos locais/terrenos em que o amputado caminha.

É sabido que a principal causa dos desvios da marcha está relacionada diretamente com a confecção das próteses, ou seja, confecção inadequada de um soquete, mau alinhamento protético, componentes não compatíveis com o perfil funcional do usuário, regulagem inadequada dos próprios componentes ou discrepância na altura da prótese.

Entre as causas provenientes do próprio amputado consideradas como causas biológicas, podemos citar a falta de confiança e insegurança do paciente durante o uso da prótese, falta de treinamento, reabilitação incompleta, fraqueza muscular, encurtamentos, deformidades articulares ou áreas hipersensíveis do próprio coto de amputação, como espículas ósseas ou neuromas.

As alterações no padrão de marcha também podem estar relacionadas ao tipo de terreno, como aclives, declives, planos inclinados e terrenos acidentados, provocando desvios e compensações que desaparecem quando os pacientes voltam a caminhar em terreno plano, não necessitando de ajustes.

Serão descritos a seguir alguns desvios em diferentes fases da marcha e suas possíveis causas.

AMPUTAÇÕES TRANSTIBIAIS

Fase da marcha: contato inicial

Desvio: hiperextensão do joelho:
- Causas biológicas: instabilidade ligamentar na articulação do joelho, joelho com hiperextensão, fraqueza do quadríceps, frouxidão ligamentar.
- Causas protéticas: suspensão inadequada, pé anteriorizado (pequena distância entre calcâneo e centro do encaixe), flexão plantar excessiva, calcâneo muito flexível, excessiva extensão do cartucho, prótese curta, salto do calçado baixo.
- Causas naturais: marcha em aclives.

Desvio: flexão excessiva:
- Causas biológicas: contratura dos flexores de joelho, contratura dos flexores do quadril, fraqueza do quadríceps, fraqueza dos extensores do quadril, dor na região distal.
- Causas protéticas: pé com muita dorsiflexão, flexão exagerada do cartucho, pé posteriorizado (longa distância entre calcâneo e centro do encaixe), calcâneo muito rígido, prótese muito alta.
- Causas naturais: marcha em declives.

Desvio: rotação do pé ou do cartucho:
- Causas biológicas: fraqueza dos músculos do quadril e coxa.
- Causas protéticas: solado muito rígido, cartucho largo, pé com muita inversão ou eversão.

Desvio: penetração no cartucho:
- Causas biológicas: atrofia do coto, coto de amputação muito flácido.
- Causas protéticas: cartucho largo.

Fase da marcha: apoio médio

Desvio: apoio na borda medial do pé:
- Causas biológicas: insegurança na descarga de peso, desconforto ou dor durante descarga de peso, joelho em valgo.
- Causas protéticas: cartucho em valgo, pronação do pé, solado do calçado assimétrico, alinhamento com pé com deslocamento lateral excessivo que o necessário.

Desvio: apoio na borda lateral do pé:
- Causas biológicas: marcha com base diminuída, joelho em varo.
- Causas protéticas: cartucho em varo, supinação do pé, solado assimétrico, alterações no solado, alinhamento inadequado.

Desvio: valgo momentâneo do joelho:
- Causas biológicas: insuficiência ligamentar, dor na região distal.
- Causas protéticas: alinhamento inadequado.
- Causas naturais: marcha em terrenos inclinados.

Desvio: varo momentâneo do joelho:
- Causas biológicas: insuficiência ligamentar, dor na região distal, fraqueza dos abdutores do quadril.
- Causas protéticas: alinhamento inadequado.
- Causas naturais: marcha em terrenos inclinados.

Desvio: inclinação lateral do tronco para o lado da prótese:
- Causas biológicas: alívio da dor causada pelo encaixe, fraqueza muscular dos glúteos.
- Causas protéticas: prótese baixa.

Desvio: elevação do calcâneo prematuro:
- Causas biológicas: contratura em flexão do joelho.
- Causas protéticas: pé posteriorizado (longa distância entre calcâneo e centro do encaixe), salto alto, excesso de dorsiflexão.

Fase da marcha: impulso

Desvio: flexão precoce do joelho:
- Causas biológicas: contratura em flexão do quadril ou joelho, fraqueza dos extensores do quadril, dor na região distal anterior.
- Causas protéticas: encaixe com posicionamento anterior ao pé (longa distância entre calcâneo e centro do encaixe), salto alto, excesso de dorsiflexão.
- Causas naturais: marcha em declives.

Desvio: atraso na flexão de joelho:
- Causas biológicas: paciente fica em extensão para compensar fraqueza ou instabilidade.

- Causas protéticas: encaixe com posicionamento posterior ao pé (pequena distância entre calcâneo e centro do encaixe), salto baixo, excesso de flexão plantar.
- Causas naturais: marcha em aclives.

Desvio: rotação medial ou lateral do calcâneo:
- Causas protéticas: excesso de pronação ou supinação do pé.

Fase da marcha: fase de balanço

Desvio: contato inadequado no solo:
- Causas biológicas: diminuição da amplitude de movimento na flexão do joelho ou quadril, fraqueza dos flexores de joelho e quadril.
- Causas protéticas: prótese mais longa, suspensão inadequada, pé com flexão plantar excessiva.
- Causas naturais: terrenos irregulares.

Desvio: elevação do calcanhar contralateral:
- Causas biológicas: insegurança, atrofia do coto, fraqueza dos flexores do joelho.
- Causas protéticas: prótese longa, suspensão inadequada, cartucho largo, prótese muito pesada.

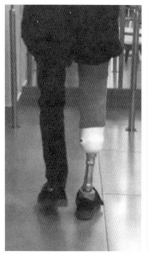
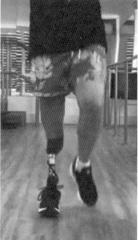
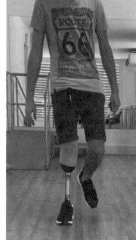

Figura 1 Desvios em varo e valgo de joelho na fase do apoio médio.

24 Desvios de marcha e suas causas 453

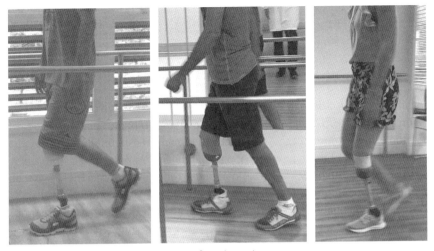

Figura 2 Flexão excessiva do joelho na fase de apoio.

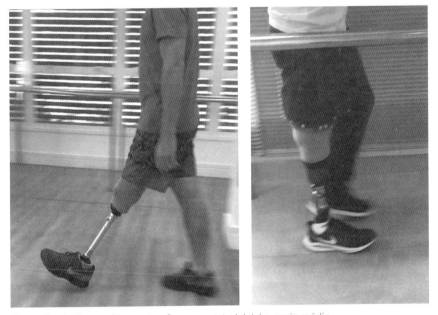

Figura 3 Joelho em hiperextensão no contato inicial e apoio médio.

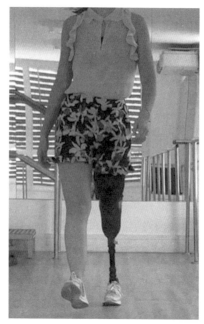

Figura 4 Inclinação do tronco na fase de apoio.

AMPUTAÇÕES TRANSFEMORAIS

Desvio: inclinação lateral do tronco:
- Causas protéticas: prótese curta, prótese alinhada em abdução, parede medial do cartucho alta.
- Causas biológicas: presença de rolo adutor, contratura em abdução, adutores fracos, insegurança.

Desvio: marcha com base alargada:
- Causas protéticas: prótese longa, parede interna alta, mau alinhamento do cartucho.
- Causas biológicas: contratura em abdução, presença de rolo adutor, insegurança.

Desvio: circundução:
- Causas protéticas: prótese longa, rigidez excessiva do joelho, suspensão inadequada, flexão plantar excessiva.
- Causas biológicas: contratura em abdução, fraqueza dos flexores de quadril, insegurança, controle insuficiente do joelho mecânico pelo coto de amputação.

Desvio: comprimento irregular dos passos:
- Causas protéticas: inadequada suspensão, soquete protético largo, fricção inadequada do joelho.
- Causas biológicas: contratura em flexão do quadril, dor na descarga de peso, fraqueza dos extensores do quadril, insegurança e falta de treinamento.

Desvio: marcha com hiperlordose:
- Causas protéticas: apoio isquiático inadequado, extensão excessiva do cartucho.
- Causas biológicas: contratura em flexão do quadril, extensores do quadril fracos.

Desvio: saltitamento:
- Causas protéticas: prótese longa, suspensão inadequada, fricção inadequada do joelho, flexão plantar excessiva.
- Causas biológicas: velocidade de marcha não compatível com joelho mecânico, insegurança, controle insuficiente do joelho mecânico.

Desvio: chicote lateral ou medial:
- Causas protéticas: eixo do joelho não paralelo ao solo, má rotação do joelho (alinhamento).

Desvio: rotação do pé no choque do calcanhar:
- Causas protéticas: coxim do calcanhar muito rígido, rotação do pé inadequada.
- Causas biológicas: falta de apoio sobre a prótese durante contato inicial.

DESARTICULAÇÃO DE QUADRIL

Desvio: *vaulting*:
- Causas protéticas: prótese longa, flexão plantar excessiva.
- Causas biológicas: falta de retroversão pélvica na fase do pré-balanço, joelho rígido, insegurança e falta de treinamento.
- Causas naturais: terrenos acidentados e aclives.

Desvio: circundução:
- Causas protéticas: prótese longa, flexão plantar excessiva, joelho rígido e falta de treinamento.
- Causas biológicas: medo, insegurança e elevação da pelves na fase de pré-balanço.

Após avaliação de marcha e diagnosticados seus desvios e causas, o paciente deve ser encaminhado para o protesista responsável pela confecção da prótese e sugerir ajustes, caso as alterações de marcha estejam relacionadas às causas protéticas. Para as alterações de marcha causadas por problemas biológicos, o paciente deve retomar o treinamento de marcha com o fisioterapeuta. Muitas vezes é necessário retomar os exercícios de solo, como alongamentos e fortalecimentos, antes mesmo do treinamento de marcha. Paciência e insistência do terapeuta associadas à motivação e treino diário do paciente são de fundamental importância para o sucesso final da reabilitação. É importante relembrar que a reabilitação de um amputado é realizada por uma equipe multidisciplinar. Portanto, a integração entre médicos, terapeutas e protesistas, entre outros, é de fundamental importância.

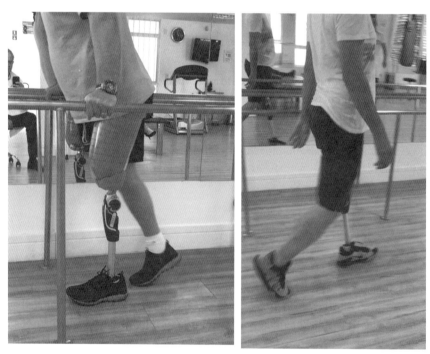

Figura 5 Flexão de tronco e hiperlordose durante fase de apoio.

24 Desvios de marcha e suas causas 457

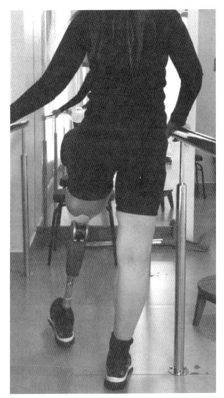 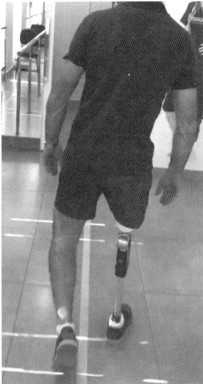

Figura 6 Marcha com base alargada e com inclinação lateral do tronco.

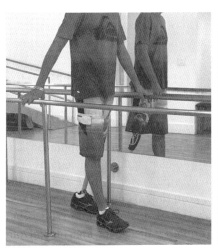 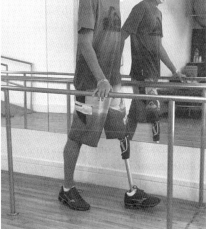

Figura 7 Passos assimétricos.

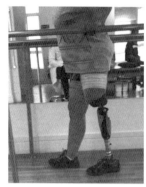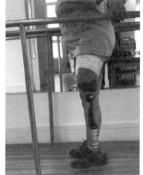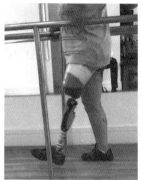

Figura 8 Fase de balanço com joelho em extensão.

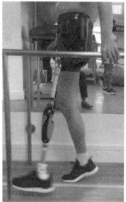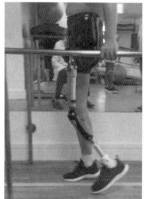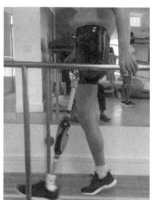

Figura 9 *Vaulting.*

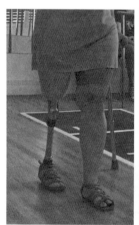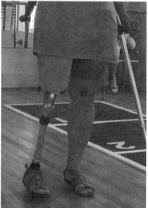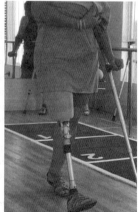

Figura 10 Marcha em circundução.

Bibliografia referente aos capítulos escritos por José André Carvalho

1. Baumgartner RF. Knee disarticulation versus above-knee amputation. Prosthet Orthot Int. 1979 Apr;3(1):15-9.
2. Birch R. A history of limb amputation. J Bone Joint Surg Br. 2008;90(10):1276-7.
3. Bowker J. Partial foot amputations and disarticulations: Surgical aspects. Journal of Prosthetics and Orthotics. 2007;19:62-76.
4. Bowker JH, Michael JW. Atlas of limb prosthetics, surgical, prosthetic and rehabilitation principles. 2. ed. Mosby; 1992. p.3-13.
5. Burgess EM. The below knee amputation. Bull Prosthet Res. 1968;10:19-25.
6. Burgess EM. Disarticulation of the knee. A modified technique. Arch Surg. 1977 Oct;112(10):1250-5.
7. Cassone AE, Gonçalves JCB. Amputações traumáticas do membro inferior. In: Carvalho JA (ed). Amputações de membros inferiores: Em busca da plena reabilitação. 2. ed. Barueri: Manole; 2003. p.107-25.
8. De Luccia N. Amputações maiores de membros inferiores. Aspectos de técnica operatória. In: Brito CJ, Duque A, Merlo I, Murilo R, Fonseca Filho VL (eds.). Cirurgia vascular. Rio de Janeiro: Revinter; 2001. p.1294-302.
9. Gallico III GG, Ehrlichman RJ, Jupiter J, May Jr. JW. Free flaps to preserve below-knee amputation stumps: Long-term evaluation. Plastic & Reconstructive Surgery. 1987;79(6):871-7.
10. Gauthier-Gagnon C, Grise MC, Potvin D. Predisposing factors related to prosthetic use by people with a transtibial and transfemoral amputation. JPO. 1998;10(4):99-109.
11. Gonzalez EG, Corcoran PJ, Reyes RL. Energy expenditure in below-knee amputees. Correlation with stump length. Arch Phys Med Rehabil. 1974;55:111-9.
12. Hagberg E, Berlin OK, Renström P. Function after through knee compared with below-knee and above-knee amputation. Prosthet Orthot Int. 1992 Dec;16(3):168-73.
13. Harris RI. Syme's amputation: The technical details essential for success. J. Bone Joint Surg [Br]. 1956;38-B:614-32.
14. Herzenberg JE. Congenital limb deficiency and limb lenght discreepancy. In: Canale ST, Beaty JH. Operative pediatric orthopaedics. 2. ed. St. Louis: Mosby; 1995. p. 192-255.
15. Hicks L, McClelland RN. Below-knee amputations for vascular insufficiency. Am Surg. 1980 Apr;46(4):239-43.
16. IBGE. 2000. http://www.ibge.gov.br/home/presidencia/noticias/noticia_visualiza.php?id_noticia=438&id_pagina=1.

460 Amputações de membros inferiores

17. IBGE. 2010. http://www.pessoacomdeficiencia.sp.gov.br/sis/lenoticia.php?id=967.
18. Janisse DJ, Janisse EJ. Shoes, orthoses, and prostheses for partial foot amputation and diabetic foot infection. Foot Ankle Clin. 2010 Sep;15(3):509-23.
19. Kegel B, Carpenter ML, Burgess EM. Functional capabilities of lower extremity amputees. Arch Phys Med Rehabil. 1978;Mar;59(3):109-20.
20. Le Vay D. The history of orthopaedics. Camforth, UK: Pathernon Publishing Group; 1990. p.20-41.
21. Livani B, Castro G, Filho JR, Morgatho TR, Mongon ML, Belangero WD, et al. Sensate composite calcaneal flap in leg amputation: A full terminal weight-bearing surface-experience in eight adult patients. Strategies Trauma Limb Reconstr. 2011 Aug;6(2):91-6.
22. Ludwigs E, Bellmann M, Schmalz T, Blumentritt S. Biomechanical differences between two exoprosthetic hip joint systems during level walking. Prosthet Orthot Int. 2010 Dec;34(4):449-60.
23. Majumdar K, Lenka PK, Mondal RK, Kumar R, Triberwala DN. Relation of stump length with various gait parameters in trans-tibial amputees. Online J Health Allied Scs. 2008;7(2):2.
24. Mayfield GM. Vietnam war amputees. In: Ballard A (eds.). Orthopedic surgery in Vietnam. Washington, D.C.: United States Army; 1994; p.132-53.
25. McKittrick LS, McKittrick JB, Risley TS. Transmetatarsal amputation for infection or gangrene in patients with diabetes mellitus. Journal American Podiatric Medical Association. 1993;83:62-78.
26. Mueller MJ, Salsich GB, Bastian AJ. Differences in the gait characteristics of people with diabetes and transmetatarsal amputation compared with age-matched controls. Gait and Posture. 1998;7:200-6.
27. Pant R, Younge D. Turn-up bone flap for lengthening the below knee amputation stump. J Bone Joint Surg [Br]. 2003;85-B:171-3.
28. Pedrinelli A. Amputações traumáticas do membro inferior. In: Carvalho JA (ed.). Amputações de membros inferiores: Em busca da plena reabilitação. 2. ed. Barueri: Manole; 2003. p.83-106.
29. Pinto MA, Harris WW. Fibular segment bone bridging in trans-tibial amputation. Prosthet Orthot Int. 2004;28:220-4.
30. Pinzur MS, Pinto MA, Saltzman M, Batista F, Gottschalk F, Juknelis D. Health-related quality of life in patients with transtibial amputation and reconstruction with bone bridging of the distal tibia and fibula. Foot Ankle Int. 2006;27:907-912-7.
31. Pinzur MS. New concepts in lower-limb amputation and prosthetic management. Instr Course Lect. 1990;39:361-6.
32. Sage RA. Risk and prevention of reulceration after partial foot amputation. Foot Ankle Clin. 2010 Sep;15(3):495-500.
33. Sanders LJ, Dunlap G. Transmetatarsal amputation. A successful approach to limb salvage. Journal of the American Podiatric Medical Association. 1992;82(3):129-35.
34. Sellegren KR. An early history of lower limb amputations and prostheses. Iowa Orthop J. 1982;2:13-27.
35. Shenaq SM, Krouskop T, Stal S, Spira M. salvage of amputation stumps by secondary reconstruction utilizing microsurgical free-tissue transfer. Plastic & Reconstructive Surgery. 1987;79(6):861-70.
36. Smith DG, Fergason JR. Transtibial amputations. Clin Orthop Relat Res. 1999 Apr;(361):108-15.
37. The Global Lower Extremity Amputation Study Group. Epidemiology of lower extremity amputation in centers in Europe, North America and East Asia. Br J Surg. 87:328-37.
38. Tooms RE. Amputations of lower extremity. In: Canale ST (ed.). Campbell's operative orthopaedics. 9. ed. St. Louis: Mosby; 1998. p.532-41.
39. Tosun B, Buluc L, Gok U, Unal C. Boyd amputation in adults. Foot Ankle Int. 2011 Nov;32(11):1063-8.
40. Vanderwerker EE. A brief review of history of amputations and prostheses. ICIB. 1976;15(5):15-6.
41. Waters RL. The energy expenditure of amputee gait. In: Bowker JH, Michael JW (ed.). Atlas of limb prosthetics: Surgical, prosthetic and rehabilitation principles. St. Louis: Mosby Year Book; 1992. p.381-7.

Índice remissivo

A

Aba enviesada 110
Acessórios de suspensão para próteses
transtibiais 275
Aerolink 275
Ajustes de treinamento 425
Alergias 432
Alinhamento protético 362
Alterações volumétricas nos cotos de amputações 353
Ambroise Pare 5
Amputações bilaterais 438
no esporte 444
Amputações contralaterais 90
Amputações da guilhotina 110
Amputações das extremidades por sepse
445
Amputações de Boyd 41
Amputações de Chopart 106
Amputações de Lisfranc 35, 106
Amputações de mediopé e retropé 106
Amputações de Pirogoff 40
Amputações de pododáctilos 98
Amputações de Syme 107, 360
Amputações de urgência 28
Amputações digitais 72
Amputações do pé e tornozelo 131
Amputações dos membros inferiores na
criança 163

níveis usuais 173
Amputações eletivas 28
Amputações em pacientes diabéticos 86
indicações 92
Amputações em raio 104
Amputações iatrogênicas 27
Amputações infecciosas 27
Amputações não traumáticas 22
Amputações neoplásicas 142
Amputações no nível do joelho 112
Amputações no nível do pé e tornozelo
160, 173
Amputações nos pacientes vasculares 60
complicações 80
nível de amputação 67
técnicas mais utilizadas 69
Amputações transfemorais 48, 113, 136,
149, 176, 355, 454
Amputações transmetatarsais 33, 105
Amputações transtibiais 42, 108, 132, 156,
176, 359, 450
Amputações traumáticas 24
do membro inferior 119
Amputações tumorais 26
Análise de marcha 377
Anomalias congênitas 55, 199
Anomalias longitudinais 57
Anomalias transversais 56
Anormalidades generalizadas do esqueleto
56

462 Amputações de membros inferiores

Articulações de quadril 348
Atividades em grupo 248
Atividades esportivas e recreativas 406
Atletismo 419
Avaliação funcional dos pacientes amputados 180
  coleta de dados 183
  exame físico geral 183
Avaliação protética 384

C

Cartucho protético 324
Cartuchos provisórios e cartuchos definitivos 309
Cartucho tipo KBM 265
Cicatrização 189, 216
Cinesioterapia 238
Cintos pélvicos 286
Cintos silesianos e de neoprene 286
Circundução 455
Classificação das próteses 319
Colocação e retirada da prótese 385
Componentes protéticos 318
Contraturas 229
Coto de amputação 186
Cotos com cicatrização invaginada 429
Coxais ou manguitos 276
Coxim terminal 189
Crianças 163
Crioamputação 110
Cuidados pós-operatórios 138, 210

D

Deficiência femoral proximal 166
Definição de amputação 15
Deformidades 193, 229
Dermatite ocre 429
Desarticulação coxofemoral 148
Desarticulação de Chopart 36
Desarticulação de joelho 47
Desarticulação de quadril 52, 455
Desarticulação de Syme 38
Desarticulação do joelho 133, 155, 176, 359
Desarticulação do quadril 115, 138
Desarticulação interfalangeana 31
Desarticulação metatarsofangeana 31

Desarticulação naviculocuneiforme e transcuboide 36
Desarticulação sacroilíaca 52
Desarticulação tarsometatarsal 35
Desbridamento 65, 101
Descarga de peso 190
Desvios de marcha 449
Diabetes 86
  complicações e doenças associadas 88
Direct Socket 355
Dissecção nervosa 128
Dissociação de cinturas 401
Doenças cardiovasculares 88
Doença vascular periférica 60
Dor fantasma 194, 225
Dor intratável 61
Duplicação 55

E

Edema 187, 220
Eletroterapia 218
Enfaixamento elástico compressivo 221
Enxerto de pele 127
Enxertos cutâneos 197
Época medieval 2
Equilíbrio e transferências de peso 396
Espículas ósseas 130, 196, 436
Esporte de inverno 424
Etiologias das amputações 21
Excesso de pressão 434
Exercícios para amputado transtibial 246
Expansor de pele 127

F

Falha de diferenciação 55
Falha de formação 55
Fase de apoio 373
Fase de balanço 373
Fase pré-protetização 214
Fases isoladas da marcha 401
Foliculite 435

G

Gigantismo 56
Giroplastia 153
Granuloma de corpo estranho 435

H

Hemimelia tibial e fibular 165
Hemipelvectomia 145
Hemostasia 18
Hidroterapia 218
Hipertrofia 56
Hipotrofia 56
História das amputações e das próteses 1
História das próteses 410

I

Iceross (*iceland roll on silicone socket*) 266
Incisão circunferencial 136
Indicações de amputação 28
Indicações de próteses 350
Informações técnicas sobre as protetizações 352
Inovações cirúrgicas e protéticas 13
Intercorrências 429
Isquemia aguda 63

J

Joelheiras 277
Joelhos 325
  controlados por microprocessadores 335
  mecatrônicos 334
  monocêntricos e policêntricos 327

L

Lesão bolhosa 433
Liners de silicone com anéis de vedação 284
Locomoção 236

M

Malformações congênitas 55
Mal perfurante plantar 93
Marcha 401
Marcha e determinantes 372
Marcha em escadas 403
Massoterapia 218
Membro fantasma 194
Miodese 18
Mioplastia 18
Mobilidade 234

Modalidades que usam prótese na competição e as suas classes 418
Montagem de uma prótese 361

N

Necroses teciduais 61
Neurectomia 18
Neuroma 196, 218, 432
  de amputação 129
Neuropatia periférica 22
Níveis de amputação 29

O

Obstrução arterial 60
Orientação postural 229
Osteoperiostoplastia 134

P

Paraciclismo 420
Paraquedas 126
Paratriatlo 423
Pé diabético 86
  níveis de amputação 101
Pele 187
Pés eletrônicos 346
Pés em silicone 346
Pés especiais 347
Pés esportivos 345
Pés mecânicos 337
  articulados 339
  com regulagem para salto 343
  de resposta dinâmica em carbono 342
  multiaxiais 341
  não articulados 338
Polineuropatia 23
Posicionamento do coto 18
Pré-história 2
Procedimento Ertl 110
Prótese PTB 262
Próteses de membro inferior nos esportes 410
Próteses endoesqueléticas 321
Próteses esportivas 415
Próteses exoesqueléticas 319
Próteses para membros inferiores 250
  amputação de Lisfranc 254

amputação de Syme, Pirogoff e Boyd 256
amputação transmetatarsiana 251
amputações interfalângicas ou metatarsofalângicas de um ou vários dedos
251
amputações parciais de pé e de tornozelo
250
amputações transtibiais 258
anomalias congênitas 291
desarticulações de joelho 277
desarticulações de quadril e desarticulação sacroilíaca 288
na infância 294
Protetização da criança amputada 176
Protetização imediata 208
Protetização precoce 208

R

Rampas e terrenos acidentados 403
Reabilitação 201
  pós-amputação 205
  pós-protetização 384
  pré-amputação 202
  pré-protetização 213
  preventiva 202
Retalho anterior 136
Retalho de boca de peixe 110
Retalho medial 110
Retalho posterior 108
Retalho sagital 109, 135
Rolo adutor 433

S

Sarcoma de Ewing 26
Sarcomas ósseos 143

Seal in X5 e *Seal in X* 272
Sepse 65
Silicone com pino de fixação 288
Síndromes de banda de constrição 56
Sistema KISS (*Keep It Simple Suspension*)
285
Sistema pneumático 209
Sistema PTB 262
Sistema PTS 264
Sistema Revofit 274, 283
Soquete de prova em PETG 354
Soquete protético 298
Stubbies 442
Suturas 18

T

Tecidos ósseos 18
Técnicas 18
Tônus 190
Transferências 234
  com as próteses 392
Tratamento global 234
Treinamento de marcha 210
Trofismo e força muscular 190

U

Úlceras plantares 93

V

Válvulas de sucção 284
Vasculopatia 22
VASS (*vaccum assistive system socket*) 267
Vaulting 455